PocketRadiologist™
Thorax
Die 100 Top-Diagnosen

PocketRadiologist™
Thorax
Die 100 Top-Diagnosen

Jud W. Gurney MD FCAR
Charles A. Dobry Professor of Radiology
University of Nebraska Medical Center
Omaha, Nebraska, USA

Helen T. Winer-Muram MD
Professor of Radiology
Indiana University Medical Center
Indianapolis, Indiana, USA

Mit 200 Graphiken und radiologischen Abbildungen

Graphiken:	*Lane R. Bennion, MS,*
	Richard Coombs, MS,
	James A. Cooper, MD,
	Walter Stuart, MFA
Image Editing:	*Ming Q. Huang, MD*
	Danielle Morris
	Melissa Petersen
Medical Text Editing:	*Richard H. Wiggins III, MD*
Ins Deutsche übersetzt von	*Dr. med. Eduard Walters,*
	Arzt für Radiologie

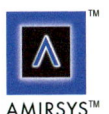
AMIRSYS™

W. B. Saunders Company
An Elsevier Company

Urban & Fischer
An Elsevier Company

AMIRSYS™

A medical reference publishing company

**Angaben zur amerikanischen Ausgabe
First Edition**

Text – Copyright Jud W. Gurney MD FACR 2003

Drawings – Copyright Amirsys Inc 2003

Compilation – Copyright Amirsys Inc 2003

First Printing: November 2002

Composition by Amirsys Inc, Salt Lake City, Utah

Printed by K/P Corporation, Salt Lake City, Utah

ISBN: 0-7216-9704-6

Zuschriften und Kritik an:
Elsevier GmbH, Urban & Fischer Verlag, Dr. Gisela Heim,
Lektorat Medizin, Karlstraße 45, 80333 München

Titel der Originalausgabe:
Pocket Radiologist
Chest
© Amirsys Inc., Salt Lake City, Utah

Wichtiger Hinweis für den Benutzer
Die Erkenntnisse in der Medizin unterliegen laufendem Wandel durch Forschung und klinische
Erfahrungen. Herausgeber und Autoren dieses Werkes haben große Sorgfalt darauf verwendet, dass
die in diesem Werk gemachten therapeutischen Angaben (insbesondere hinsichtlich Indikation,
Dosierung und unerwünschten Wirkungen) dem derzeitigen Wissensstand entsprechen. Das entbin-
det den Nutzer dieses Werkes aber nicht von der Verpflichtung, anhand der Beipackzettel zu ver-
schreibender Präparate zu überprüfen, ob die dort gemachten Angaben von denen in diesem Buch
abweichen und seine Verordnung in eigener Verantwortung zu treffen.

Wie allgemein üblich wurden Warenzeichen bzw. Namen (z. B. bei Pharmapräparaten) nicht
besonders gekennzeichnet.

Der Verlag hat sich bemüht, sämtliche Rechteinhaber von Abbildungen zu ermitteln. Sollte dem
Verlag gegenüber dennoch der Nachweis der Rechtsinhaberschaft geführt werden, wird das bran-
chenübliche Honorar gezahlt.

Bibliografische Information Der Deutschen Bibliothek
Die Deutsche Bibliothek verzeichnet diese Publikation in der Deutschen Nationalbibliografie;
detaillierte bibliografische Daten sind im Internet über http://dnb.ddb.de abrufbar.

Planung und Lektorat: Dr. med. Felicitas Claaß, München
Projektmanagement: Dr. Gisela Heim, München
Übersetzung: Dr. med. Eduard Walthers, Marburg
Redaktion: Susanne C. Bogner, Dachau
Herstellung: Ute Kreutzer, Heidelberg
Satz: Kühn & Weyh, Satz und Medien, Freiburg
Druck und Bindung: Bosch Druck GmbH, Ergolding
Grafiken: Lane R. Bennion MS, Richard Coombs MS, James A. Cooper MD, Walter Stuart MFA
Umschlaggestaltung: SpieszDesign, Neu-Ulm
Gedruckt auf 100 gr. Luxomagic

Printed in Germany
ISBN 3-437-23430-7

Aktuelle Informationen finden Sie im Internet unter www.elsevier.com und www.urbanfischer.de

Vorwort

PocketRadiologist™ ist eine innovative Referenzreihe zum schnellen Nachschlagen, die dazu gedacht ist, praktisch tätigen Ärzten direkt vor Ort kurzgefasste aktuelle Information zu liefern. Jeder der Titel dieser Reihe wurde von weltbekannten Autoren geschrieben und passt genau in Ihre Kitteltasche. Diese Experten erstellten und gestalteten die 100 Top-Diagnosen oder interventionellen Verfahren jeder einzelnen wichtigen Körperregion, brachten die wichtigsten Fakten auf den Punkt und trugen hochauflösende Bilder bei, um jedes Thema zu veranschaulichen. Jedes Kapitel beinhaltet ausgewählte Literaturangaben zum weiteren Nachschlagen. Mehrfarbige pathologisch-anatomische Computergraphiken arbeiten viele der jeweiligen Krankheiten plastisch heraus.

Jeder Titel der Reihe **PocketRadiologist™** folgt einem gleichartigen Format, d. h. die gleiche Information steht – jedes Mal – am gleichen Platz und führt Sie rasch von den Grundlagenfakten zu Bildbefunden, Differenzialdiagnosen, Pathologie, Pathophysiologie und relevanten klinischen Informationen. Der Titel zur interventionellen Radiologie vermittelt Ihnen wesentliche Fakten und das „Gewusst wie" wichtiger Prozeduren einschließlich von Checklisten zu Vorbereitung und Nachsorge, häufigen Problemen und Komplikationen.

Die Titel der Reihe **PocketRadiologist™** sind sowohl in Buchform sowie in amerikanischer Version auch im PDA-Format verfügbar. Die derzeit erhältlichen Titel umfassen Gehirn, Kopf und Hals, Orthopädie/Bewegungsapparat, Pädiatrie, Wirbelsäule, Thorax, Herz, Gefäße, Abdomen und interventionelle Radiologie. Zu den im Jahr 2003 erscheinenden Titeln zählen Geburtshilfe, Gynäkologie, Mamma und viele mehr.

Genießen Sie die Lektüre!

Anne G. Osborne, MD
Editor-in-Chief

H. Ric Harnsberger
Chairman and CEO, Amirsys Inc.

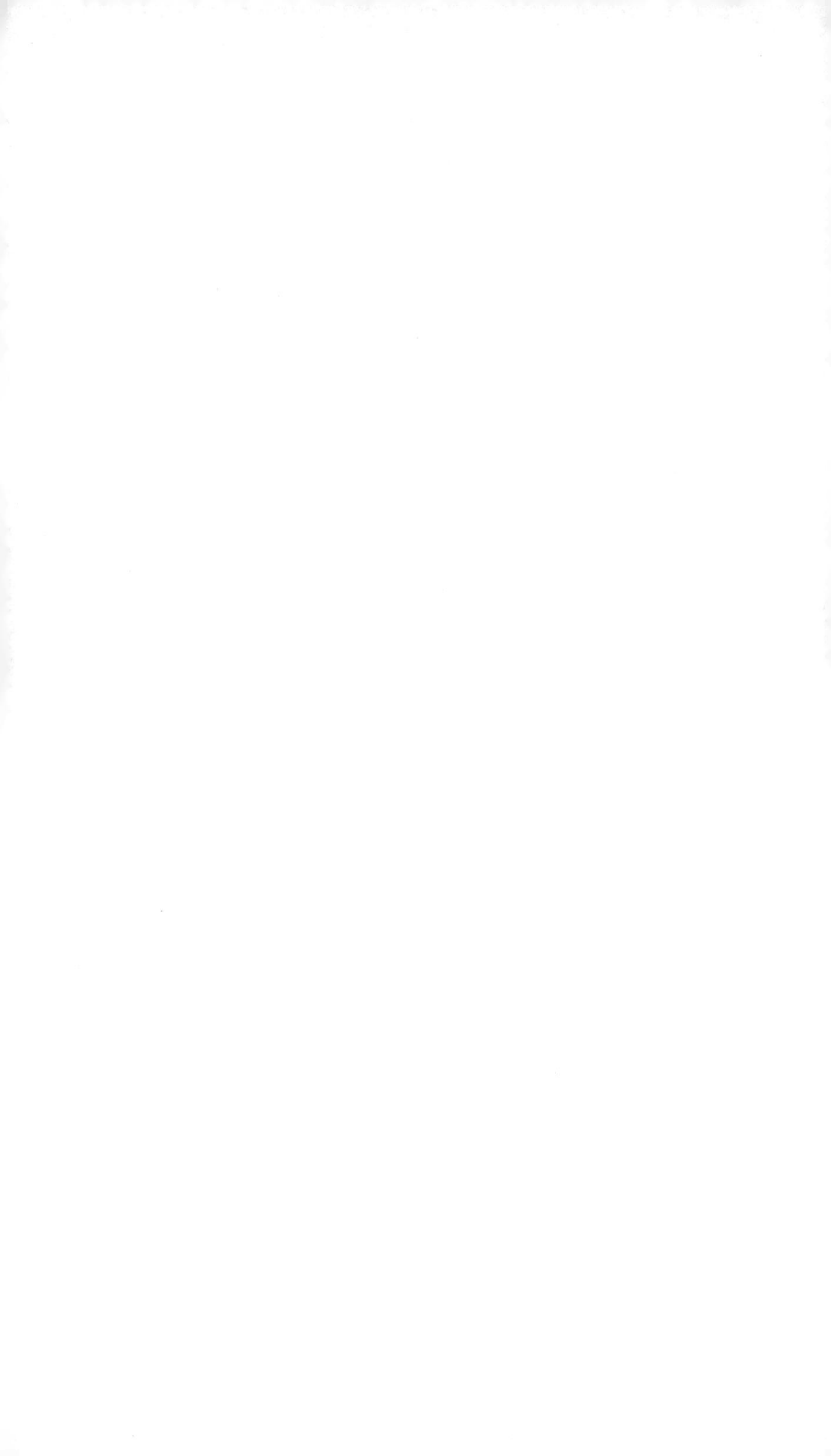

PocketRadiologist™
Thorax
Die 100 Top-Diagnosen

Die Diagnosen sind in diesem Buch in 14 Gruppen in folgender Reihenfolge eingeteilt:

Gasaustauschräume
Atemwege
Lungeninterstitium
Mediastinum
Bronchialkarzinom
Knotige Lungenläsion(en)
Pleura
Überblähung und Zysten
Herz und Perikard
Pulmonalarterien
Aorta
Trauma
Thoraxaufnahme in der Intensivmedizin
Thoraxwand

Inhalt

Inhalt

Inhalt

Inhalt

Inhalt

Abkürzungen

A.	Arteria
ABPA	Allergische bronchopulmonale Aspergillose
AGBMK	Antiglomeruläre Basalmembranenkrankheit
AIDS	Aquired immunodeficiency syndrome
AIP	akute interstitielle Pneumonie
AML	akute myeloische Leukämie
a.-p.	anterior-posterior
ARDS	akutes Atemnotsyndrom des Erwachsenen (acute respiratory distress syndrome)
AVM	arteriovenöse Malformation
BAC	Bronchioloalveoläres Karzinom
BAL	bronchoalveoläre Lavage
BALT	bronchusassoziiertes lymphatisches Gewebe
BOOP	proliferative Bronchitis obliterans (bronchiolitis obliterans organizing pneumonia)
BSG	Blutkörperchensenkungsgeschwindigkeit
BWL	Brustwirbelsäule
CHI	chronische Herzinsuffizienz
CML	chronisch myeloische Leukämie
CMV	Zytomegalievirus
COPD	chronische obstruktive Lungenerkrankung (chronic obstructive pulmonary disease)
CREST	Akronym für Calcinosis cutis, Raynaud-Phänomen, Motilitätsstörungen des øsophagus, Sklerodaktylie und Teleangiektasien
CT	Computertomographie, Computertomogramm
DIC	disseminierte intravasale Gerinnung
DIP	desquamative interstitielle Pneumonie
DNA	Desoxyribonukleinsäure
ECCO	extrakorporale CO_2-Elimination
ECMO	extrakorporale Membranoxygenierung
ET	Endotrachealtubus
FiO2	inspiratorische Sauerstoffsättigung
GHD	Gesamtherddosis
GI	Gastrointestinal-, gastrointestinale(r)
GVHD	graft versus host disease
HE	Hounsfield-Einheit
HHT	hereditäre hämorrhagische Teleangiektasie
HRCT	hochauflösende CT (high resolution CT)
HP	Hypersensitivitätspneumonitis
IABP	intraaortale Gegenpulsationsballonpumpe
ICP	intrakranieller Druck
ILH	idiopathische Lungenhämosiderose
ILO	Internationales Klassifikationssystem für Silikosen
IHSS	Idiopathische hypertrophische Subaortenstenose
JH	John Hopkins
KMT	Knochenmarkstransplantation
KOF	Körperoberfläche
LAM	Lymphangioleiomyomatose
Lig.	Ligamentum
LIP	lymphozytäre interstitielle Pneumonie

LOL	linker Oberlappen
LPTK	lymphoproliferative Posttransplantationskrankheit
LUL	linker Unterlappen
LZH	Langerhans-Zellhistiozytose
M.	Morbus
MAI	Mycobacterium avium intracellulare
MC	Mayo Clinic
MCTD	Mixed connective tissue disease
ml	Milliliter
MSK	Memorial Sloan Kettering
Musc.	Musculus
NCI	National Cancer Institute
NHL	Non-Hodgkin-Lymphom(e)
NLø	neurogenes Lungenödem
O2	Sauerstoff
p.-a.	posterior-anterior(e)
PaO2	Sauerstoffpartialdruck
PAH	pulmonalarterielle Hypertonie
PCP	Pneumocystis-carinii-Pneumonie
PCWP	pulmonaler kapillärer Wedge-Druck
PEEP	positiv endexspiratorischer Druck
PET	Positronenemissionstomographie
PMF	progressive massive Fibrose
PNET	primitiver neuroektodermaler Tumor
PPD	positives gereinigtes Proteinderivat
PTLD	lymphoproliferative Krankheit nach Transplantation
PVHT	pulmonalvenöse Hypertonie
RA	rheumatoide Arthritis
RML	rechter Mittellappen
RNA	Ribonukleinsäure
ROL	rechter Oberlappen
RSV	respiratory syncytial virus
RUL	rechter Unterlappen
RV	Residualvolumen
sec	Sekunde(n)
SLE	systemischer Lupus erythematodes
SLR	solitärer Lungenrundherd
SS	Sjögren-Syndrom
Tbc	Tuberkulose
TSH	Thyreoidea stimulierendes Hormon
UIP	usual interstitial pneumonia
V.	Vena
V/Q	Ventilation/Perfusion
VCS	Vena cava superior
VIP	vasoactive intestinal peptide
ZNS	Zentralnervensystem
ZVK	zentralvenöser Katheter

PocketRadiologist™
Thorax
Die 100 Top-Diagnosen

GASAUSTAUSCHRÄUME

Diffuse Alveolenschädigung

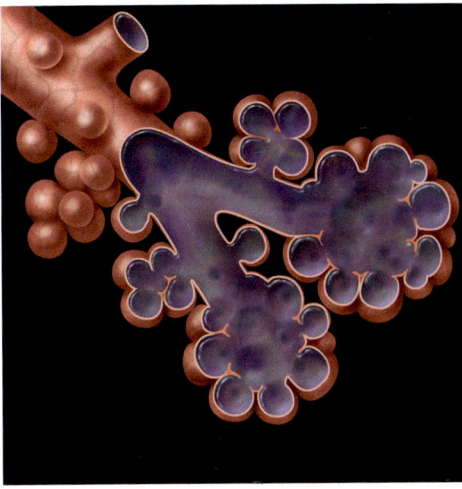

Atemnotsyndrom des Erwachsenen. Gesteigerte Permeabilität der Kapillaren mit eiweiß-reicher blutiger Flüssigkeit, die die Alveolen ausfüllt. Weitere Merkmale sind die Bildung hyaliner Membranen, alveoläre Atelektasen und Mikrothromben kleiner Gefäße.

Grundlagen
- Diffuse periphere Verschattung der Lunge
- Kerley-B-Linien und peribronchiales „Cuffing" selten
- Ventrale (nicht schwerkraftabhängige) Zysten durch Barotrauma bei PEEP-Beatmung (positiver endexspiratorischer Druck)
- Akutes Atemnotsyndrom des Erwachsenen (Acute respiratory distress syndrome [ARDS]). Klinische Definition: Schwere Hypoxämie trotz hoher inspiratorischer O_2-Konzentrationen, normaler Wedge-Druck
- Vorkommen bei nahezu jeder nicht-operativen oder operativen Situation: Toxische Gase, Aspiration, Schock, postoperativ, Pankreatitis

Bildgebung

Typische Zeichen
- Schlüsselzeichen: Intubierter Patient mit diffuser peripherer Verschattung der Lunge

Thoraxröntgenaufnahme
- Diffuse Verschattung der Lunge
- Lungenperipherie bevorzugt
- Kerley-B-Linien sind selten (sind bei kardial bedingtem Lungenödem häufiger)
- Peribronchiale Manschetten (Cuffing) sind selten
- Normale Herzgröße: Keine Umverteilung der Lungendurchblutung
- Kleine Pleuraergüsse sind möglich
- Anfängliche Beatmung mit PEEP kann das Lungenvolumen steigern und so radiologisch das Bild einer „Besserung" ergeben
- Barotrauma bei PEEP-Beatmung häufig

CT-/HRCT-Befunde
- Überraschende Inhomogenität
- Schwerkraftgradient: Von ventral nach dorsal zunehmende Verschattung

Diffuse Alveolenschädigung

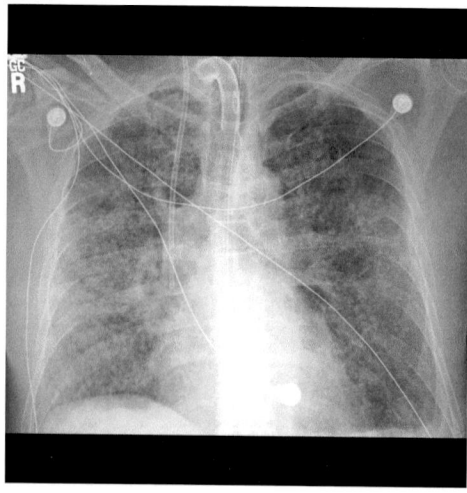

Diffuse interstitielle Mehrzeichnung und Verschattung der Lunge. Langzeitbeatmung über Tracheostoma. Zystische Aufhellungen im linken Lungenmittelgeschoß und im linken Oberlappen können ventral gelegene Zysten (Pneumatozelen) durch Barotrauma darstellen

- PEEP kann weniger stark erkrankte Lunge überblähen und zu Zysten und Bullae führen
- Infiltratauflösung, grobe retikuläre Mehrzeichnung und Zystenausbildung in vorderen Lungenabschnitten (ventral, schwerkraftunabhängig)

Empfehlungen
- Thoraxaufnahme
  - Um das Ausmaß der parenchymalen Erkrankung zu beurteilen
  - Zur Lagekontrolle von Kathetern und Überwachungssonden
  - Zum Nachweis von Komplikationen des Barotraumas
- CT
  - Zum Nachweis von Komplikationen des Barotraumas, d. h. Pneumatozele, Pneumothorax, Pneumomediastinum
  - Zum Nachweis von Infektkomplikationen, d. h. Lungenabszess, Empyem

Differenzialdiagnose

Allgemein
- Meist werden Patienten mit einem ARDS rasch intubiert, um die Oxygenation zu unterstützen, auch wenn die Verschattung der Lunge nur gering ausgeprägt ist
- Das klinische Management beruht nicht so sehr auf der radiologischen Differenzierung, sondern eher auf den Werten eines pulmonalarteriellen Katheters (z. B. dem pulmonalen kapillären Wedge-Druck [PCWP])

Kardiogenes Ödem
- Die Abgrenzung zum kardialen Lungenödem ist nur mäßig erfolgreich
  - Kerley-B-Linien und peribronchiales Cuffing fehlen
  - Peripherie dominiert
  - Normale Herzgröße; Pleuraergüsse sind selten
  - Keine pulmonale Blutumverteilung, normale vaskuläre Hiluszeichnung

Pneumonie
- Kann identische radiologische Befunde zeigen und ebenfalls zu ARDS führen

Massive Aspiration
- Kann identische radiologische Befunde zeigen und ebenfalls zu ARDS führen

Blutung
- Kann identische radiologische Befunde zeigen; Patienten sind oft anämisch

Pathologie

Allgemein
- Enge Korrelation zwischen radiologischem Muster und pathologischen Veränderungen
- Häufige Fehlannahme, dass die Schädigung homogen sei
- Drei Phasen
  - Exsudative Phase: In der HRCT Normalbefund
  - Proliferative Phase: Milchglasartige Verschattungen bis zu echter Verschattung der Lunge
    - Zwar ist die Kapillarschädigung diffus, doch sind die Lungenverschattungen durch Flüssigkeitsansammlung und Atelektase in den schwerkraftabhängigen Lungenanteilen am schwersten
  - Chronische Phase: Verschattung der Lunge löst sich auf; Narben und Zysten verbleiben
    - Zystenbildung und grobes retikuläres Muster, besonders in den nicht schwerkraftabhängigen Lungenpartien, infolge des Barotraumas bei PEEP
- Pathophysiologie: Entzündungsmediatoren schädigen die Kapillarmembran
- Ätiologie
  - Nahezu jede schwere Krankheit oder Operation
    - Atemwegsschädigung; Aspiration (v. a. von Magensäure); Inhalation toxischer Gase/Rauch; Sauerstofftoxizität; Pneumonie
    - Hämatogene Schädigung; Sepsis; Transfusion; Operation; Schock; Eklampsie; Pankreatitis

Makroskopische oder intraoperative Befunde
- Exsudativ: Schwere, luftleere, dunkel purpurrote Lunge
- Hepatisation oder Lungenfibrose, Zysten: Können sich eventuell zurückbilden

Mikroskopische Befunde
- Diffuse Alveolenschädigung
  - Exsudativ: Gestaute Kapillaren, Mikroatelektasen
  - Proliferativ: Eiweißreiches interstitielles Ödem, hyaline Membranen
  - Chronisch: Hyperplasie der Pneumozyten vom Typ II, fibroblastische Infiltration

Staging-Kriterien
- Stadium I: Exsudativ (in den ersten 24 Stunden)
- Stadium II: Proliferativ (1–7 Tage)
- Stadium III: Chronisch (> 1 Woche)

Klinik

Klinisches Bild
- Akut (plötzlich) oder schleichend (Stunden bis Tage) nach auslösendem Ereignis
- Dyspnoe, Tachypnoe, trockener Husten, Agitiertheit, Zyanose
- Klinische Definition des ARDS mit diffusem Alveolarschaden, $P_aO_2 < 50$ bei $F_iO_2 > 50\%$
- Normaler Wedge-Druck: Verminderte Lungen-Compliance
- In den ersten 12 Stunden kann die Thoraxaufnahme normal sein
- Später wird die Thoraxaufnahme diffus abnorm

Therapie
- Steroide oder extrakorporale Membranoxygenierung (ECMO) erwiesen sich nicht sicher als nutzbringend; mechanische Beatmung: PEEP. (Evtl auch extrakorporale CO_2-Elimination (ECCO); Anm. des Übers.)

Prognose
- Hohe Letalitätsrate
- Überlebende können entweder restriktive oder obstruktive Funktionsstörungen entwickeln

Literaturauswahl

Goodman LR et al (1996): Congestive heart failure and adult respiratory distress syndrome. New insights using computed tomography. Radiol Clin North Am 34:33–46

Maunder RJ et al (1986): Preservation of normal lung regions in the adult respiratory distress syndrome. Analysis by computed tomography. JAMA 255:2463–2465

Ashbough DG et al (1967): Acute respiratory distress in adults. Lancet 2:319–323

Aspirationspneumonie

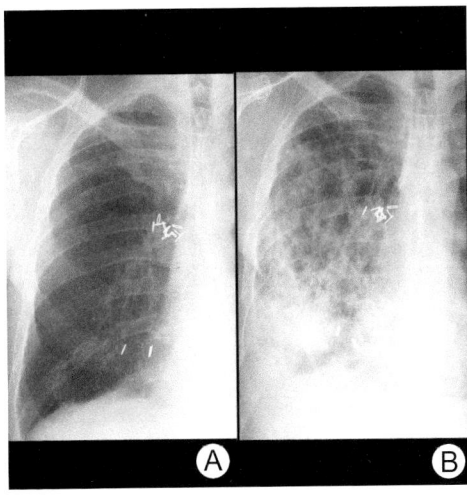

Zustand nach Oberlappenresektion rechts. Der Patient hustete Metallclips ab; Rezidivierende Pneumonie durch die Aspiration von Metallclips. Bemerkenswert ist die veränderte Lage der Clips zwischen Aufnahme A und B

Grundlagen
- Lungenentzündung durch Aspiration von infektiösem Mund-Rachen-Sekret
- Die Patienten können bewusstlos, postoperativ oder intubiert sein oder gastroösophageale Störungen aufweisen
- Schwerkraftabhängige Verschattungen, meist beidseitig, basal und perihilär
- Rezidivierende Pneumonien bei chronischer Aspiration
- Aspiration von Magensaft bei Anstrengung und unter der Geburt kann schwerwiegend sein und tödlich verlaufen (Mendelson-Syndrom)

Bildgebung
Typische Zeichen
- Schlüsselzeichen: Wiederholte schwerkraftabhängige Verschattungen

Thoraxaufnahme
- Akute Aspiration
  - Schwerkraftabhängige, fleckige, multifokale Verschattungen der Gasaustauschräume, meist beidseitig (können aber auch einseitig sein); auch basal und perihilär
  - In Rückenlage: posteriore Segmente der Oberlappen oder apikale Segmente der Unterlappen
  - Bronchialzeichen seitens größerer aspirierter Nahrungspartikel
    – Segment- oder Lappenatelektase
    – Überblähung oder air trapping bei Säuglingen und Kindern häufiger
  - Mögliche Verschlechterung in den ersten Tagen, Infiltrate lösen sich dann aber rasch auf
  - Die Aspiration von großen Mengen Mageninhalts kann zu einem ARDS fortschreiten (Mendelson-Syndrom)
  - Komplikationen: Nekrotisierende Pneumonie, Abszess, ARDS, Lungenembolie

Aspirationspneumonie

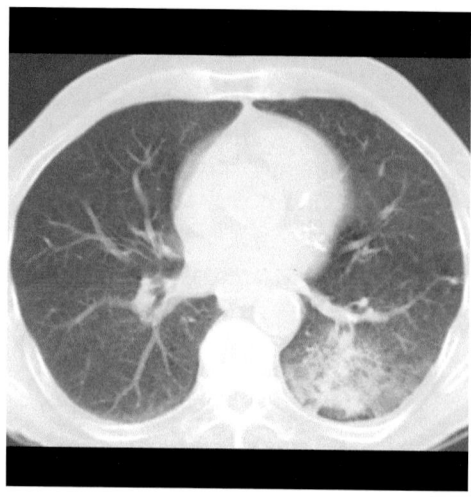

Aspirationspneumonie. CT in unterer Lungenhälfte. Verdichtung der Lunge und Milchglasverschattung im apikalen Unterlappensegment links. Anamnestisch rezidivierende beiderseitige Pneumonien und gastro-ösophagealer Reflux. Differenzialdiagnosen hierzu sind Lipoidpneumonie und Beinahe-Ertrinken

- Chronische Aspiration
  - Rezidivierende Verschattungen, oft an gleichem Ort; retikulonoduläre Verschattungen, Bronchiektasen, Lungenfibrose

CT-Befunde
- Alveoläre Verschattungen in schwerkraftabhängigen Lungenbereichen, zentrolobuläre Knötchen
- Möglicher Einsatz bei der Fahndung nach Komplikationen (Abszess, Empyem)

Empfehlungen
- Bei Säuglingen Aufnahmen in Seitenlage, um ein air trapping zu suchen
- Szintigraphie mit markierter Nahrung, um eine Aspiration nachzuweisen

Differenzialdiagnose

Pneumonie oder rezidivierende Pneumonie
- Identische Röntgenbefunde
- Patienten mit Immundefekten sind für rezidivierende Pneumonien prädestiniert

Lungenembolie
- Identische radiologische Befunde
- Periphere Infarkte, oft mit Pleuraerguss
- Prädispositionsfaktoren einer Thrombembolie

Lungenödem
- Kardiomegalie, Pleuraerguss
- Kerley-B-Linien sind bei Aspiration selten

ARDS
- Identische radiologische Befunde
- Die Aspiration ist ein Prädispositionsfaktor des ARDS

Proliferative Bronchiolitis obliterans (BOOP)
- Ähnliche Röntgenbefunde; können zu- und abnehmen

Pathologie

Allgemein
- Ätiologie/Pathogenese/Pathophysiologie
  - Ausmaß der Lungenschädigung hängt von Menge und Art des aspirierten Materials ab
  - Die Aspiration von Magensäure kann unter Anstrengung und unter der Geburt ausgeprägt sein und tödlich verlaufen (Mendelson-Syndrom)
- Epidemiologie
  - Nicht selten; kann subklinisch und chronisch verlaufen
  - Am häufigsten bei gesunden Säuglingen und Kleinkindern
  - Erwachsen haben oft ursächliche Störungen, z. B. neurologische Leiden, Alkoholismus, Ösophaguskrankheiten, mechanische Beatmung, ferner ösophagotracheale Fistel
  - Kann bei gesunden Erwachsenen vorkommen, wenn diese feste Nahrung aufnehmen (café coronary)

Makroskopische oder intraoperative Befunde
- Nahrungsteile oder Zähne können endobronchial vorzufinden sein
- Ödem und akute Atemwegsentzündung (akut)
- Atemwegsödem, Einblutung, organisierende Bronchopneumonie, bakterielle Abszesse (akut); Bronchiektasen und Fibrose (chronisch)

Mikroskopische Befunde
- Atemwege
  - Inkorporation von Fremdmaterial in Granulationsgewebe
  - Intraluminales Granulationsgewebe, Bronchusstenose oder Bronchiektasen
- Lunge
  - Neutrophile, einkernige und Riesenzellen, < 48 Stunden
  - Pneumonie beruht oft auf Aerobiern, Anaerobiern oder Aktinomyzeten
  - Die chronische Krankheit kennzeichnen wiederholte Pneumonien, gut organisierte Granulome, obliterierende Bronchiolitis, Bronchiektasen und Fibrose

Klinik

Klinisches Bild
- Akuter Beginn mit Würgen, Husten, Zyanose, Hypoxämie, Bewusstseinsverlust
- Schleichender Beginn bei wiederholter Aspiration und rezidivierenden Pneumonien
- Kann dem Asthma oder einem Myokardinfarkt ähneln
- Prädisposition: Geschwächte, bewusstlose Patienten, Alkoholismus, Intubation oder Magensonde bzw. Patienten mit Schluckstörungen, d. h. gastroösophagealem Reflux, Zenker-Divertikel, Ösophagusstriktur

Therapie
- Bronchoskopie zur Entfernung von Fremdkörpern, z. B. Erdnüssen, Bohnen, Zähnen etc.
- Antibiotika, Antazida, Magenabsaugung mittels Magensonde
- Oberkörper hoch lagern; Operation bei chronischem gastroösophagealem Reflux

Prognose
- Bei Patienten, die im Rahmen eines Mendelson-Syndroms ein ARDS erleiden, beträgt die Letalität bis zu 50 %.

Literaturauswahl
Franquet T et al (2000): Aspiration diseases: Findings, pitfalls, and differential diagnosis. Radiographics 20:672–685
Marom EM et al (1999): The many faces of pulmonary aspiration. AJR 172:121–128
Bartlett JG et al (1975): The triple threat of aspiration pneumonia. Chest 68:560–566

Atelektase

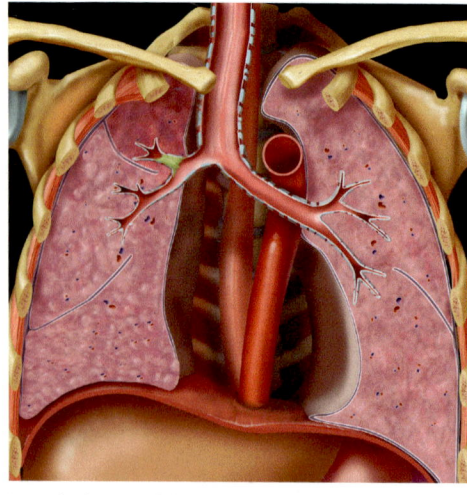

Die rechtsseitige Oberlappenatelektase führt zum Hochstand der kleinen Lappenspalte und des rechten Hilus, zur Trachealausbiegung nach rechts und zur Überblähung von Mittel- und Unterlappen rechts

Grundlagen
- Volumenabnahme der Lunge oder eines Lungenanteils
- Typen: Obstruktiv, passiv, narbig und adhäsiv
- Zeichen: Verziehung von Fissuren, Mediastinum und Hilus in Richtung Lungenkollaps
- Diagnose lässt sich mit der Thoraxaufnahme stellen, CT kann die Ursache erhärten

Bildgebung
Typische Zeichen
- Schlüsselzeichen: Verlagerte Lappenspalten
- Typen der Atelektase
  - Obstruktiv, d. h. Bronchusneoplasma, kein Luftbronchogramm
  - Passiv, z. B. Pneumothorax oder Peuaerguss – der Verlust an Lungenvolumen läuft parallel zur Volumenzunahme im Pleuraraum
  - Narbig, z. B. frühere Tuberkulose mit Volumenverlust durch Narbenbildung
  - Adhäsiv, z. B. ARDS-Kollaps durch Surfactant-Mangel
- Lappenkollaps
  - Der betroffene Lappen enthält keine Luft und zeigt vermehrte Dichte
  - Durchschnittliches Totalvolumen der Lungen: 6720 ml
  - Zeichen der Atelektase proportional zum Ausmaß des Volumenverlusts
  - Im betroffenen Lappen eng beieinander stehende Gefäße und Bronchien
  - Verlagerung von Fissuren, Mediastinum und Hilus in Richtung des Kollaps
  - Übrige (normale) Lappen sind überbläht
  - „Silhouettenzeichen" – Luftverlust – Oberfläche der Atelektase löscht die Grenzkontur benachbarter Weichteilstrukturen aus

Atelektase

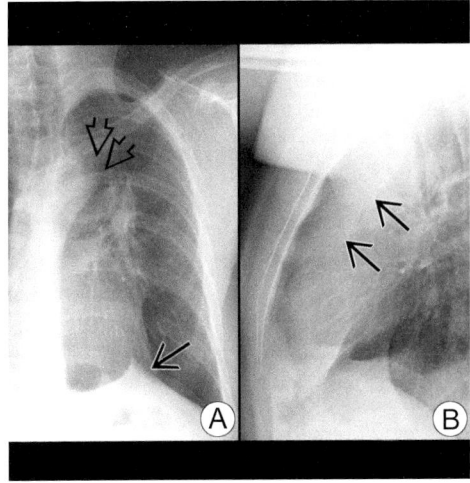

Oberlappenatelektase links. Indirekte Zeichen der p.-a. Aufnahme (A): Hilus- und Zwerchfellhochstand links und verzogenes Mediastinum. Zwerchfellzipfel (Pfeil) und Luftsichelzeichen (offene Pfeile). Seitliche Aufnahme (B): Die Fissura major ist nach ventral verlagert

Thoraxröntgenaufnahme

- Atelektase des rechten Oberlappens (ROL): (durchschnittliches Volumen 1140 ml)
  - Kollaps nach kranial und medial; Kontur der oberen Hohlvene und apikaler Weichteile (z. B. Pleurakuppenschwiele) geht verloren
  - p.-a. und seitliche Aufnahme: Kleine Fissur steigt nach kranial
  - Seitliche Aufnahme: Der obere Anteile der großen Fissur sind nach ventral verlagert
  - Zentrale Raumforderung: „Umgekehrtes S-Zeichen nach Golden"
  - Juxtaphrenische Ausziehung: Das rechte Hemidiaphragma wird durch Retraktion des unteren Teils der Fissura major zeltförmig
- Atelektase des linken Oberlappens (LOL) (durchschnittliches Volumen 1160 ml)
  - Kollaps nach ventral; partiell aufgehobener linker Herzrand, unscharf überlagerter linker Hilus
  - Seitliche Aufnahme: Die große Fissur ist nach vorn verzogen
  - Luftsichel-Zeichen: Das apikale Unterlappensegment verursacht eine sichelförmige Aufhellung zwischen Aortenbogen und atelektatischem Oberlappen
- Atelektase des rechten Mittellappens (RML) (durchschnittliches Volumen 670 ml)
  - Kollaps dreieckförmig in Richtung rechter Herzrand
  - p.-a. Aufnahme: Ausgelöschter rechter Herzrand
  - Seitliche Aufnahme: Schmale Dreieck- oder Pfannkuchenfigur, ausgehend von der vorderen Thoraxwand mit Spitze zum Hilus gerichtet; kleine Fissur nach kaudal verlagert, unterer Anteil der großen Fissur nach ventral und kranial verlagert
- Atelektase der Unterlappen (durchschnittliches Volumen LUL 1550 ml, RUL 2000 ml)
  - Kollaps nach dorsal, medial und kaudal

- p.-a. Aufnahme: Medialseitige dreieckige Verschattung der Lungenbasis löscht die Zwerchfellkontur aus
- Seitliche Aufnahme: Große Fissur ist nach dorsal verlagert; vage Verschattung in Sicht auf die untere BWS
- Atelektase von Mittellappen und rechtem Unterlappen
  - Ähnelt einem Pleuraerguss: Rechter Herzrand und rechte Zwerchfellkontur unscharf
  - Pathologische Veränderung betrifft den Bronchus intermedius
- Atelektase von rechtem Ober- und Mittellappen
  - Ähnelt der Atelektase des rechten Oberlappens (double bronchus sign: 2 gesonderte Bronchien sind verlegt)
  - Borrie's sump sign: Lymphknoten zwischen ROL und RML können beide komprimieren
  - Häufigste Ursache: Bronchialkarzinom
- Segment- und Subsegmentatelaktase (Plattenatelaktase)
  - Die langen Linienschatten sind breiter und meist undeutlicher als Kerley-B-Linien
  - Zeigen Zustände einer Volumenminderung an; häufig bei schwerkranken oder postoperativen Patienten
  - Auch bei Lungenembolie sichtbar
- Totalatelektase (einer Lunge)
  - Mediastinum zur Seite der Verschattung verzogen, gegenseitige Lunge überbläht
  - Differenzierung eines großen Pleuraergusses: Mediastinalverschiebung zur Gegenseite
- Rundatelektase
  - Kombiniert mit verbreiterter Pleura (asbestinduziert) im Unterlappenbereich
  - Ovale, keilförmige oder unregelmäßig geformte subpleurale Raumforderung mit Luftbronchogramm (60%)
  - Kometenschweifzeichen (bogig oder spiralig zur Raumforderung ziehende Bronchien und Gefäße)
  - Die meisten Rundatelektasen bleiben jahrelang stabil

CT-Befunde
- CT kann helfen, die Ursache zu klären, z. B. eine den Bronchus verlegende Läsion
- Kein bildgebendes Verfahren kann vorhersagen, ob eine Atelektase steril oder infiziert ist.

Empfehlungen
- CT hilft, eine endobronchiale Läsion auszuschließen und eine Rundatelektase zu sichern

Differenzialdiagnose
Pneumonie
- Radiologisch ebenfalls Verschattung, aber kein Volumenverlust

Lungenembolie
- Periphere Verschattung; Volumenverlust eines Hemithorax durch Schonatmung

Bronchialkarzinom
- Eine Rundatelektase kann ein Bronchialkarzinom vortäuschen
- Ein endobronchiales Neoplasma ist bei Erwachsenen häufige Ursache einer Lappenatelektase

Pathologie

Allgemein
- Lappenobstruktion: Kollaps innerhalb von 18–24 Stunden bei Atmung von Raumluft
- Lappenobstruktion: Kollaps in weniger als 5 Minuten bei Inspiration von 100% Sauerstoff
  - Stickstoff wird nur sehr langsam resorbiert und verzögert die Entstehung einer Atelektase
- Ein verlegter Lappen kann wegen der Belüftung über Kohn-Poren und Lambert-Kanäle oder inkomplette Fissuren atelektasefrei bleiben

Mikroskopische Befunde
- Keine besonderen Merkmale; die meisten Biopsien sind atelektatisch

Klinik

Klinisches Bild
- Asymptomatisch; Fieber kann auch bei einer Atelektase ohne Infektion auftreten
- Atelektase des linken Unterlappens: Am häufigsten bei Patienten auf der Intensivstation

Therapie
- Die Atelektase ist keine Krankheit; die Therapie zielt auf die zugrunde liegende Ursache

Prognose
- Wird durch die Ursache bestimmt

Literaturauswahl
Proto AV et al (1980): Radiographic manifestations of lobar collapse. Semin Roentgenol 15:117–173

Kryptogene organisierende Pneumonie

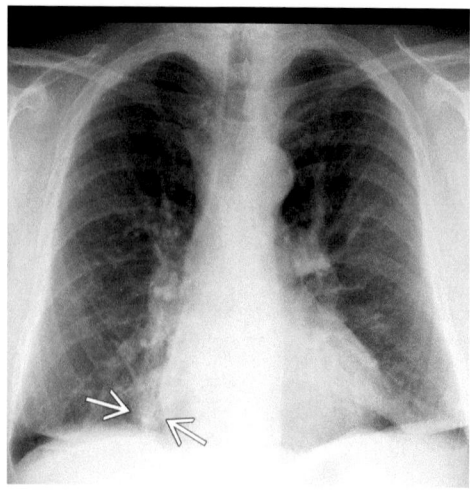

Unspezifische Verschattung der Gasaustauschräume in den Unterlappen, am auffälligsten rechts (Pfeile). Stabiler Befund gegenüber der Voraufnahme 3 Monate früher

Grundlagen
- Synonym: COP; Proliferative Bronchiolitis obliterans; bronchiolitis obliterans organizing pneumonia (BOOP)
- Fleckige periphere Verschattung der Lunge; Unterlappen werden leicht bevorzugt
- Andere Muster: Knötchen von der Größe eines Lobulus, solitäre Raumforderung, diffuse interstitielle Mehrzeichnung (verbreiterte Septen)
- Ursachen: Idiopathisch, Infektion, Medikamente, Transplantation, Inhalation toxischer Gase/Noxen
- Husten, Kurzatmigkeit, geringes Fieber
- Lungenfunktionstests ergeben Restriktion
- Spricht auf Steroide an

Bildgebung
Typische Zeichen
- Schlüsselzeichen: Chronische periphere basale fleckige Verschattung der Lunge.

Thoraxröntgenaufnahme
- Fleckige, beidseitige, unterschiedlich große verschattete Bezirke
- In 5% einseitig
- Bevorzugt die Lungenunterfelder
- Normal großes Herz, keine vergrößerten Lymphknoten
- Lungenvolumen bleibt erhalten
- Seltener: Solitäre Raumforderung (meist in Lungenobergeschoss)
- Seltener: Diffus retikulär verbreitertes Interstitium
- Können zu- und abnehmen (auch wandern)

CT-/HRCT-Befunde
- Die peripheren Verschattungen reichen vom Milchglasaspekt bis zur Verdichtung der Lunge
- Verdichtung oft dreieckförmig

Kryptogene organisierende Pneumonie

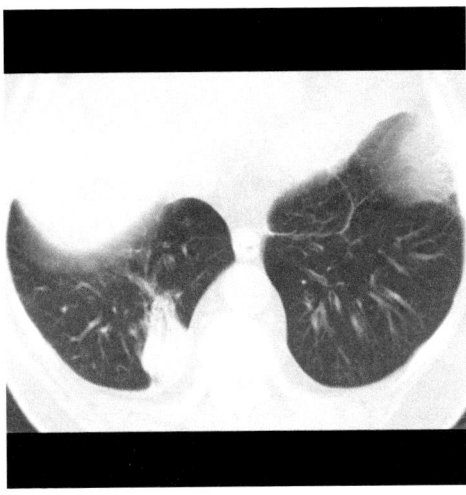

Die CT definiert die Verschattungen in der Lunge besser. Periphere basale verschattete Bereiche mit Luftbronchogramm. Typische Befunde einer BOOP oder kryptogenetischen organisierenden Pneumonie

- Die Verdichtung kann sich entlang der Bronchien ausbreiten (peribronchovaskuläres Muster)
- Häufig leicht vergrößerte mediastinale Lymphknoten (im Röntgenbild nicht sichtbar)
- Zufällig verteilte scharf begrenzte Knötchen von der Größe eines Lobulus
- Diffuse netzförmige interstitielle Verdickungen, v. a. der Lungenbasen, sind häufig
- Eine solitäre Raumforderung kann ein Bronchogramm oder Einschmelzungen zeigen; meist im Oberlappen gelegen
- Manchmal kleiner Pleuraerguss

Empfehlungen
- Meist genügen Röntgenaufnahmen zu Charakterisierung und Verlaufskontrolle
- CT kann dabei helfen, die Lungenkrankheit zu charakterisieren und eine Lungenembolie auszuschließen

Differenzialdiagnose

Chronische eosinophile Pneumonie
- Meist befällt diese die Lungenoberfelder (bei der BOOP fehlt die Eosinophilie)

Usual interstitial pneumonia (UIP)
- Honigwaben („honeycombing") und vermindertes Lungenvolumen (fehlt bei BOOP)

Malignes Lymphom
- Der Lymphombefall der Lunge tritt meist im Gefolge der schon bekannten Krankheit auf
- Andere Lymphknotengruppen sind bereits vergrößert
- Peripherie nicht bevorzugt, oft um Bronchien zentriert

Bronchioloalveoläres Karzinom (BAC)
- Das BAC liegt nicht bevorzugt subpleural, es zeigt meist einen Milchglasaspekt

Sarkoidose
- Nicht peripher vorherrschend
- Kann mit symmetrisch vergrößerten Hiluslymphknoten einhergehen

Bronchialkarzinom
- Keine unterscheidenden Kennzeichen; Diagnose durch Nadelbiopsie

Aspiration
- Die Verschattungen sind weniger chronisch und weniger peripher als bei der BOOP

Mykobakterieninfektion
- Bei der Lage in den Oberlappen oft Einschmelzungen
- Bereits ältere Krankheit kombiniert mit Volumenverlust und Bronchiektasen (bei BOOP nicht vorhanden)

Lipoidpneumonie
- Die Lipoidpneumonie kann im CT in verdichteten Lungenbereichen die Dichtewerte von Fett aufweisen

Lungenembolie
- Zahlreiche peripher in den Lungenbasen gelegene Infarkte (wie bei BOOP)
- Meist im Verein mit Pleuraergüssen
- Bekannte Risikofaktoren einer Thrombembolie

Pathologie

Allgemein
- Im Gegensatz zur Namensgebung sitzt die primäre pathologische Veränderung in den Alveolen und breitet sich erst sekundär auf die kleinen Atemwege aus
- Ätiologie/Pathogenese/Pathophysiologie
  - Idiopathisch
  - Infektion (Mykoplasmen, Viren, atypische Bakterien)
  - Medikamente (Amiodaron, Bleomycin, Sulfasalazin)
  - Kollagenosen (rheumatoide Arthritis, Sjögren-Syndrom)
  - Organtransplantation (Lunge, Knochenmark)
  - Inhalation toxischer Gase (Silofüllerkrankheit)
  - Strahlentherapie
  - Aspiration
  - Granulom bei M. Wegener

Makropathologische oder intraoperative Befunde
- Lungenarchitektur bleibt erhalten (keine Fibrose)
- Granulationsgewebe breitet sich in das Lumen der Atemwege hinein aus (Bronchiolitiskomponente)

Mikroskopische Befunde
- Knospen von locker organisiertem Granulationsgewebe breiten sich über Kohn-Poren zur nächsten Alveole aus („Schmetterlings"-Muster)
- Infiltration des Interstitiums durch einkernige Zellen, zusätzlich durch andere Entzündungszellen; keine spezifischen mikroskopischen Merkmale

Klinik

Klinisches Bild
- Erwachsene; kein Geschlecht bevorzugt
- Husten
- Dyspnoe
- Leichtes Fieber
- Lungenfunktionstest: Meist Restriktion; aber auch gemischt restriktiv/obstruktiv

Klinischer Verlauf
- Meist Zu- und Abnahme, oft Behandlung über Monate wegen „rezidivierender" Pneumonie

Therapie und Prognose
- Steroide; weniger dramatisches Ansprechen als bei der eosinophilen Pneumonie
- Bildet sich innerhalb von Wochen zurück
- Gute Prognose; Rezidiv bei Auslassversuch der Steroide möglich

Literaturauswahl
Cordier JF (2000): Organising pneumonia. Thorax 55:318-329
Lee KS (1994): Cryptogenic organizing pneumonia. AJR 162:543–546
Davison AG et al (1983): Cryptogenic organizing pneumonitis Q J Med 52:382–394

Nachtrag des Übersetzers
Der Leser sei darauf hingewiesen, dass im Jahr 2002 von der American Thoracic Society (ATS) und der European Respiratory Society (ERS) die Neufassung der Klassifikation idiopathischer interstitieller Pneumonien publiziert wurde; diese unterscheidet zwischen der idiopathischen pulmonalen Fibrose (IPF), der nichtspezifischen interstitiellen Pneumonie (NSIP), der desquamativen interstitiellen Pneumonie (DIP), der respiratory bronchiolitis-interstitial lung disease (RB-ILD), der kryptogenen organisierenden Pneumonie (COP oder bronchiolitis obliterans organisierenden Pneumonie: BOOP), der akuten interstitiellen Pneumonie (AIP) und der lymphoiden interstitiellen Pneumonie (LIP)

Literaturhinweis
Günther A et al (2003): Klassifikation, Diagnostik und Therapie der idiopathischen interstitiellen Pneumonien. Dtsch Ärztebl 100(24):C1305–1313

Alveolarzellkarzinom

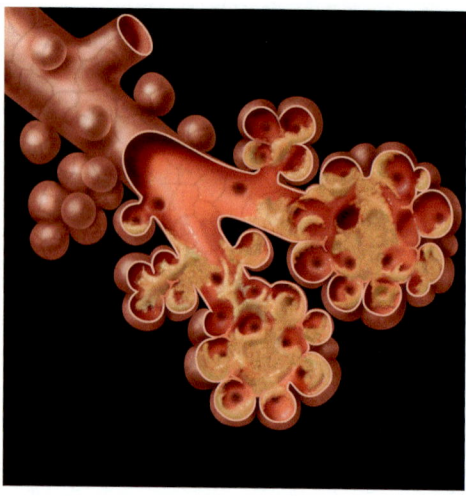

Das bronchioloalveoläre Karzinom breitet sich längs des Gerüsts der Gasaustauschräume der Lunge aus, ohne das Interstitium zu infiltrieren. Oft erkennt man innerhalb des Tumors offene kleine Bronchiolen und kleine zystische Räume als Luftbronchogramm

Grundlagen
- Lungenkarzinom: Untertyp eines Adenokarzinoms
- Ein kleines peripheres Knötchen ist die häufigste radiologische Normabweichung
- Die im Röntgenbild sichtbare Verschattung der Lunge (segmental, lobär, multifokal oder multilobär) täuscht eine Pneumonie vor
- CT dient dem Nachweis von Krankheitsausmaß und dem Staging
- Synonym: Bronchioloalveoläres Karzinom
- Beste Prognose haben Patienten mit einem peripheren Rundherd
- Schlechteste Prognose haben Patienten mit diffuser Krankheit oder Bronchorrhö

Bildgebung
Typische Zeichen
- Schlüsselzeichen: Chronische multilobäre Verschattung der Lunge

Thoraxröntgenaufnahme
- Einzelherd oder zahlreiche periphere Lungenrundherde
- Herdförmige oder multiple unklar erkennbare unscharf begrenzte Verschattungen
- Alveoläre Verschattung – umschrieben oder weit verbreitet, mit Bronchogramm
- Ähnelt einer Pneumonie
- Lappenatelektase ohne Luftbronchogramm: selten
- Langgestreckte Verschattung ähnlich einem Schleimpfropf (mucoid impaction): selten

CT-/HRCT-Befunde
- CT kann zusätzliche Befallsorte in Lunge, Pleura und Mediastinum aufzeigen
- Oft subpleurale(s) Knötchen mit Pleuraretraktion und einer zentralen Narbe
- Die Knötchen können blasige Aufhellungen bieten
- Fokale oder multifokale Verschattung vom Milchglastyp
- Fokale oder multifokale dichte Verschattung der Lunge mit Luftbronchogramm

Alveolarzellkarzinom

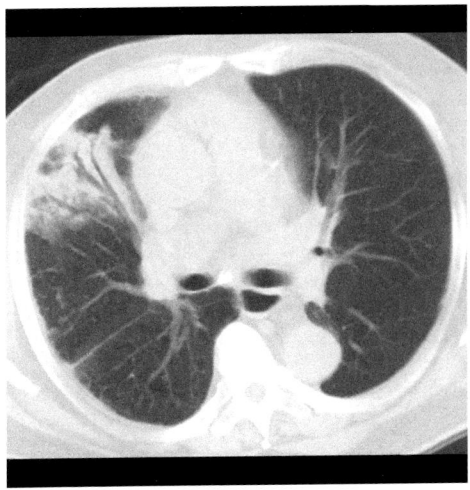

Bronchioloalveoläres Karzinom. Unspezifische Verdichtung der rechten Lunge im Mittellappen. Differenzialdiagnosen zur chronischen Verdichtung der Lunge sind Aspiration, malignes Lymphom, Pseudolymphom und chronische Pneumonie

- Lappenverdichtung mit Verlust oder Zunahme des Volumens
- CT-Angiographiezeichen: Kontrastmittel aufnehmende Gefäße, die durch eine Verschattung niedriger Dichte ziehen
- Verkalkung durch Psammomkörper (selten)

Empfehlungen
- CT hilft bei der Abklärung einer chronischen Verdichtung der Lunge und bei Milchglasinfiltraten, die beide hoch verdächtig auf ein bronchioloalveoläres Karzinom sind
- In der PET oftmals keine Nuklidaufnahme

Differenzialdiagnose

Pneumonie
- Spricht auf geeignete Antibiotika an und bildet sich zurück (das BAC bessert sich unter Antibiose nicht)

Hämorrhagie
- Löst sich langsam über 10–14 Tage auf (beim BAC nicht zu beobachten)

Ödem
- Spricht auf Diuretika an
- Neigt nicht zu einem Milchglasmuster mit eingebetteten Knötchen
- Kerley-B-Linien sind beim BAC selten

Aspiration
- Schwerkraftabhängige Lage
- Löst sich zeitlich abhängig von der Art des Aspirierten auf

Bronchiolitis obliterans organizing pneumonia (BOOP)
- Periphere knotige Verdichtung der Lunge
- Neigt zum Kommen und Gehen (beim BAC nicht zu sehen)
- Spricht auf Steroidbehandlung an (beim BAC wirkungslos)

Alveolarzellkarzinom

Pathologie

Allgemein
- Untertyp eines Adenokarzinoms
- Kann aus Brochiolar- und Alveolarepithel entstehen; klarzellig
- Ölfilmartiges Wachstum: Die Tumorzellen breiten sich aus, indem sie die darunter liegende Lungenarchitektur als Grundgerüst benutzen, ohne die umgebende Lunge strukturell zu beeinträchtigen
- Ätiologie/Pathogenese/Pathophysiologie
  - Bronchogene Ausbreitung: Die Tumorzellen können sich über den Bronchialbaum auf andere Lappen oder die gegenseitige Lunge ausbreiten
  - Können in bronchogenen Zysten oder einer angeborenen adenomatoiden Malformation entstehen

Makropathologische oder intraoperative Befunde
- Muzinöse und nicht-muzinöse Formen

Mikroskopische Befunde
- Maligne Zellen kleiden Alveolen und kleinere Atemwege aus (ölfilmartiges Wachstum)

Stadieneinteilung
- TNM-Klassifikation (wie bei den anderen Lungenkarzinomen)

Klinik

Klinisches Bild
- Alter: > 40 Jahren
- Periphere Knötchen, die meist nur zufällig in der Thoraxaufnahme gefunden werden
- Beim muzinösen Typ können Husten und Bronchorrhö schwer sein
- Diagnose aus Sputumzytologie, Feinnadelaspiration oder transbronchialer Biopsie

Therapie
- Operative Resektion bei umschriebener Krankheit
- Strahlen- und Chemotherapie bei disseminierter Krankheit

Prognose
- Peripherer Rundherd: Nach Resektion 75% 5-Jahres-Überlebensrate
- Trotz „Heilung" nach 5 Jahren Rezidive bis nach 20 Jahren möglich
- Schlechtere Prognose bei der diffuseren Form der Krankheit
- Bei muzinösen Tumoren schlechtere Prognose als bei nicht-muzinösen Tumoren

Literaturauswahl
Lee KS et al (1997): Bronchioloalveolar carcinoma: Clinical, histopathologic, and radiologic findings. Radiographics 17:1345–1357
Jang HJ et al (1996): Bronchioloalveolar carcinoma: Focal area of ground-glass attenuation at thin-section CT as an early sign. Radiology 199:485–488
Adler B et al (1992): High-resolution CT of bronchioloalveolar carcinoma. AJR 159:275–277

Kardiogenes Lungenödem

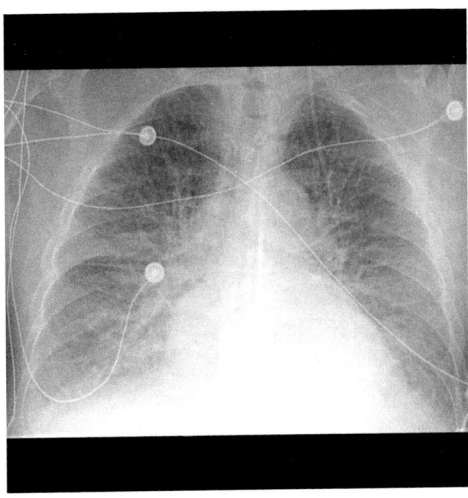

Kardiogenes Lungenödem nach Myokardinfarkt. Das Herz ist leicht vergrößert, die Oberlappenvenen sind dilatiert (pulmonalvenöse Hypertonie). Ein fledermausflügelförmig verteiltes zentrales Lungenödem macht die Konturen der Lungengefäße unscharf

Grundlagen
- Häufiges Problem, verursacht durch Linksherzinsuffizienz
- Stufenweises Fortschreiten von pulmonalvenöser Hypertonie über interstitielles zum alveolären Lungenödem
- Kann unter Therapie sehr rasch abnehmen
- Allmähliche lageabhängige Umverteilung (Schwerkrafttest)

Bildgebung

Typische Zeichen
- Schlüsselzeichen: Kardiomegalie mit pulmonalvenöser Hypertonie und interstitiellem Ödem

Thoraxröntgenaufnahme
- Früheste Manifestation im Röntgenbild: Das Kaliber der Oberlappengefäße gleicht dem der Unterlappengefäße oder übersteigt dieses gar (Kranialisation); Größenverhältnis von Pulmonalarterie zu zugehörigem Bronchus steigt in den Oberlappen an; unscharf konturierte Unterlappengefäße
- Interstitielles Ödem – verbreitere Interlobulärsepten, so genannte Kerley-A- oder Kerley-B-Linien, unscharfer Hintergrund in den Unterfeldern und perihilär; ein subpleurales Ödem verbreitert die Lappenspalten; ferner breite peribronchiale Manschetten (bronchial cuffing)
  - Kerley-A-Linien: Lange Linien in den Oberlappen, die in Richtung Hilus ziehen (selten)
  - Kerley-B-Linien: Kurze periphere und horizontal verlaufende Linien, meist in den Unterlappen (häufig)
- Alveoläres Ödem – diffus verschattete Gasaustauschräume; schwerkraftabhängig
- „Fledermausflügelödem" (Schmetterlingsödem oder perihilär) (selten)
- Kleine Pleuraergüsse beidseits, rechts dabei größer, nur selten allein links
- Bei chronischer Insuffizienz Herzvergrößerung (normale Herzgröße bei akuter Myokardischämie oder Arrhythmie)

Kardiogenes Lungenödem

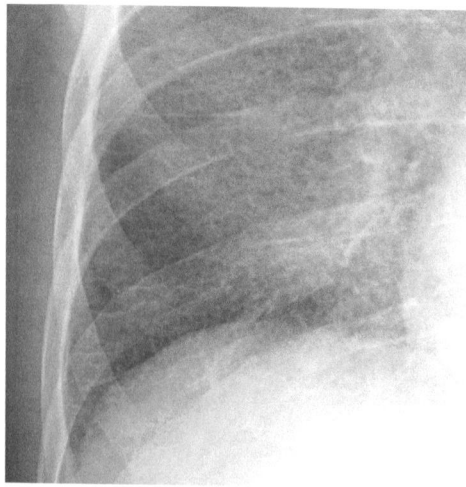

Kerley-B-Linien. Kurze, zur Thoraxwand senkrecht verlaufende Linien stellen das Ödem in den Lymphgefäßwänden der sekundären Lobuli der Lunge dar

- Bei chronischer obstruktiver Lungenkrankheit (COPD) ist die Herzsilhouette wegen der Lungenüberblähung oft schmal; eine zunehmende Herzgröße kann dann leicht im Rahmen der Normwerte bleiben
- V. azygos und V. cava superior werden breiter (breiterer Gefäßstiel)
- Zeitliche Abhängigkeit von Druck und Volumen
  - Akuter Druckanstieg (kapillärer Wedge-Druck)
    - Anfangs normal, das Ödem entwickelt sich über 12 Stunden
  - Druckabnahme unter der Therapie
    - Das Ödem löst sich binnen Stunden bis Tagen auf; das Röntgenbild hinkt der Klinik nach

CT-/HRCT-Befunde
- Äquivalent zur Thoraxaufnahme: Glatt verbreiterte Interlobulärsepten, verbreiterte bronchovaskuläre Bündel, schwerkraftabhängiges Milchglasödem und/oder Verschattung der Gasaustauschräume

Empfehlungen
- Die Thoraxröntgenaufnahme genügt für Diagnose und Verlaufskontrolle

Differenzialdiagnose

Interstitielles Ödem
- Pneumonie
  - Fieber; Ursache meist Viren oder Mykoplasmen
  - Normale Herzgröße
  - Meist kein Pleuraerguss
- Lymphangiosis carcinomatosa
  - Normale Herzgröße
  - Malignom bereits aus Vorgeschichte bekannt
  - Meist weniger diffus als das Lungenödem
  - Vergrößerte Lymphknoten

Alveoläres Ödem

- Nicht-kardiogenes Ödem
  - Das ARDS ist häufiger peripher; die chronische Herzinsuffizienz (CHI) zeigt „Fledermausflügel"-Zeichen
  - Pleuraerguss beim ARDS selten
  - ARDS-Patienten bedürfen zumeist der Intubation, um ihre Atmung zu stützen
- Pneumonie
  - Identische Röntgenbefunde
  - Herz meist normal groß
  - Pneumonie ist nicht schwerkraftabhängig (stabil bei Umlagerung)
- Lungeneinblutung
  - Normale Herzgröße, kein Pleuraerguss
  - Die Patienten sind meist anämisch
  - Die Einblutung ist nicht schwerkraftabhängig (Umlagerungstest)
- Alveolarproteinose
  - Das „Fledermausflügelödem" gleicht dem bei CHI; die Patienten sind beschwerdefrei
  - Normale Herzgröße, keine Pleuraergüsse
- Akute eosinophile Pneumonie
  - Normale Herzgröße, kein Pleuraerguss
  - Die Patienten sind meist jünger und haben Fieber

Interstitielles Ödem, Kardiomegalie, Pleuraerguss

- M. Erdheim-Chester (seltene Nicht-Langerhanszellgranulomatose)
  - Spricht nicht auf Diuretika an
  - Sklerosierende Knochenläsionen

Pathologie

Allgemein

- Ungleichgewicht der Starling-Kräfte
- Zunehmender mikrovaskulärer Druck vergrößert Endothellücken
- Flüssigkeit von geringem Proteingehalt tritt durch die Gefäße in den interstitiellen Raum über
- Ein alveoläres Ödem überschreitet die alveolo-kapilläre Membran
- Bei chronischem, nicht jedoch beim akuten Ödem nimmt der Lymphabfluss (auf das Zehnfache) zu
- Ätiologie/Pathogenese
  - Die pulmonalvenöse Hypertonie (PVHT) beruht zumeist auf einer Insuffizienz des linken Herzens (z. B. Myokardinfarkt, ischämische Kardiomyopathie)
  - Weitere Ursachen sind Mitralklappenvitien, das Myxom des linken Vorhofs, venookklusive Krankheiten und fibrosierende Mediastinitis
  - PVHT steigert den Druck in den kleinen Gefäßen
  - Flüssigkeit strömt in den interstitiellen Raum, wobei die Flussrate vom hydrostatischen und vom osmotischen Druck in Blutgefäßen, Interstitium und Lymphgefäßen abhängt
  - Die Gefäße der Lungenoberfelder werden breiter, der Wedge-Druck beträgt 12–18 mmHg
  - Kerley-Linien bilden sich aus, wenn der Wedge-Druck 20–25 mmHg erreicht
  - Ein alveoläres Ödem entsteht bei einem Wedge-Druck von 25–30 mmHg

Klinik

Klinisches Bild

- Beginn akut oder schleichend
- Zu den Symptomen zählen Atemnot, Orthopnoe und Angstgefühl
- Mögliche Expektoration von schaumigem, blutig tingiertem Sputum
- Lungenfunktionstests zeigen eine verminderte Compliance der Lungen
- Eine zusätzliche Lungenembolie führt dann wahrscheinlicher zu einem Lungeninfarkt

Therapie

- Sauerstoffgabe, Diuretika, Morphin, Minderung des Afterloads und positiv inotrope Pharmaka

Literaturauswahl

Gleucker T et al (1999): Clinical and radiologic features of pulmonary edema. Radiographics 19:1507–1531

Kubicka RA et al (1985): A primer on the pulmonary vascuature. Med Radiogr Photogr 61:14–28

Fleischner FG et al (1967): The butterfly pattern of acute pulmonary edema. Am K Cardiol 20:39–46

Eosinophile Lungenkrankheit

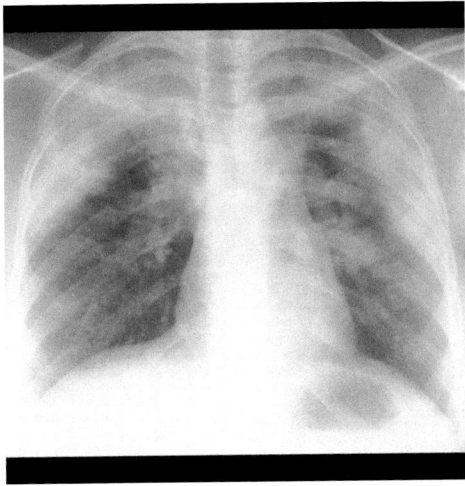

Chronische eosinophile Pneumonie. Beiderseitige periphere Verschattung in beiden Lungenoberlappen; umgekehrtes „Fledermausflügelbild"

Grundlagen
- Periphere homogene Verschattung der Lunge in der Peripherie der Oberlappen
- Unter der Auflösung entstehen nicht-anatomische wellige Linien parallel zur Thoraxwand
- Fieber, Gewichtsverlust, Husten ohne anatomisches Korrelat
- Rasche Auflösung unter Steroiden

Bildgebung

Typische Zeichen
- Schlüsselzeichen: Chronische periphere Verschattung der Lungenoberlappen

Thoraxröntgenaufnahme
- Chronische eosinophile Lungenkrankheit
  - Homogene periphere Verschattung der Lunge, vorwiegend im Oberfeld
    - „Umgekehrtes Schmetterlingsmuster" oder „photographisch negatives Lungenödem"
  - Normale Herzgröße: Keine Pleuraergüsse, keine Lymphadenopathie
  - Kann zu- und abnehmen wie eine einfache eosinophile Pneumonie (Löffler-Syndrom)
  - Infiltratauflösung
    - Der Innenrand der peripheren Verschattung kann zur Brustwand parallele Linienschatten hinterlassen
    - Rasche Auflösung unter Steroiden
  - Rezidiv: Gleicher Ort, gleiche Größe, gleiche Form
- Einfache eosinophile Pneumonie (Löffler-Syndrom)
  - Wandernde nicht-segmentale Verschattung der Lunge
  - Kein Pleuraerguss, keine Lymphadenopathie
- Akute eosinophile Pneumonie
  - Diffuse gemischte interstitielle und alveoläre Verschattungen
  - Die fokale Verschattung der Lunge ist seltener; die Peripherie dominiert nicht
  - Kleine bis mäßig große Pleuraergüsse
  - Keine Lymphadenopathie
  - Deutliche Auflösung unter Steroidtherapie

Eosinophile Lungenkrankheit

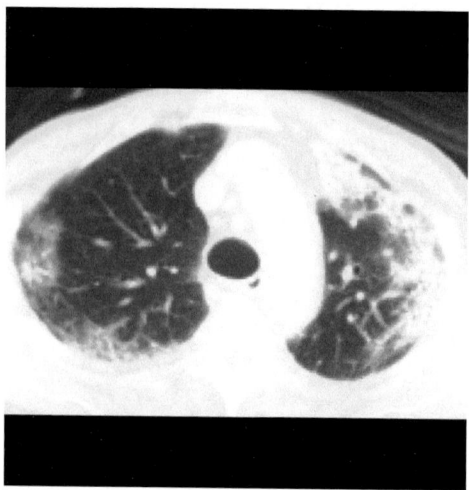

CT in Höhe der Oberlappen: Subpleurale Verschattung der Lunge bei ausgespartem zentralen Anteil der Lunge: Chronische eosinophile Pneumonie. Differenzialdiagnosen sind BOOP und Panarteriitis nodosa

- Churg-Strauss-Syndrom
  - Wandernde nicht-segmentale Verschattung
  - Pleuraergüsse bei einem Drittel der Patienten
  - Lymphadenopathie möglich
- Hypereosinophiles Syndrom
  - Die fleckige Verschattung kann nodulär sein oder aus einem verbreitertem Interstitium bestehen
  - Pleuraergüsse möglich
  - Parenchymveränderungen durch Lungenembolie

CT-/HRCT-Befunde
- Sensitiver als die Thoraxaufnahme; Befunde ähneln denen des Röntgenbilds
  - Leichte mediastinale Lymphknotenschwellung möglich

Empfehlungen
- In der Regel reicht die Thoraxaufnahme für Nachweis und Verlaufskontrolle

Differenzialdiagnose
Bronchiolitis obliterans organizing pneumonia (BOOP)
- Kann identische radiologische Befunde bieten, aber eher in den Unterfeldern

Aspiration
- Meist weniger peripher als die chronische eosinophile Pneumonie

Lungenembolie
- Meist kombiniert mit Pleuraerguss
- Infarkte konfluieren nicht so stark wie die eosinophile Verdichtung der Lunge

Pathologie
Allgemein
- Eosinophile aus dem Knochenmark sind flüchtig: Halbwertszeit 18 Stunden
- Eine Gewebseosinophilie kann ohne Bluteosinophilie einhergehen und vice versa
- Normale Eosinophilenzahl in der bronchoalveolären Lavage < 1%; bei eosinophiler Lungenkrankheit höher

Mikroskopische Befunde
- Die Alveolen sind mit Eosinophilen, Makrophagen und Monozyten gefüllt
- Bei einem Drittel Bronchiolitis obliterans; Granulome fehlen
- Churg-Strauss-Syndrom: Riesenzellvaskulitis kleiner Gefäße

Klinik

Klinisches Bild
- Eosinophile Lungenkrankheit
  - Diagnose durch
    - Periphere Eosinophilie mit pathologischen Veränderungen des Thoraxbilds
    - Eine in Gewebeproben bewiesene Eosinophilie
    - Vermehrte Eosinophile in der bronchoalveolären Lavage
  - Erhöhte Anzahl Eosinophiler in der Pleuraflüssigkeit nach einem Pneumothorax wird nicht als eosinophile Lungenkrankheit angesehen
  - **Parasiten** und **Medikamente** verursachen ebenfalls eine eosinophile Lungenkrankheit
    - Medikamenteninduziert: Sulfasalazin, Penicillin, jodhaltige Kontrastmittel, Diphenylhydantoin, Methotrexat, Ibuprofen, Tetrazykline
- Chronische eosinophile Pneumonie
  - Ursache unbekannt: Typisch Frauen im mittleren Lebensalter (2 : 1)
  - Anamnestisch bei 50% Asthma bronchiale
  - Husten, erheblicher Gewichtsverlust, hohes Fieber, Schwäche, Atemnot, manchmal Hämoptysen; bei 90% Eosinophilie (kann aber auch fehlen); Lungenfunktionstest: Leichte Restriktion (außer bei Asthma)
- Einfache eosinophile Pneumonie
  - Löst sich spontan innerhalb eines Monats; keine Therapie erforderlich
- Akute eosinophile Pneumonie
  - Akute respiratorische Insuffizienz, die der Beatmung bedarf
  - Abrupter Beginn; Patienten können unter Fieber und Myalgien leiden
- Churg-Strauss-Syndrom
  - Asthma (Anamnese > 5 Jahre); bei Besserung des Asthma bronchiale verschlimmert sich die Vaskulitis
  - Allergische Rhinitis und Sinusitis
  - Eosinophilie
  - Haut: Knötchen; Purpura
  - Bei systemischer Krankheit weiterer häufiger Befall:
    - GI-Trakt: Bauchschmerzen 60%; Durchfall 33%; GI-Blutung 20%
    - Herz: Herzinsuffizienz (50%); Perikarditis (33%)
    - Niereninsuffizienz (50%); Arthralgien (50%)
- Hypereosinophiles Syndrom
  - Eosinophilie > 6 Monate (> 50% Gesamtanteil an Leukozyten)
  - Multiorganbefall: Herz, periphere Neuropathie, GI-Trakt, Gelenke, Haut, Nieren
  - Symptome: Nachtschweiß, Anorexie, Gewichtsverlust, Pruritus, Husten, Fieber
  - Zwei Drittel der Patienten entwickeln einen Morbus embolicus

Therapie
- Mögliche Spontanresolution ohne Therapie
- Steroide; Rezidive sind bei unterbrochener Steroidbehandlung häufig (50%)

Literaturauswahl
Allen JN et al (1994): Eosinophilic lung diseases. Am J Crit Care Med 150:1423–1438
Mayo JR et al (1989): Chronic eosinophilic pneumonia: CT findings in six cases. AJR 153:727–730
Gaensler EA et al (1977): Peripheral opacities in chronic eosinophilic pneumonia: The photographic negative of pulmonary edema. AJR 128:1–13

Diffuse alveoläre Blutung

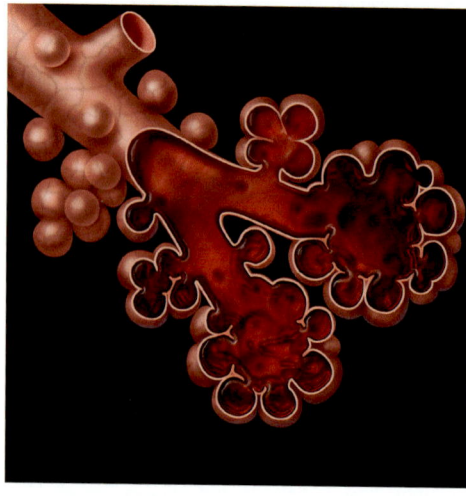

Alveoleneinblutung. Hämosiderinbeladene Makrophagen in Alveolen und Interstitium besorgen den Abtransport des Bluts. Wiederholte Episoden von Lungeneinblutungen führen zur Fibrose der Alveolarsepten

Grundlagen

- Ödemmuster, bei akuter Entwicklung zentrale basale Verschattung der Lunge
- Entwickelt sich binnen 3 Tagen zu interstitieller Mehrzeichnung und löst sich binnen 12 Tagen auf
- Ätiologie: Sowohl immunvermittelt als auch nicht-immunogen
- Häufige Ursachen: Goodpasture-Syndrom, idiopathische Lungenhämosiderose, Vaskulitis, Knochenmarktransplantation (KMT)
- Eisenmangelanämie
- Hämoptysen bei 80% (wichtig: Können auch fehlen)

Bildgebung

Typische Zeichen
- Schlüsselzeichen: Basale interstitielle Mehrzeichnung oder beim anämischen Patienten Verdichtung der Lunge

Thoraxröntgenaufnahme
- Im akuten Stadium Ausbildung einer basalen Verdichtung ähnlich einem Lungenödem
- Entwicklung
  - Die Verdichtung der Lunge wandelt sich über 3 Tage zu einer retikulonodulären interstitiellen Zeichnung (inklusive Kerley-B-Linien)
  - Die interstitielle Mehrzeichnung löst sich binnen 12 Tagen auf
  - Bei wiederholten Blutungen evtl. dauerhafte interstitielle Mehrzeichnung
- Kleine Pleuraergüsse möglich
- Bei der idiopathischen Lungenhämosiderose (ILH) können Lymphknoten vergrößert sein

CT-/HRCT-Befunde
- Sensitiver; das Spektrum der Verschattungen bei akuter Blutung reicht von umschriebenem Milchglasmuster bis zu diffuser Verdichtung der Lunge
- Subakut: 1–3 mm große Mikronoduli und verbreiterte Interlobulärsepten

Diffuse alveoläre Blutung

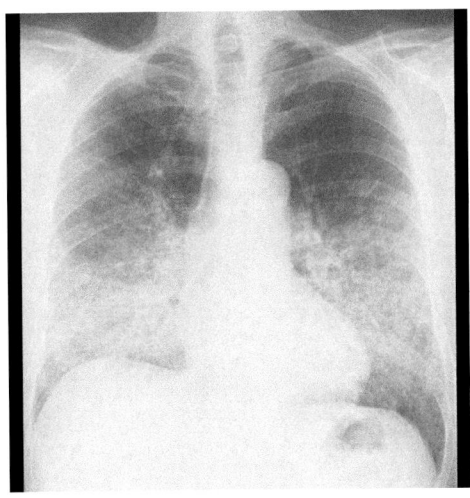

Diffuse alveoläre Einblutung bei einem Patienten mit mikroskopischer Polyangiitis. Das Fledermausflügelmuster der Lungenverdichtung ist unspezifisch. Normale Herzgröße bei kardiogenem Lungenödem. Oft ist eine Anämie bei fehlenden Hämoptysen vorhanden

MRT-Befunde
- Blutung: Mittelhohes Signal in T1w-Bildern
- Schwaches Signal in T2w (Eisensuszeptibilitätseffekt)

Empfehlungen
- Meist reichen Thoraxröntgenaufnahmen, um das Ausmaß der pathologischen Veränderungen und den zeitlichen Verlauf zu dokumentieren

Differenzialdiagnose

Ödem
- Kardiomegalie
- Ergüsse hierbei häufiger
- Die Einblutung ist nicht durch Schwerkrafteinfluss umverteilbar

Infektion
- Fieber
- Zeigt nicht die Entwicklung von der Verdichtung der Lunge zum interstitiellen Muster
- Verschattung der Lunge oder interstitielles Muster können ähnlich aussehen

Pathologie

Allgemein
- Allgemeine Leitsätze
  - Die Alveolarräume sind mit Blut gefüllt
  - Hämosiderinbeladene Makrophagen sind der Schlüsselbefund bei der bronchoalveolären Lavage
  - Chronisch: Zusätzlich Fibrose der Septen
- Ätiologie
  - Immunvermittelt
    - Antiglomeruläre Basalmembranenkrankheit (AGBMK): Goodpasture-Syndrom

- Glomerulonephritis
- Systemischer Lupus erythematodes
- M. Wegener
- Vaskulitis
- Purpura Schönlein-Henoch
- Idiopathische Lungenhämosiderose (ILH)
- Nicht immunvermittelt
  - Hämorrhagische Diathese: Disseminierte intravaskuläre Gerinnung (DIC); unter Antikoagulanzien (selten)
  - Leukämie
  - Knochenmarktransplantation (Implantationsantwort)
  - Mitralstenose
  - Urämie (schwere)
- Pathophysiologie
  - Einblutung in Gasaustauschräume (Verdichtung der Lunge)
  - Das Blut wird von Makrophagen aus den Alveolen entfernt (3 Tage)
  - Die Makrophagen wandern in das Interstitium ein (verbreitertes Interstitium)
  - Die Makrophagen werden auf dem Lymphweg abtransportiert (Resolution 12 Tage)

Klinik

Klinisches Bild
- Unspezifischer Husten, Dyspnoe
- Hämoptysen nicht so häufig wie angenommen (80%)
- Eisenmangelanämie
- Idiopathische Lungenhämosiderose
  - Kinder oder junge Männer
- Antiglomeruläre Basalmembranenkrankheit (Goodpasture-Syndrom)
  - Kann einer grippeartigen Krankheit folgen
  - Junge Männer
- Systemischer Lupus erythematodes (SLE)
  - Gesichtserythem
  - Junge Frauen
- Knochenmarktransplantation
  - Zeitlich gebunden an die Knochenmarktransplantation

Therapie
- Immunkomplexkrankheit
  - Immunsuppression
  - Steroide
  - Plasmapherese

Prognose
- Hängt von der Ätiologie ab

Literaturauswahl
Witte RJ et al (1991): Diffuse pulmonary alveolar hemorrhage after bone marrow transplantation: Radiographic findings in 39 patients. AJR 157:461–464

Albelda SM et al (1985): Diffuse pulmonary hemorrhage: A review and classification. Radiology 154:289–297

Bowley NB et al (1979): The chest X-ray in antigomerular basement membrane antibody disease (Goodpasture's syndrome). Clin Radiol 30:419–429

Neurogenes Lungenödem

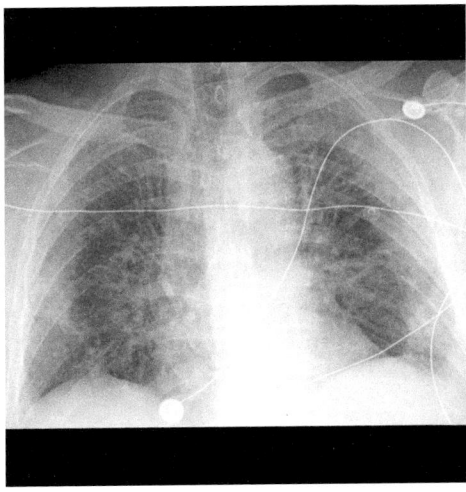

Akutes neurogenes Lungenödem. Im Gegensatz zum hydrostatischen Ödem ist das neurogene Lungenödem atypisch: Asymmetrisches Lungenödem und kleine Pleuraergüsse

Grundlagen
- Jegliche ZNS-Läsion (inklusive Krampfanfälle), die den intrakraniellen Druck (ICP) erhöhen
- Stressversagen der Kapillaren: Ödem durch Hydrostasemechanismus und durch kapillare Leckage
- Im Röntgenbild asymmetrisches Ödemmuster, oft in den Lungenoberfeldern dominant

Bildgebung
Typische Zeichen
- Schlüsselzeichen: Atypisches Lungenödemmuster nach Insult des ZNS

Thoraxröntgenaufnahme
- Akuter (Minuten) oder subakuter Beginn (12 Stunden) nach ZNS-Insult
- Oft asymmetrisches Muster des Ödems, oft dominieren Oberlappen oder rechte Seite
- Auflösung innerhalb von 24–48 Stunden

Andere bildgebende Verfahren
- CT oder MRT des Schädels helfen, die Ätiologie abzuklären

Empfehlungen
- Thoraxröntgenaufnahme: Schlüssel zur Diagnose; bei Verdacht auf erhöhten intrakraniellen Druck ZNS-Bildgebung beiziehen; oft Ausschlussdiagnose nach Ausschluss von Lungenkontusion, Aspiration oder Pneumonie

Differenzialdiagnose
Aspiration
- Kann beim komatösen Patienten in Rückenlage vorwiegend in den Oberlappen vorkommen (schwerkraftabhängiges posteriores Oberlappensegment)
- Aspiration extrem häufig bei ZNS-Insulten; lösen sich langsamer auf als das neurogene Lungenödem (NLÖ)

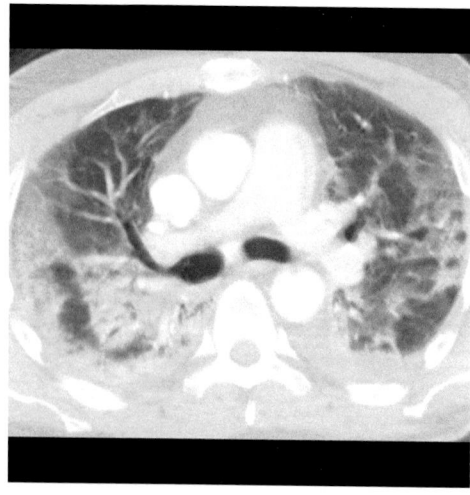

Oft bietet das neurogene Lungenödem atypische Merkmale, wie eine vorwiegend periphere oder die Oberlappen betreffende Verteilung. Zumeist ist das Herz dabei normal groß

Kardiogenes Lungenödem
- Oberlappen meist nicht führend
- Kardiomegalie
- Pleuraergüsse

Pneumonie
- Identische Röntgenbefunde
- Oft mit Fieber

Lungenkontusion
- Sofort nach einem Trauma
- Verkehrsunfälle kommen ursächlich sowohl für Kontusion als auch für ein NLÖ in Frage

Lungenödem in großer Höhe (Höhenödem)
- Ähnliches radiologisches Muster
- Vorkommen bei Höhen über 1700 m
- ZNS-Insulte durch akute Bergkrankheit können zu einem durch große Höhen ausgelösten NLÖ führen

Rauchgasinhalation
- Ähnliches radiologisches Muster
- Im Sputum können Rußpartikel vorhanden sein
- Entwickelt sich Stunden nach Rauchgasinhalation

Lungenödem durch Mitralklappenregurgitation
- Das Lungenödem durch Mitralklappenregurgitation betrifft vorwiegend den rechten Oberlappen
- Kardiomegalie

Pathologie

Allgemein
- Lungenödem mit den Merkmalen eines hydrostatischen Ödems und eines Ödems durch kapilläre Leckage
- Ätiologie/Pathogenese/Pathophysiologie
  - Bekannte, für die Pathogenese wichtige Merkmale
    - Durch gesteigerten intrakraniellen Druck auf das Myelon übertragene Auswirkungen (NLÖ-Blockade bei durchtrenntem Myelon!)
    - „Sympathikussturm" (NLÖ blockiert durch antiadrenerg wirkende Substanzen – Phentolamin)
  - Pulmonale Vasokonstriktion und (bislang nicht klar definierte) Gefäßmediatoren führen zu einem Stressversagen der Kapillaren
  - Das Ödem bietet Merkmale sowohl einer hydrostatischen Flüssigkeitsverschiebung als auch eines Ödems durch Kapillarleck

Klinik

Klinisches Bild
- Kann von jeder ZNS-Schädigung herrühren, die zu einem gesteigerten intrakraniellen Druck führt, einschließlich von Krampfanfällen
- Bei Schädel-Hirn-Trauma Inzidenz von 50%
- Unspezifische Zeichen: Tachykardie, Tachypnoe
- Häufig Fieber
- Hypoxie
- Proteinreiches Sputum (durch kapillare Lecks)

Therapie
- Unterstützend
- Sauerstoff, mechanische Beatmung mit positivem endexspiratorischem Druck (PEEP)
- Frühe Gabe von α-adrenergen Blockersubstanzen, Nutzen jedoch unbewiesen
- Diphenylhydantoin oder andere Antikonvulsiva bei epileptischen Anfällen

Prognose
- Abhängig von erfolgreicher Therapie des ursächlichen ZNS-Leidens

Literaturauswahl
Ell SR (1991): Neurogenic pulmonary edema. A review of the literature and a perspective. Invest Radiol 26:499–506

West JB et al (1991): Stress failure in pulmonary capillaries. J Appl Physiol 70:1731–1742

Felman AH (1971): Neurogenic pulmonary edema. Observations in 6 patients. AJR 112:393–396

Lipoidpneumonie

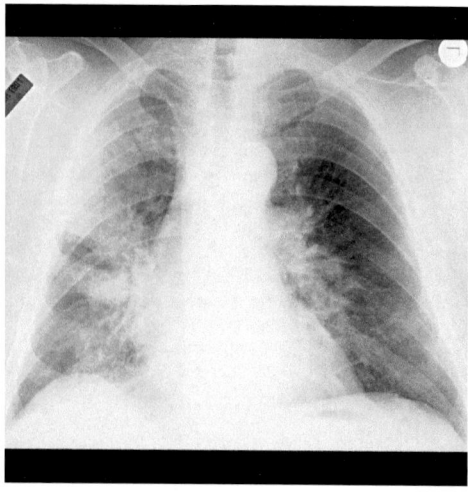

Die chronische Verschattung im rechten Lungenmittel- und -unterlappen nahm über 7 Jahre hinweg zu. Zur Differenzialdiagnose der chronischen Verschattung der Lunge zählen Lipoidpneumonie, BOOP, eosinophile Pneumonie, bronchioloalveoläres Karzinom und malignes Lymphom

Grundlagen
- Aspiration öliger Substanzen wie Mineralöl, ölhaltiger Nasentropfen oder ölhaltiger Erkältungsmedikamente (Wick VapoRub®)
- Anamnestisch kann es schwierig sein, den Nachweis einer Einnahme von Lipiden zu erbringen
- Radiologisch möglicher Zufallsbefund eines einzelnen oder zahlreicher unregelmäßiger verdichteter Bereiche in schwerkraftabhängigen Lungenabschnitten
- Die Diagnose kann durch den Nachweis von Fettschwächungswerten mittels CT gestellt werden
- In der bronchoalveolären Lavage (BAL) können lipidbeladene Makrophagen zu sehen sein
- Meist asymptomatischer Patient, aber auch chronischer Husten möglich
- Die transthorakale Nadelbiopsie kann die endgültige Diagnose erbringen

Bildgebung

Typische Zeichen
- Schlüsselzeichen: Im CT hypodense Areale (ca. −100 HE) in einem Verschattungsherd
- Frühstadium
  - Konfluierend oder diskret verschattete Gasaustauschräume mit Luftbronchogramm
  - Es können große Bereiche mit sternförmigen oder gut definierten Rändern vorliegen
  - In schwerkraftabhängigen Lungenanteilen, oft segmental und Unterlappen
  - Bei hinfälligen Patienten im posterioren Oberlappen- und apikalen Unterlappensegment

Lipoidpneumonie

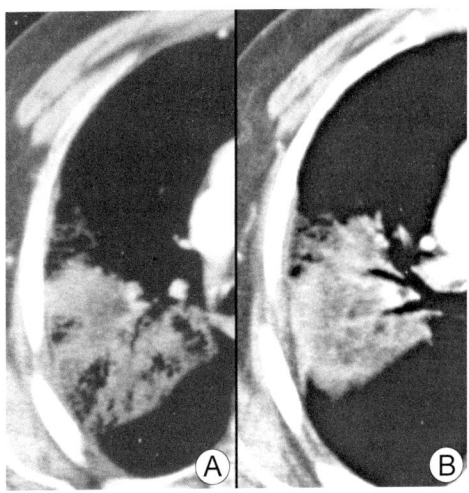

CT-Bilder eines Patienten. Mehrere seiner Lungenverdichtungsherde hatten eine niedrige Dichte von –95 HE. Bei der Befragung gab er an, er habe jahrelang ölige Nasentropfen eingenommen. Diagnose: Lipoidpneumonie. Man beachte, dass bei diesem Patienten die Mehrzahl der Infiltrate in der rechten Lunge gelegen waren

- Chronisches Stadium
  - Multifokale basale tumorartig verschattete Lungenbezirke mit unregelmäßigen Rändern
  - Narbig bedingter Volumenverlust in den betroffenen Arealen
  - Interstitielles Muster bis Verschattung der Lunge
  - Scharf begrenzte periphere Raumforderung
  - Betroffene Lungensegmente schwerkraftabhängig

CT-Befunde
- Diagnose mittels CT, wenn die Verschattungen die Dichtewerte von Fett aufweisen (–50 bis –150 HE)
- Die Läsionen können kleine Ossifikationsherde aufweisen
- Lipoide lassen sich ätiologisch nicht erschließen, wenn das interstitielle Muster vorherrscht
- Mischung aus Milchglasaspekt und verbreiterten interlobulären Septen kann eine Alveolarproteinose vortäuschen
- Das Fett kann sich bei Lageänderungen schwerkraftabhängig umverteilen

MRT-Befunde
- Die MRT kann Fett aufzeigen: Hohes T1- oder T2-Signal; chemical shift

Empfehlungen
- CT zur Abklärung chronischer Erkrankungen der Alveolen
- Fettdichte bei der Lipoidpneumonie

Differenzialdiagnose

Hamartom
- Kann im CT die Dichtewerte von Fett aufweisen; meist Einzelherd < 4 cm mit möglichen popcornartigen Verkalkungen

Inflammatorischer Pseudotumor
- Keine Fettdichtewerte, ansonsten aber identische radiologische Befunde möglich

Bronchiolitis obliterans organizing pneumonia (BOOP)
- Multifokale periphere Lungenverschattungen, keine Fettdichtewerte

Bronchialkarzinom
- Bei Einzelherd identische radiologische Befunde
- Das einschmelzende Karzinom kann hypodenses Material aufweisen, das aber nicht die Dichte von Fett besitzt

Alveolarproteinose
- Keine Fettdichtewerte; das „Crazy-paving"-Muster einer Alveolarproteinose kann man auch bei der Lipoidpneumonie sehen

Pathologie

Allgemein
- Gemischte Entzündungszellen mit zahlreichen lipidbeladenen Makrophagen
- Ätiologie/Pathogenese/Pathophysiologie
  - Häufigster Auslöser ist Mineralöl, aber auch tierische oder pflanzliche Öle
  - Die anfängliche Reaktion ist eine Bronchopneumonie; Makrophagen nehmen die Lipide auf
  - Die Reinigung erfolgt durch mukoziliaren Transport oder durch Wanderung von Makrophagen über Interstitium und Lymphgefäße zu den mediastinalen Lymphknoten
  - Mögliche Ausbildung von Riesenzellen oder Granulomen
  - Bei der Aspiration von Mineralöl findet man Öltröpfchen in vielkernigen Riesenzellen, Lymphozyten und Bindegewebe

Makropathologische und intraoperative Befunde
- Bei chronischem Verlauf wirken die Lipide fibrogen, die betroffene Lunge wird verzogen und schrumpft

Mikroskopische Befunde
- Diagnoseweisend sind lipidbeladene Makrophagen

Klinik

Klinisches Bild
- Aspiration von Öl, das bei Säuglingen mit Fütterungsproblemen als Gleitmittel verwendet wird
- Aspiration von Mineralöl, das ältere Menschen als Abführmittel verwenden
- Neurologische oder Speiseröhrenkrankheiten können eine Aspiration begünstigen
- Öl reizt nicht, die Aspiration ist oft „stumm"
- Die meisten Patienten sind beschwerdefrei und bieten anamnestisch keinerlei Hinweise auf Ölaspiration
- Häufig zufällige Entdeckung im Röntgenbild
- Akute Pneumonie bei großen Mengen aspirierten Materials möglich
- Chronischer Husten
- Diagnose durch den Nachweis lipidbeladener Makrophagen in Bronchiallavage oder transthorakaler Nadelbiopsie
- Die radiologischen Befunde können bei Absetzen des ölhaltigen Mittels verschwinden

Therapie
- Kleine Aspiratmenge – geringe Störung
- Große Aspiratmengen – Ausbildung von restriktiven Ventilationsstörungen oder Cor pulmonale möglich
- Möglicherweise gesteigertes Risiko eines Bronchialkarzinoms und nicht-tuberkulöser Mykobakterieninfektionen

Literaturauswahl

Seo JB et al (1999): Shark liver oil-induced lipoid pneumonia in pigs: Correlation of thin-section CT and histopathologic findings. Radiology 212:88–96

Van den Plas O et al (1990): Gravity-dependent infiltrates in a patient with lipoid pneumonia. Chest 98:1253–1254

Wheeler et al (1981): Diagnosis of lipoid pneumonia by computed tomography. JAMA 245:65–66

Viruspneumonie

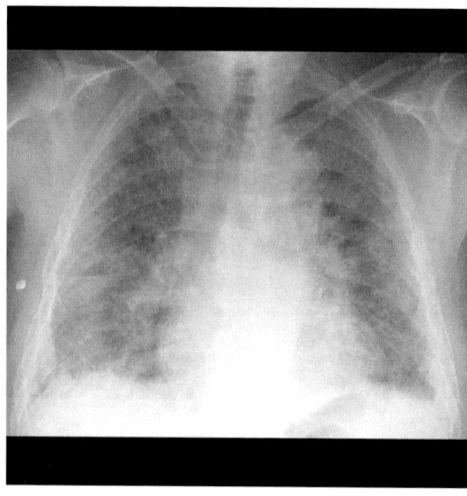

Viruspneumonie. Unspezifische diffuse interstitielle milchglasartige Verschattungen. Grenzwertig breites Herz

Grundlagen

- Die Pneumonie durch respiratory syncytial virus (RSV) ist die häufigste virale Pneumonie bei Kindern
- Pneumonie bei Influenza ist bei Erwachsenen die häufigste Viruspneumonie
- Variable radiologische Muster, häufig diffus und nodulär
- Meist Befall der kleineren Atemwege mit der Folge von
  - Bronchialwandverdickung
  - Air trapping oder
  - subsegmentaler Atelektase
- Seltene Spätkomplikation: Bronchiolitis obliterans

Bildgebung

Typische Zeichen

- Schlüsselzeichen: Diffuse interstitielle Zeichnungsvermehrung beim febrilen Patienten

Thoraxröntgenaufnahme

- Diffuse interstitielle Mehrzeichnung oder fleckige Verdichtung der Lunge
  - Selten kleine Pleuraergüsse
  - Erkrankung der kleinen Atemwege
    - Bronchialwandverdickung
    - Häufig air trapping oder
    - subsegmentale Atelektase
  - Keine Einschmelzungen
  - Hämorrhagisches Lungenödem: Hantavirus
- Umschriebene Krankheit ist selten
- Vergrößerte Hiluslymphknoten
  - Selten, dann Beschränkung der Differenzialdiagnose auf Masern, infektiöse Mononukleose
  - Komplikationen
    - Prädisponieren zu bakterieller Superinfektion
    - Bronchiolitis obliterans als Spätbefund

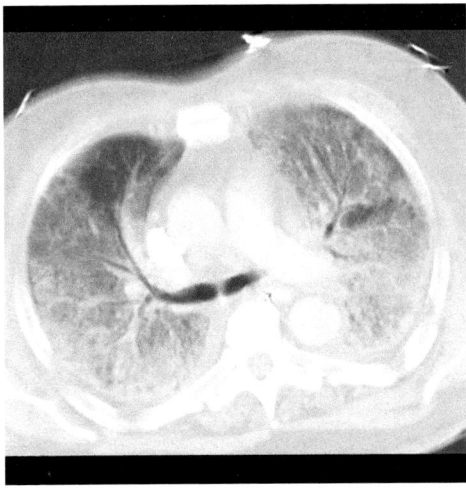

Viruspneumonie. Unspezifische diffus verbreiterte Milchglasverschattungen. Zur Differenzialdiagnose zählen Lungenödem und Lungeneinblutung

CT-Befunde
- Sensitiver als die Thoraxröntgenaufnahme

Empfehlungen
- Thoraxröntgenaufnahme: Reicht meist aus, das Muster zu dokumentieren, das Krankheitsausmaß zu dokumentieren und den Verlauf zu kontrollieren
- CT: Am sensitivsten; kann bei Patienten mit Immunstörungen wichtig sein, um die Krankheit zu dokumentieren und die Therapie zu beginnen

Differenzialdiagnose

Lungenödem
- Das Lungenödem entwickelt sich rasch und löst sich unter Diuretika auf
- Die interstitielle Mehrzeichnung ist lagerungsabhängig (gravitational shift test)

Einblutung
- Anämie mit Hämorrhagie, oft Hämoptysen
- Identische radiologische Befunde
- Oft Entwicklung von einer Verdichtung der Lunge zur interstitiellen Verschattung

Aspiration
- Identische radiologische Befunde
- Oft rezidivierend; die Viruspneumonie neigt nicht zum Rezidiv

Bronchiolitis obliterans organizing pneumonia (BOOP)
- Multizentrische Bezirke einer peripheren Verdichtung der Lunge
- Oft „Zu- und Abnahme", was bei Viruspneumonie selten ist

Farmerlunge
- Die Farmerlunge wird oft fälschlich als Pneumonie angesehen: Auch sie neigt bei wiederholter Exposition gegenüber dem auslösenden Antigen zu Rezidiven

Alveolarproteinose
- Zentrale Verdichtung der Lunge vom „Fledermausflügel"-Typ
- Im Gegensatz zu Patienten mit Viruspneumonie sind diese Patienten oft beschwerdefrei

Pathologie

Allgemein

- Gemischte Entzündungszellen, vorwiegend Lymphozyten, in Alveolen und Interstitium
- Ätiologie/Pathogenese/Pathophysiologie
  - Infektionsweg: Inhalation
  - Häufigste Viren: Influenza, respiratory syncytial virus (RSV), infektiöse Mononukleose (Epstein-Barr-Virus), Herpes-simplex-Virus, Varicella-Zoster-Virus, Adenovirus, Masern, Zytomegalovirus (CMV), Hantavirus
  - Der krankheitsauslösende Erreger wird nur selten im Kulturversuch nachgewiesen
  - Bronchiolitis kleiner Atemwege
    - Atone zilientragende Zellen
    - Bronchialwandverbreiterung und -ödem
    - Interstitielle Lymphozyteninfiltration: Vielkernige Riesenzellen, die hochspezifisch für Masern sind
    - Bronchiolitis obliterans im Spätstadium

Klinik

Klinisches Bild

- Unspezifische Symptome: Fieber, trockener Husten, Myalgien, Kopfschmerz, Rhinitis, Pharyngitis
- Die körperliche Untersuchung von Atemwegen/Lungen kann normal ausfallen
- Bei Erwachsenen häufig unklare Diagnose
- Spezifische Viren
  - Influenza A, B, C
    - Epidemien, häufigste Viruspneumonie des Erwachsenen
    - Am häufigsten gegen Winterende
  - RSV
    - Häufigste Viruspneumonie bei Säuglingen und Kindern
    - Am häufigsten im Winter
  - Infektiöse Mononukleose: Pneumonie nur selten; Splenomegalie
  - Herpes simplex: AIDS-Patienten besonders empfänglich; zusammen mit oralen Ulzera
  - Varicella-Zoster-Virus
    - Pneumonie bei Kindern selten
    - Heilt unter miliaren Verkalkungen, ähnlich denen der Histoplasmose, aus
  - Masern: Selten; Lymphadenopathie möglich
  - CMV: Immungeschwächte Patienten, zellvermittelter Defekt; Reaktivierung einer latenten Infektion
  - Hantavirus
    - Südwestafrikanische Trockengebiete; Aerosole von infiziertem Mäuse-Urin
    - Sehr schnell tödlich

Therapie

- Präventiv: Grippe-, Masern-, Varizellenimpfung,
- Unterstützend
- Aciclovir bei Varizellen oder Herpes; Ganciclovir bei CMV

Prognose

- Unterschiedlich, abhängig von der Virulenz des Virus und der Abwehrreaktion

Literaturauswahl

Scanion GT et al (1973): The radiology of bacterial and viral pneumonias. Radiol Clin North Am 11:317–338

Conte P et al (1970): Viral pneumonia. Roentgen pathological correlations. Radiology 95:267–272

Bakterielle Pneumonie (außer Mykobakterien)

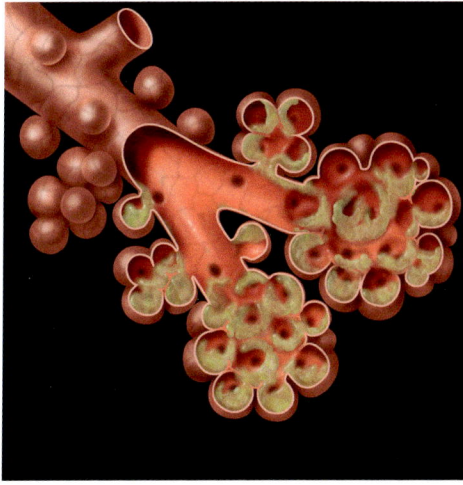

Bakterielle Pneumonie. Das entzündliche Exsudat beginnt in den distalen Gasaustauschräumen und breitet sich über Kohn-Poren auf benachbarte Räume aus. Von verdichteter Lunge umgebene luftgefüllte Atemwege erkennt man als Luftbronchogramm

Grundlagen
- Diagnose beruht auf Erregernachweis
- Fehlende Parenchymanomalien schließen eine Pneumonie aus (außer beim immundefizienten Patienten)
- Das jeweilige Muster ist nicht für einzelne Erreger spezifisch; umgekehrt können Erreger jeweils zahlreiche verschiedene Bildmuster bewirken

Bildgebung
Typische Zeichen
- Schlüsselzeichen: Fokale Parenchymanomalie bei einem Patienten mit Fieber

Thoraxröntgenaufnahme
- Hohe Sensitivität
  - Ausnahmen, die eventuell keine fassbare Anomalie bieten
    - Immunsupprimierte Patienten, v. a. bei Neutropenie
    - Dehydratation: Allerdings umstritten; selten, wenn überhaupt
- Nahezu jedes Muster von Verdichtung der Lunge bis zu interstitieller Mehrzeichnung
- Unterschied: Lappenpneumonie/Bronchopneumonie
  - Die pathologische Zuordnung ist radiologisch nur selten hilfreich
  - Zuverlässige Identifizierung ist schwierig (schlechte Interobserver-Übereinstimmung)
- Vergrößerte Hiluslymphknoten
  - Selten; beschränken dann die Differenzialdiagnose auf Tuberkulose, Mykoplasmen, Pilze, Mononukleose, Masern, Pest, Tularämie, Anthrax, Pertussis
- Parapneumonischer Erguss versus Empyem
  - Abkammerung deutet auf Empyem hin
  - Einfache Ergüsse bei Patienten mit vorangegangenen Adhäsionen sind auch abgekammert

Bakterielle Pneumonie (außer Mykobakterien)

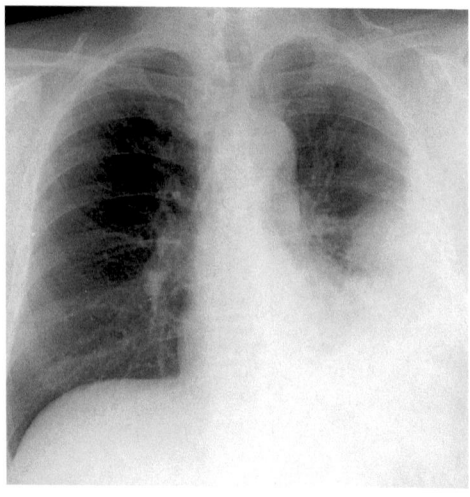

Ausgedehnte Unterlappenverdichtung durch eine Pneumonie. Mögliche Differenzialdiagnosen sind Lungeninfarkt oder Einblutung

- Pneumatozelen
  - Entwickeln sich im späteren Verlauf einer Pneumonie (klassisch Staphylococcus aureus)
  - Entwickeln sich später und persistieren über Monate, meist mit spontaner Rückbildung
- Infiltratauflösung
  - Mit zunehmendem Alter langsamer, Beteiligung zahlreicher Lappen
    - Bei Nichtrauchern und ambulanten Patienten raschere Infiltratauflösung
  - Zu erwartender zeitlicher Ablauf
    - 50% Infiltratlösung in 2 Wochen, 66% in 4 Wochen, 75% in 6 Wochen

CT-Befunde
- CT hilft, Komplikationen, insbesondere das Empyem, nachzuweisen
- Unterscheidung des Abszesses vom Empyem
  - Abszess: Breite unregelmäßige Wand; rund; nur geringer Kontakt zur Thoraxwand
  - Empyem: Schmale einheitlich breite Wand; linsenförmig; breiter Kontakt zur Thoraxwand, so genanntes „split pleura sign" (breite Kontrastmittel aufnehmende Pleura parietalis und visceralis, durch Empyem voneinander getrennt sichtbar)
- Abklärung der Ursache bei rezidivierender Pneumonie
  - Bei Pneumonierezidiv denke man an:
    - Bronchialkarzinom, Bronchiektasen, Tracheobronchomegalie, COPD, Alveolarproteinose, Lungensequestrierung, Ösophagusdivertikel, Mittellappensyndrom

Empfehlungen
- Thoraxröntgenaufnahme: Reicht meist für Nachweis und Verlaufskontrolle
- CT
  - Nützlich bei immunsupprimierten Patienten mit normaler Thoraxaufnahme
  - Bei Komplikationen sensitiver und spezifischer
  - Nützlich bei der Suche nach ursächlichen Anomalien wie Bronchiektasen oder okkulter endobronchialer Obstruktion

Differenzialdiagnose

Lungenödem
- Kardiomegalie und pulmonalvenöse Hypertonie
- Ödem ist lagerungsabhängig (Schwerkrafteinfluss)

Hämorrhagie
- Die Patienten sind meist anämisch und leiden oft unter Hämoptysen

Aspiration
- Mögliches Vorliegen prädisponierender Faktoren, z. B. einer gestörten Ösophagusmotilität

Bronchiolitis obliterans organizing pneumonia (BOOP)
- Die Patienten werden oft unterschiedlich lange auf eine Pneumonie behandelt

Chronische eosinophile Pneumonie
- Im typischen Fall periphere Oberlappeninfiltrate
- Spricht nicht auf Antibiotika an

Farmerlunge
- Die Farmerlunge wird oft fälschlich als Pneumonie diagnostiziert
- Anamnestisch Antigenexposition

Infarkte
- Auflösung der Infiltrate: Beim Infarkt Zeichen des „schmelzenden Schneeballs", die Pneumonie schwindet über die gesamte Fläche gleichmäßig

Atelektase
- Verlagerte Lappenspalten oder andere Zeichen des Volumenverlusts

Pathologie

Allgemein
- Auslösender Erreger nur in 50% kulturell nachweisbar
- Eintrittsweg ist Inhalation oder Aspiration von Sputum

Makropathologische und intraoperative Befunde
- Lobär- versus Bronchopneumonie
  - Lobärpneumonie
    - Die Alveolen sind mit entzündlichem Exsudat gefüllt, v. a. mit Neutrophilen
    - Sehr rasche Ausbreitung auf den ganzen Lappen, wird nur durch intakte Fissuren gestoppt
    - Meist in der Lungenperipherie
  - Bronchopneumonie
    - Exsudat ist auf die Bronchioli terminales zentriert (zentroazinär)
    - Respektiert die Septumgrenzen
    - Fleckig – die benachbarten Lobuli können normal sein, Patchwork-Muster

Mikroskopische Befunde
- Unspezifische akute und/oder chronische Entzündungszellen
- Erregernachweis durch spezielle Färbung (Gramfärbung oder auf säurefeste Erreger)

Klinik

Klinisches Bild
- Fünfthäufigste Todesursache
- Fieber, Schüttelfrost, Husten, Expektoration
- Empyem: Kann überraschend wenig toxische Symptome bieten

- Lungeneinschmelzung bei zahnlosem Patienten = Bronchialkarzinom
- Verdichtung der Lunge + Bakteriämie = Pneumonie

Therapie
- Geeignete Antibiotika
- Drainage eines Empyems, nicht aber eines Abszesses
- Bronchoskopie bei Rezidiven am gleichen Ort

Prognose
- Abhängig von der Virulenz des Erregers und seiner Empfindlichkeit auf die Antibiose sowie vom Patienten selbst

Literaturauswahl

Geppert EF (1990): Recurrent pneumonia. Chest 98:739–745

Scanion GT et al (1973): The radiology of bacterial and viral pneumonias. Radiol Clin North Am 11:317–338

Pilzpneumonie

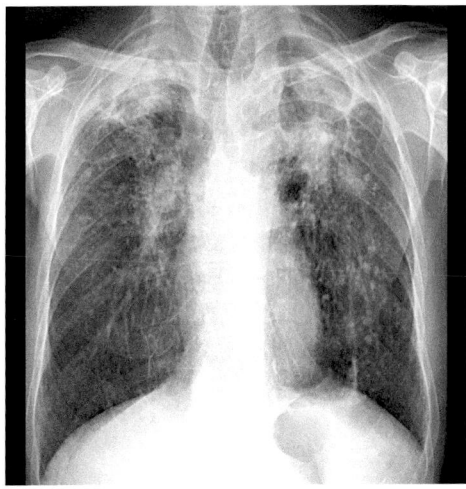

Ausgiebige apikale Lungenfibrose, Pleuraschwielen und Volumenverlust durch schon länger bestehende Silikose. Großes Myzetom in der linken Lungenspitze und Verdacht auf ein Myzetom rechts apikal

Grundlagen

- Häufige, selbstbegrenzende asymptomatische Infektion
- Am häufigsten durch Inhalation von Sporen aus stickstoffreichem Boden (Vogelexkremente)
- Akute Pneumonie: Herdpneumonie mit Hiluslymphknotenvergrößerung
- Chronisch progredient: Oberlappenkavernen imitieren eine Tuberkulose
- Aussaat: Miliarer Lungenbefall mit Beteiligung anderer Organe

Bildgebung

Typische Zeichen

- Schlüsselzeichen: Hochverdächtig sind Patienten aus Endemiegebieten

Thoraxröntgenaufnahme

- Akute primäre Pneumonie
  - Unterschiedlich große, einzelne fokale Verdichtungen der Lunge oder zahlreiche Knötchen
  - Regionale Hilus- und Mediastinallymphknoten häufig vergrößert
- Chronische progrediente Pneumonie: Täuscht Postprimärtuberkulose vor
- Disseminiert: Ausgedehnte Verdichtung der Lunge oder miliare Knötchen
- Ausgeheilte primäre Pneumonie: Granulom (Ghon'sche Läsion)
  - Unterschiedliche Zeitdauer bis zur Verkalkung: 6 Monate (Kinder) bis Jahre (Erwachsene)
  - Muster: Zentraler Nidus, geschichteter Aufbau, diffus, miliar
  - Häufig Satellitenknötchen
- Histoplasmose
  - Akute primäre Pneumonie: Verbleibende punktförmige Verkalkungen in Leber und Milz

Pilzpneumonie

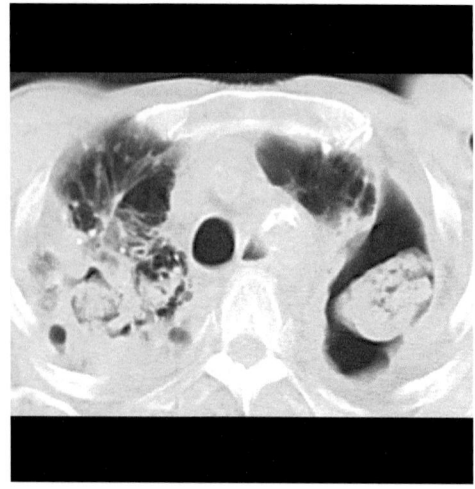

Großes Myzetom in einer Höhle des linken Oberlappens. Kleinere Myzetome in der rechten Apex. Myzetome können Luft und auch Kalzium enthalten

- Blastomykose
  - Akute primäre Pneumonie: Eine große zentrale Raumforderung der Lunge täuscht ein Bronchialkarzinom vor → verstreute Knötchen täuschen Metastasen vor
- Kokzidioidomykose
  - Akute primäre Pneumonie: Verbleibende dünnwandige Höhlen (5%) → obere Lungenanteile dominieren; Pleuraerguss (5%)
- Kryptokokkose (Torulose): Kleine(s) subpleurale(s) Knötchen
- Aspergillose
  - Allergische bronchopulmonale Aspergillose: Konfluierende subsegmentale Verdichtung der Lunge; zentrale Bronchiektasen; Schleimpfröpfe vorwiegend in Oberlappen
  - Aspergillom (Myzelball, Myzetom): Lagerungsabhängige Raumforderung in einer Kaverne. CT: Dem Myzetom geht eine schwammartige Ausfüllung der Kaverne voraus
  - Chronisch nekrotisierende oder semiinvasive Form: Täuscht Postprimärtuberkulose vor
  - Invasive Aspergillose: Halozeichen im CT → großer dichter zentraler Nidus, schmaler Rand, Milchglasverschattung (früh); Luftsichelzeichen (spät): Koinzidenz mit steigender Neutrophilenzahl und gute Prognose
- Candidiasis
  - Diffus ausgedehnte Pneumonie: Oft einem Ödem oder einer Infektion überlagert
- Sporotrichose: Ist immer eine chronisch progrediente Krankheit

Empfehlungen
- In der Regel genügen Röntgenaufnahmen für Nachweis und Therapiekontrolle; CT hilft oft bei Halozeichen und Aspergillomen

Differenzialdiagnose

Akute primäre Pneumonie oder disseminierte Veränderungen
- Andere Pneumonie; Kultur erforderlich
- Hämorrhagie: Identische Röntgenbefunde; Patienten sind anämisch
- Aspiration: Identische Röntgenbefunde
- Kontusion: Folge eines stumpfen Thoraxtraumas; Resolution binnen 10–14 Tagen
- Lungenödem: Kardiomegalie und Pleuraerguss
- Farmerlunge: Anamnestisch Exposition gegenüber Inhalationsantigen
- Bronchioloalveoläres Karzinom: Progredient, keine Infiltratauflösung
- Alveoloarproteinose: Zentrale „Fledermausflügel"-Muster

Miliare Verkalkungen
- Ausgeheilte Varizellenpneumonie

Chronische progrediente Pneumonie
- Postprimäre Tuberkulose: Erfordert Kultur
- Chronische eosinophile Pneumonie: Periphere Infiltrate
- M. Bechterew: Typische Wirbelsäulenveränderungen

Pathologie

Allgemein
- Inkubationszeit 2–6 Wochen
- Histoplasmose: Gruppenartig in Histiozyten angeordnete Hefe
- Blastomykose: Große breitbasige Knospe
- Kokzidioidomykose: Große mit Endosporen vollgepackte Kugel
- Kryptokokkose: Große Kapsel
- Aspergillose: Septierte Hyphen mit Verzweigungen von je 45°
- Candida: Hefe mit Pseudohyphen
- Sporotrichose: Mickeymausohren-förmige Knospen

Klinik

Klinisches Bild
- Die meisten Infektionen sind asymptomatisch: Unspezifisches Schwäche, Husten, Gewichtsverlust
- Spezielle Erreger
  - Histoplasmose:
    - Geographie: Flusstäler (Mississippi); Quelle: Vogelexkremente im Erdboden
    - Symptome sieht man meist bei massiver punktförmiger Exposition; Röntgenbild oft schlechter als klinischer Eindruck
  - Blastomykose:
    - Geographie: Südosten der USA; Region der großen nordamerikanischen Seen. Quelle: Unbekannt.
    - Haut (66%): Gesicht, obere Extremität, imitiert das Basaliom
    - Knochen (33%): Diszitis; imitiert eine Tuberkulose
    - Urogenitaltrakt (20%): Prostata; Nebennieren
    - Ohne Therapie neigt sie zum Rezidiv binnen 3 Jahren
  - Kokzidioidomykose:
    - Geographie: Halbtrockene Wüsten (Südwesten der USA); Quelle: Erdboden
    - Erythema nodosum (20%), Arthritis (20%)

- Kryptokokkose:
  - Geographie: Weltweit; Quelle: Mit Taubenexkrementen angereicherter Boden
  - Häufigste Manifestation ist die Meningitis
- Aspergillose:
  - Geographie: Weltweit; Quelle: Erdboden
  - Allergische bronchopulmonale Aspergillose: Asthma, Eosinophilie
  - Aspergillom: Hämoptysen, Symptome seitens vorbestehender Kaverne
- Candidiasis:
  - Geographie: Weltweit; Quelle: Normale Darmtraktflora
  - Immunsupprimierte Patienten unter Breitbandantibiose
- Sporotrichose:
  - Geographie: Weltweit; Quelle: Rosen, Torfmoos
  - Umschriebene Hautläsion mit regionaler Lymphknotenschwellung

Therapie
- Oft selbst limitierende Krankheit: Amphotericin B oder Ketoconazol bei schwerer Infektion (oder neuere Antimykotika); Kaliumjodid bei Sporotrichose

Literaturauswahl

Mcadams HP et al (1995): Thoracic mycoses from endemic fungi: Radiologic-pathologic correlation. Radiographics 15:255–270

Mcadams HP et al (1995): Thoracic mycoses from opportunistic fungi: Radiologic-pathologic correlation. Radiographics 15:271–286

Alveolarproteinose

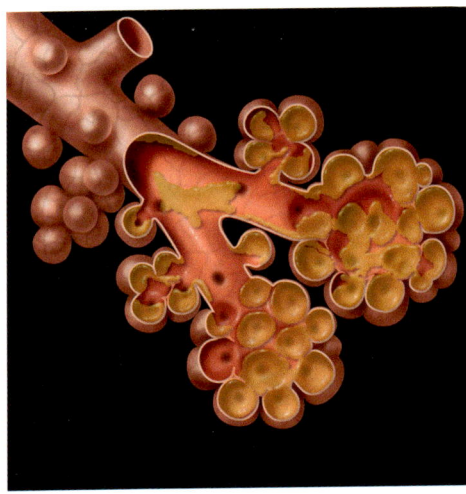

Alveolarproteinose der Lunge. Die Alveolen sind mit einem lipid- und eiweißreichen Material gefüllt, das dem Surfactant ähnelt. Kann auf der Proliferation und Desquamation von Pneumozyten vom Typ II und/oder verringerter Clearance durch gestörte Makrophagen beruhen

Grundlagen
- Ansammlung großer Mengen protein- und lipidreichen Surfactant-Materials
- Im Röntgenbild beiderseitige symmetrische zentrale alveoläre Verschattungen oder unscharfe perihiläre Verschattungen in den Unterlappen
- Die HRCT zeigt ein „crazy-paving"-Muster (s. u.)
- Ein Drittel der Patienten sind asymptomatisch
- Vorkommen bei massiver Silikatstaubexposition
- Oft im Verein mit Infektionen, wie Nocardiose
- Diagnose *und* Therapie durch bronchoalveoläre Lavage (BAL) und Lungenspülung
- Gute Prognose

Bildgebung

Typische Zeichen
- Schlüsselzeichen: „crazy-paving"-Muster in der HRCT

Thoraxröntgenaufnahme
- Chronische Verdichtung der Lunge; kann aber auch nodulär sein
- Zentrales perihiläres „Feldermausflügel"-Muster
- Gemischt interstitielle und alveoläre Verschattungen – weniger häufig

CT-Befunde
- Die HRCT zeigt geographisch verteilte Regionen der Lungenverdichtung oder eines Milchglasmusters und interstitielle Linienschatten, die wie „wild verlegtes Pflaster" („crazy paving") aussehen
- Die Krankheit ist zufällig in den Lungen verteilt

Empfehlungen
- Thoraxaufnahme: Genügt meist, um das Krankheitsausmaß zu dokumentieren und die Therapie zu kontrollieren

Alveolarproteinose

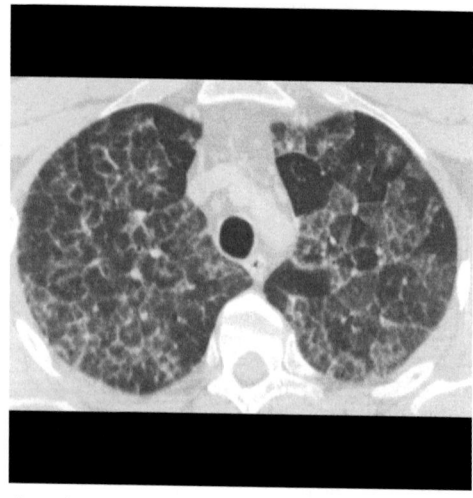

HRCT bei pulmonaler Alveolarproteinose. Muster des „crazy paving" (planloses Pflastern). Verbreiterte Septen und milchglasartige Verschattungen in geometrisch anmutender Verteilung

- CT
  - Für Diagnosestellung nützlich
  - Sensitiver bei der Suche nach Komplikationen, wie Infektion durch opportunistische Erreger

Differenzialdiagnose

Lungenödem
- „Fledermausflügel"-Muster bei Patienten mit Kardiomegalie und pulmonalvenöser Hypertonie
- Bei der Alveolarproteinose sind Pleuraergüsse selten

Pneumonie
- Meist nicht asymptomatisch
- Positive Kulturen

Hämorrhagie
- Die Patienten haben meist eine Anämie und können an Hämoptysen leiden
- Die Röntgenaufnahmen können identisch sein

Bronchioloalveoläres Karzinom
- Kann identische Röntgenbilder ergeben

„Crazy-paving"-Muster
- Sieht man auch bei bronchioloalveolärem Karzinom, Lipoidpneumonie, Hämorrhagie, Lungenödem und bakterieller Pneumonie

Pathologie

Allgemein
- Ansammlung großer Mengen protein- und lipidreichen Surfactant-Materials
- Ätiologie/Pathogenese/Pathophysiologie
  - Anomalie der Surfactant-Produktion, des Metabolismus oder der Clearance seitens der Alveolarzellen vom Typ II und der Makrophagen

Alveolarproteinose

- Oft Superinfektion durch Nocardia-, Aspergillus- und Kryptokokkenspezies sowie andere Erreger
- Kann bei Exposition durch hohe Konzentrationen von Silikatstäuben oder Titan auftreten
- Kann bei immunsupprimierten Kindern, Erwachsenen mit malignem Lymphom, Leukämie, AIDS oder Autoimmunkrankheiten vorkommen

Mikroskopische Befunde
- Die Alveolen sind mit einem zarten körnigen Material gefüllt, das sich bei PAS-Färbung rosa anfärbt

Klinik
Klinisches Bild
- Selten
- Erwachsene von 20–50 Jahren, kann auch bei jungen Kindern auftreten
- Männer überwiegen im Verhältnis 2 : 1
- Die Thoraxaufnahme ist im Vergleich zum Befinden des Patienten auffällig abnorm
- 33% sind asymptomatisch; häufigste Symptome sind Dyspnoe und Husten
- Trommelschlegelfinger und -zehen
- Diagnose durch BAL oder transbronchiale Biopsie

Therapie
- Therapeutische BAL mit Spülung der gesamten Lunge, meist ein- bis zweimal; nur wenige Patienten bedürfen der BAL in Jahres- oder Zweijahresabstand

Prognose
- Gut
- Nur selten Tod durch Lungenfibrose

Literaturauswahl
Murch CR et al (1989): Computed tomography appearance of pulmonary alveolar proteinosis. Clin Radiol 40:240–243
Prakash UB et al (1987): Pulmonary alveolar phospholipoproteinosis: Experience with 34 cases and a review. Mayo Clin 62:499–518
Gale ME et al (1986): Bronchopulmonary lavage in pulmonary alveolar proteinosis: Chest radiograph observations. AJR 146:981–985

Inhalation von toxischen Gasen/Rauchgasinhalation

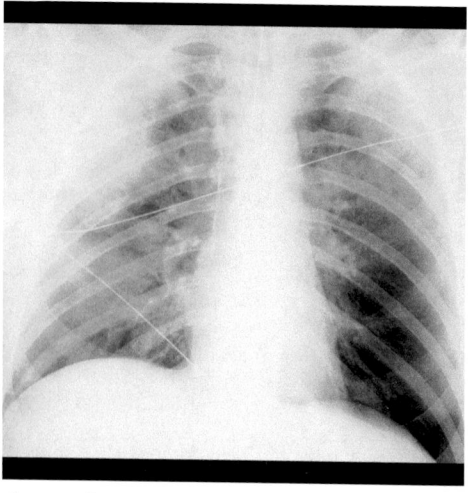

Rauchgasinhalation. Diffuse Verdichtung der Lunge, vorwiegend der Peripherie und der Oberlappen. Intubation des Patienten. Das Muster der Rauchgasinhalation ist oft atypisch und erfasst die Oberlappen schwerer

Grundlagen

- Nicht-kardiales Ödem durch chemische Verletzung aufgrund toxischer Inhalation
- Frühe Röntgenbefunde: Perihiläre Bronchialwandverbreiterung und subglottisches Ödem
- Spät: Hämorrhagisches Lungenödem (Rauch: Vorwiegend Oberlappen)
- Aufgepfropfte Pneumonie ist eine häufige Komplikation
- Später Beginn einer Bronchiolitis obliterans (selten)

Bildgebung

Typische Zeichen

- Schlüsselzeichen: Diffuses Lungenödem nach Inhalation toxischer Gase

Thoraxröntgenaufnahme

- Frühestes Röntgenzeichen: Bronchialwandverbreiterung und subglottisches Ödem
- Beginn: Von sofort bis zu 24 Stunden nach Exposition
- Die Schwere hängt von der Konzentration und der Expositionsdauer ab
- Ort: Bei Rauchgasinhalation vorwiegend perihilär und Lungenoberfelder
- Auflösung der Infiltrate über 3–5 Tage
- Pleuraergüsse können auch ohne Parenchymanomalien entstehen, wahrscheinlich durch Hypoproteinämie infolge von Hautverbrennungen
- Normal großes Herz
- Bronchiolitis obliterans ist selten; Wochen bis Monate später
  - Unscharfe kleine Knötchen in vorgeschädigten Gebieten
  - Lungenüberblähung

Xenon-133-Ventilationsszintigraphie

- Air trapping und verspätete Auswaschung
- Kann abnorm ausfallen, auch wenn das Röntgenbild normal ist
- Nur selten eingesetzt

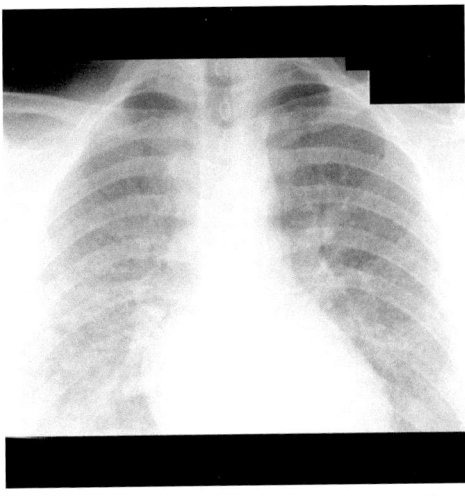

Silofüllerlunge. Der Patient arbeitete in einem frisch befüllten Silo und wurde 4 Stunden später dyspnoisch. Diffus vermehrte mikronoduläre interstitielle Zeichnung

Empfehlungen
- Die Thoraxaufnahme reicht, um das Ausmaß der Krankheit zu erkennen und die Therapie zu kontrollieren

Differenzialdiagnose
Flüssigkeitsüberlastung
- Identische Röntgenbefunde
- Häufig Flüssigkeitsüberlastung durch massive Flüssigkeitszufuhr bei Hautverbrennungen

Pneumonie
- Identische Röntgenbefunde
- Häufig aufgepfropfte Pneumonie; entwickelt sich binnen 48 Stunden nach Einweisung
- Jede Infiltratverschlechterung nach 48 Stunden betrachte man als Superinfektion

Atelektase
- Zeichen des Volumenverlusts

Aspiration
- Identische Röntgenbefunde und ähnlicher Verlauf

In der Landwirtschaft tätige Personen
- Farmerlunge
  - Ähnliche Röntgenbefunde, im Gegensatz zur toxischen Inhalation auch Noduli möglich
  - Meist im Frühling durch schimmelige Silage; Silofüllerkrankheit dagegen im Herbst
- Syndrom toxischer Organstäube: Röntgenbild meist normal

Pathologie
Allgemein
- Die Schwere der chemischen Pneumonitis hängt von Zusammensetzung und Konzentration des Rauchs und der Dauer der Exposition ab

Inhalation von toxischen Gasen/Rauchgasinhalation

- Die Schädigung kann von den oberen Atemwegen bis zum Lungenkapillarbett reichen
- Rauch(gas)inhalation
  - Bei der Verbrennung von Holz und Kunststoff entstehen zahlreiche gasförmige Oxide
  - Chemische Pneumonitis durch Gase, hingegen thermische Schädigung selten
- Silofüllerkrankheit
  - Inhalation von Stickstoffdioxid (NO_2)
  - Grünfutter wird durch aerobe Bakterien zersetzt: Die Oxidation produziert NO und NO_2; stechend riechendes orangebraunes Gas (ähnlich Ammoniak oder Chlor); NO_2 verbindet sich mit dem Wasser in der Lunge und bildet Salpetersäure, die das Epithel schädigt
- Pathophysiologe
  - Konzentrationen des toxischen Gases abhängig vom Quotienten V/Q
  - Im Stehen höchstes V/Q-Verhältnis in den Lungenoberfeldern

Makropathologische Befunde
- Die akute Verletzung führt zu hämorrhagischem Lungenödem, eiweißreichen Exsudaten und Ausbildung hyaliner Membranen
- Chronisch: Schäden der kleinen Atemwege führen zu Bronchiolitis obliterans

Mikroskopische Befunde
- Akut: Diffuse Alveolenschädigung mit Bildung hyaliner Membranen
- Chronisch: Bronchiolitis obliterans

Klinik

Klinisches Bild
- Unspezifische Atembeschwerden nach Rauchgasinhalation
- Sofortsymptome sind Husten, Verwirrtheit und Dyspnoe
- Spätsymptome Monate danach: Dyspnoe, nicht-produktiver Husten
- Keuchen (pfeifende Atmung) durch Atemwegsschädigung häufig
- Rußiges Sputum bei Rauchinhalation
- Carboxyhämoglobin erhöht (durch Kohlenmonoxidinhalation)
- Bronchoskopiebefunde bei Rauchgasinhalation
  - Larynxödem
  - Je nach Schwere Ulzera der Atemwege, Nekrose und Vernarbungen

Therapie
- Unterstützend; mechanische Beatmung mit PEEP
- Wiederholt Kulturen zur Infektionskontrolle
- Steroide können helfen
- Vorbeugend: 14 Tage lang frisch gefüllte Silos meiden (die Gase verflüchtigen sich einige Wochen nach Silobefüllung)
  - NO_2; bildet sich auch beim Schweißen und beim Betrieb von Zamboni-Maschinen (die die Eisfläche für Eishockeyspiele reinigen und aufbereiten)

Prognose
- Unterschiedlich; hängt von der Schwere der anfänglichen Verletzung ab

Literaturauswahl
Gurney JW et al (1991): Agricultural disorders of the lung. Radiographics 11:625–634
Lee MJ et al (1988): The plain chest radiograph after acute smoke inhalation. Clin Radiol 39:33–37
Teixidor HS et al (1983): Smoke inhalation: Radiologic manifestations. Radiology 149:383–387

Immunsupprimierter Patient

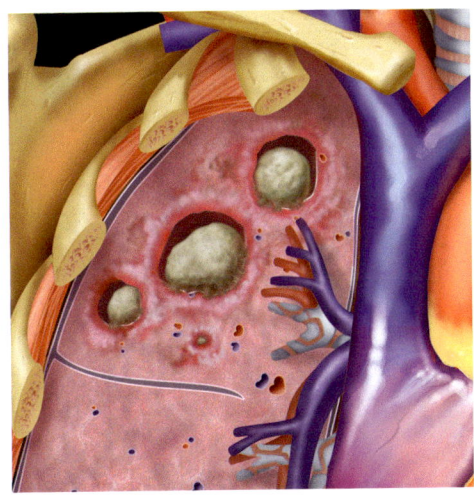

Invasive Aspergillose bei einem Leukämiepatienten. Sichelförmige Hohlräume bilden sich aus, wenn die Neutrophilenzahl steigt. Das Zeichen des peripheren Halos ist bedingt durch ein hämorrhagisches Ödem. Ein ähnliches Bild sieht man bei der invasiven Mukormykose

Grundlagen
- Die Lunge ist bei immunsupprimierten Patienten der Hauptort von Komplikationen
- 75% aller Komplikationen sind Infektionen
- Bis zu einem Drittel der Patienten erleiden mehr als eine Komplikation
- Statistiken ersetzen keine gezielte Suche beim Einzelnen
- Komplikationstypen
  - Infektion, Ödem, Blutung, durch die Grundkrankheit, Medikamenten- und Strahlenreaktion, graft versus host disease (GVHD)

Bildgebung

Typische Zeichen
- Die röntgenologischen Deutungen sind nur bei einem Drittel korrekt
- Genauigkeit einer hochgradig zuverlässigen Diagnose 50%
- Sensitivität wahrscheinlich > 90%
- Nutzen
  - Überwachung vor Beginn von Symptomen, Nachweis, Entwicklung, Komplikationen; Überwachung des Ansprechens auf die Therapie

Thoraxröntgenaufnahme
- Verdichtung
  - Fokal oder diffus, subsegmental bis diffus, dann denke man an
    - Bakterien, Mykobakterien, Pilze: Hämorrhagie, Strahlentherapiefolge, malignes Lymphom
- Bei Knötchen bedenke man
  - Pilze, Nocardiose, Mykobakterien: Septische Embolien, Metastasen, Toxizität von Bleomycin, lymphoproliferative Krankheiten nach Transplantation (PTLD)

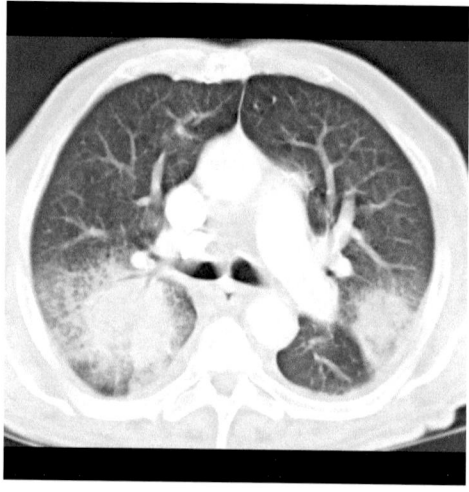

Raumforderungen in den Gasaustauschräumen haben einen dichten zentralen Nidus, der von einem milchglasartigen Halo-Ring umgeben ist. Diagnose: Invasive Aspergillose bei einem Leukämiepatienten mit Neutropenie

- Bei interstitiellem Muster bedenke man
  - Pneumocystis-carinii-Pneumonie, Viren: Ödem, kardiogen und nicht-kardiogen (Kerley-B-Linien beruhen eher auf Ödem als auf Infektion); Medikamentenreaktion, neoplastische Lymphangiosis
- Bei Pleuraerguss bedenke man
  - Dekompensierte Herzinsuffizienz: Bakterielle Pneumonie, Lungeninfarkt, GVHD

CT-Befunde
- HRCT bei In- und Exspiration zum Nachweis der Bronchiolitis obliterans
  - Mosaikperfusion mit „gefangener Luft" (air trapping) bei Exspiration
- Besondere Situationen wie invasive Aspergillose werden andernorts besprochen

Empfehlungen
- Thoraxaufnahme in der klinischen Praxis meist ausreichend; CT sensitiver: weist eine Infektion durchschnittlich 5 Tage vor dem Zeitpunkt nach, an dem die Thoraxaufnahme erste pathologische Veränderungen zeigt

Differenzialdiagnose
- Keine

Pathologie
Allgemein
- Typ der Immunsuppression
  - Mechanisch
    - Unterbrochene Mukosaauskleidung (Chemotherapie), Intubation (umgeht Nase und Abwehr der Atemwege); Splenektomie
  - Zellvermittelt
    - Makrophagen-, Neutrophilenfehlfunktion: B-Zell- oder T-Zell-Dysfunktion

- Ätiologie/Pathogenese
  - Störung der Makrophagen oder Neutrophilen
    - Störung der Phagozytose, oft beobachtbar bei Knochenmarksuppression, Chemotherapie, Leukämie, Knochenmarktransplantation
  - B-Zell-Störung
    - Antikörperdefekt entweder primär (x-chromosomal gebundene Agammaglobulinämie oder Immunglobulinmangel) oder sekundär durch multiples Myelom, M. Waldenström oder CLL
  - T-Zell-Störung
    - Zellvermittelter Defekt, entweder primär (DiGeorge- oder Nezelof-Syndrom) oder sekundär infolge AIDS, malignem Lymphom, Leukämie, Alter
  - Lungenödem
    - Multifaktoriell: Große Flüssigkeitsmengen zur Chemotherapie, Chemotherapie selbst oder Bestrahlung schädigen das Herz; leichte Transfusionsreaktionen, Anämie

Makropathologische und intraoperative Befunde
- Splenektomie
  - Kapseltragende Bakterien: Streptokokken-, Hämophilus-, Staphylokokkeninfektion
- Mukosa nicht mehr intakt: Candidiasis, gramnegative Erreger
- Phagozytendysfunktion steigert Risiko des Befalls durch
  - Staphylokokken, gramnegative Keime, Aspergillose und Mukormykose
- Antikörperdysfunktion stellt Risiko dar für Befall durch
  - Kapseltragende Bakterien, Staphylokokken, Hämophilus
- Störungen der zellvermittelten Abwehr sind ein Risiko für Befall durch
  - Intrazelluläre Erreger, Streptokokken, Pseudomonas, Mykobakterien, Nokardiose, Legionellen, Kryptokokkose, Histoplasmose, Kokzidioidomykose, Varizella-Zoster-Virus, CMV- und Epstein-Barr-Virus, Pneumocystis carinii und Toxoplasmose

Mikroskopische Befunde
- Trotz Probenentnahme wird nur bei 20% eine genaue Ursache identifiziert

Klinik

Klinisches Bild
- Oft unspezifische Befunde; Fieber muss nicht unbedingt eine Infektion anzeigen
- Graft versus host disease
  - Akut (Schädigung durch Spender-T-Zellen): Haut, Leber und Mukosa des GI-Trakts sind vorrangige Angriffsorte
  - Chronisch (autoimmun): Teilbild von Sjögren-Syndrom, SLE, Sklerodermie, Motilitätsstörungen des Ösophagus, Bronchiolitis obliterans, Lichen planus, Sikkasyndrom

Klinischer Verlauf
- Organtranspantation
  - < 1 Monat: Aspiration, Wundinfektion, Keimbesiedelung von Zugängen
  - 1–4 Monate: CMV, Pneumocystis carinii, Aspergillus, Nokardiose, Mykobakterien
  - > 4 Monate: Kryptokokkose, Pneumocystis carinii, Legionellen

- Knochenmarktransplantatation
  - < 30 Tage: Lungenödem, Pseudomonas, Aspiration, Hämorrhagie
  - 30–100 Tage: CMV, Pneumocystis carinii, Medikamentenreaktion, Bestrahlung, Lungenödem, GVHD
  - > 100 Tage: Streptokokken, Staphylokokken, Varizella-Zoster-Virus, GVHD

Therapie
- Empirische Therapie mit Antibiotika wird bei immunsupprimierten Patienten oft eingesetzt; bei fehlender Wirkung aggressivere Blutentnahmen zur Keimbestimmung
- Empirisch wird oft die Diurese gefördert, um ein Lungenödem zu verhindern

Prognose
- Hängt vom jeweiligen Grundleiden und Ansprechen auf die Therapie ab
- Die Feststellung der Ursache durch invasive Verfahren vermag die Ergebnisse um nicht mehr als 20% zu verbessern

Literaturauswahl

Logan PM et al (1995): Acute lung disease in the immunocompromised host. Diagnostic accuracy of the chest radiograph. Chest 108:1283–1287

Wilson WR et al (1985): Pulmonary disease in the immunocompromised host (2). Mayo Clin Proc 60:610–631

Rosenow EC III et al (1985): Pulmonary disease in the immunocompromised host. Mayo Clin Proc 60:473–487

AIDS

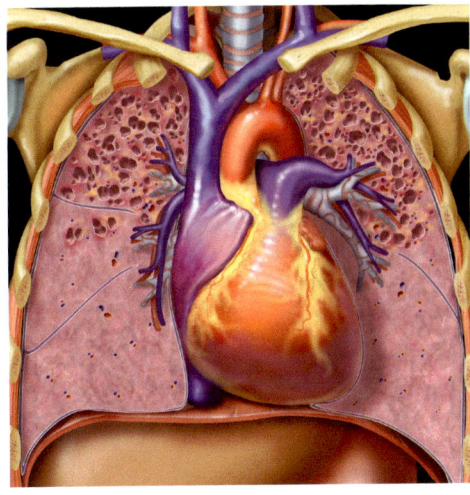

Pneumocystis-carinii-Pneumonie (PCP) und AIDS. Diffuse Milchglasverschattungen mit zahlreichen dünnwandigen Pneumatozelen. Die Pneumatozelen entwickeln sich bevorzugt in den Oberlappen

Grundlagen

- Weltweit epidemisch; verursacht durch Human Immunodeficiency Virus (HIV)
- 50% entwickeln Lungenkomplikationen: Infektionen und maligne Tumoren
- Nahezu 50% der Pneumonien sind bakteriell verursacht
- Das Non-Hodgkin-Lymphom ist der häufigste maligne Tumor; das Kaposi-Sarkom geht zurück

Bildgebung

Thoraxröntgenaufnahme

- Kann bei Pneumocystis-carinii-Pneumonie oder Infektionen durch Mykobakterien unauffällig sein
- Solitärer Lungenrundherd (SLR)
  - Malignes Lymphom, meist scharf begrenzt
  - Bronchialkarzinom, Kaposi-Sarkom meist unscharf begrenzt
- Multiple Lungenrundherde
  - PCP, Kryptokokkose, CMV, Nokardiose, Mykobakterien, malignes Lymphom, Metastasen
- Einschmelzende Lungenrundherde
  - Malignes Lymphom, septische Embolien, Nokardiose, Mykobakterien, Kryptokokkose, Metastasen
- Zysten
  - PCP, lymphoide interstitielle Pneumonie (LIP)
- Pleuraerguss
  - Kaposi-Sarkom, malignes Lymphom, Mykobakterien, Bakterien- oder Pilzinfektion
- Lymphknotenvergrößerung
  - Infektion (Mykobakterien oder Pilze, bazilläre Angiomatose), Kaposi-Sarkom, malignes Lymphom, Thymushyperplasie
- Zentrale basale interstitielle Zeichnungsvermehrung
  - PCP, Kaposi-Sarkom, lymphoide interstitielle Pneumonie, CMV

AIDS

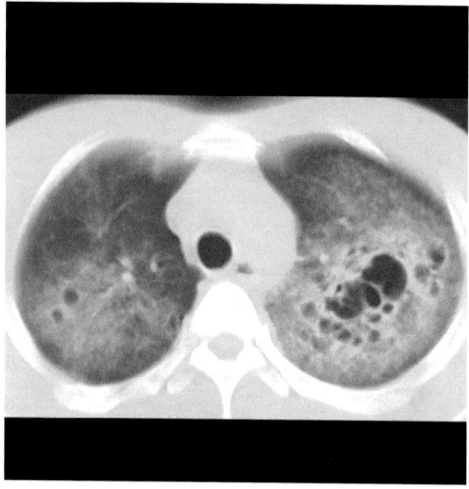

PCP mit Pneumatozelen. Diffuses Milchglasmuster mit darin eingestreuten, gruppenartig angeordneten, dünnwandigen zystischen Räumen, vorwiegend in den Oberlappen

- Herdförmige Verdichtung der Lunge
  - Bakterielle Pneumonie, malignes Lymphom
- PCP (rückläufig)
  - Normalbefund möglich
  - Diffuse zentrale mikronoduläre interstitielle Mehrzeichnung
  - Zystische Oberlappenkrankheit (10%) → Prädisposition für Spontanpneumothorax
  - Lymphknotenvergrößerung oder Pleuraerguss sind selten
- Kryptokokkose (häufigste Pilzinfektion)
  - Diffuse interstitielle Mehrzeichnung
  - Pleuraerguss
  - Vergrößerte Lymphknoten
  - Zahlreiche einschmelzende Lungenrundherde möglich
- Kaposi-Sarkom
  - Knötchen (85%) mit flammenförmigen unscharfen Rändern; perihilär
  - Interstitielles Muster (40%), v. a. lange zentrale Linienschatten
  - Lymphknotenvergrößerung (50%)
  - Lappenatelektase (5%) durch endobronchiales Kaposi-Syndrom
- Malignes Lymphom (hochgradiges Non-Hodgkin-Lymphom der B-Zell-Reihe)
  - Scharf begrenzte Knötchen (20%), die rasch wachsen oder einschmelzen können
  - Verdichtung der Lunge – interstitielles Muster (20%), unspezifisch
  - Pleuraergüsse (50%)
  - Lymphadenopathie (20%)
- Muster kann sich mit der CD4-Zahl verändern
  - Tuberkulose
    - > 200 Zellen/mm^3: Muster der postprimären Tuberkulose
    - 50–200 Zellen/mm^3: Muster der Primärtuberkulose
    - < 50 Zellen/mm^3: Miliares interstitielles Muster
    - Paradoxe Reaktion: Vorübergehend verschlechtertes radiologisches Muster unter antiviraler Therapie (verstärkte Hypersensitivitätsantwort)
- Vorherige Lungenbestrahlung schützt vor einer PCP

CT-Befunde
- CT sensitiver als die Thoraxröntgenaufnahme; für ausgesuchte Fälle
- Zentroazinäre Knötchen < 1 cm sind meist infektiös bedingt
- Knötchen > 1 cm sind meist neoplastisch
- Peribronchovaskuläre Verteilung: Kaposi-Sarkom
- Einschmelzung oder Tree-in-bud-Muster (knospender Baum): Infektiös
- Vergrößerte, Kontrastmittel aufnehmende Lymphknoten: Mykobakterien
- Amorphe knotige Verkalkungen: PCP

Empfehlungen
- Thoraxaufnahme reicht meist für Nachweis und Verlaufskontrolle

Differenzialdiagnose
- Keine

Pathologie

Allgemein
- Die HIV-Infektion führt zum Verlust der T-Helferzellen (CD4) und dies zur Immunsuppression
- Normale CD-Zahl 800–1000 Zellen/mm^3; bei HIV Absenkung um 50 Zellen pro Jahr (Prodromalphase ca. 10 Jahre)
- Epidemiologie
  - Übertragung durch engen Kontakt mit Körperflüssigkeiten
  - Risikogruppe: Zahlreiche Sexualpartner, i.v. Drogenabhängige, Patienten mit Hämophilie

Makropathologische und intraoperative Befunde
- Die LIP kann eine direkte Wirkung der HIV- oder EBV-Infektion auf die Lunge sein
- Pathologische Befunde sind nicht spezifisch für HIV
- PCP findet man normalerweise in der Lunge, hierbei entweder Reaktivierung oder Reinfektion

Mikroskopische Befunde
- Infektionen erfordern Sputum- oder Gewebeproben; Silberfärbung auf PCP

Klinik

Klinisches Bild
- Die das AIDS definierende Krankheit tritt meist bei einer CD4-Zahl von < 200 Zellen/mm^3 auf

Therapie
- Prophylaktische Therapie gegen PCP
  - Trimethoprim-Sulfamethoxazol (Bactrim)
  - Pentamidin als Aerosol
- Antibiotika je nach spezieller Infektion
- Radiochemotherapie bei malignen Tumoren
- Antiretrovirale Therapie
  - Zidovudin (AZT)
- In Zukunft Impfung gegen HIV

Prognose
- Bei malignem Tumor meist schlecht
- Bei antiretroviraler Therapie deutliche Verbesserung

Literaturauswahl

Kuhlman JE (1996): Pneumocystic infections: The radiologist's perspective. Radiology 198:623–635

Kang EY et al (1996): Detection and differential diagnosis of pulmonary infections and tumors in patients with AIDS: Value of chest radiography versus CT. AJR 166:15–19

Mykobakterieninfektionen

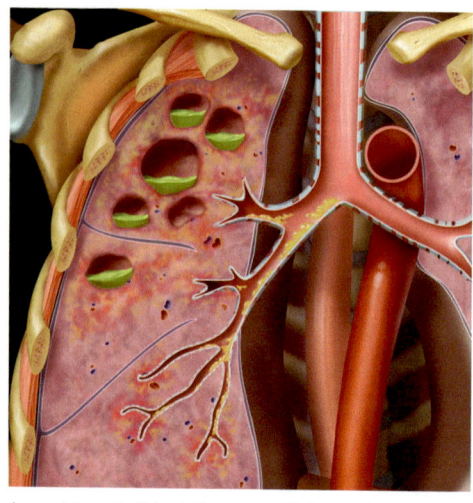

Reaktivierte kavernisierende Tuberkulose im apikalen und posterioren Segment des Oberlappens und im apikalen Unterlappensegment. Bronchogene Streuung in den schwerkraftabhängigen rechten Unterlappen durch überlaufenden Kaverneninhalt. Eine apikale Pleuraschwiele lässt an eine aktive granulierende Krankheit, wie ein Myzetom, oder an ein Neoplasma denken

Grundlagen
- Die meisten infizierten Patienten haben ein positives gereinigtes Proteinderivat (PPD) und einen normalen Thoraxröntgenbefund
- Primärtuberkulose (Tbc): Verdichtung der Lunge, Lymphadenopathie und Pleuraerguss
- Reaktivierte Tbc: Kavernen im apikalen und posterioren Oberlappensegment
- Zur röntgenologischen Differenzialdiagnose zählt das Bronchialkarzinom
- Schlechtes Ansprechen der Therapie: Man denke dann an AIDS oder Erregerresistenz

Bildgebung
Typische Zeichen
- Schlüsselzeichen: Fibrosierende/kavernisierende Krankheit im dorsalen Oberlappenbereich

Thoraxröntgenaufnahme
- Primärtuberkulose
  - Die meisten infizierten Patienten haben ein positives PPD und eine normale Thoraxröntgenaufnahme
  - Fokales alveoläres Infiltrat in einem jedweden Lappen, Kavernisierung selten (10–30%)
    - Indolent; braucht Wochen bis Monate zur Auflösung
    - Entwickelt sich zu Narbe, verkalktem Knoten (20%) oder heilt völlig aus
  - Häufig gleichseitige Hilus-/Mediastinallymphknoten vergrößert
  - Pleuraerguss (25%): Meist einseitig und klein
  - Segment- oder Bronchusstenose
  - Meist führt die Primärpneumonie zu einem verkalkten Lungenknoten (Ghon-Läsion) oder gleichseitigen, verkalkten Lymphknoten (Ranke-Primärkomlex)

Mykobakterieninfektionen

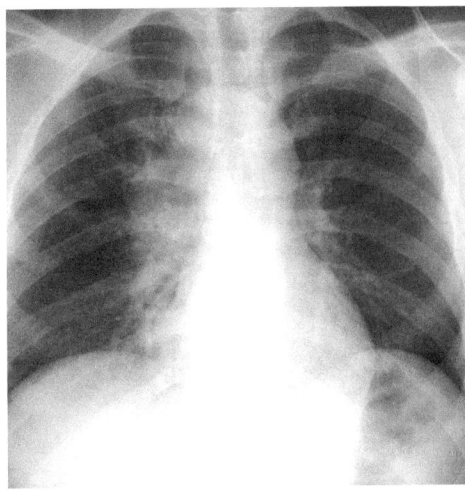

Rechts hilär und mediastinal vergrößerte Lymphknoten bei Primärtuberkulose. Differen-zialdiagnosen wären Bronchialkarzinom, malignes Lymphom oder Pilzpneumonien

- Reaktivierte Tuberkulose
  - Fleckige subsegmentale Verteilung im apikalen/posterioren Oberlappensegment und apikalen Unterlappensegment
  - Beidseits, rechte Lungenapex schwerer befallen als linke
  - Kavernen mit oder ohne Flüssigkeitsspiegel
  - Pneumothorax ist selten
  - Bronchogene Streuung: Intrabronchiale Ausbreitung von Kaverneninhalt
  - Die endobronchiale Tbc kann folgende Befunde bedingen:
    - Bronchusstenose, mit nachfolgend Atelektase oder Emphysem
    - Bronchiektasen
  - Miliartuberkulose: 2–3 mm große Knötchen können in der Thoraxaufnahme nicht zu fassen sein
    - Nachweis erst bei zunehmender Größe und Zahl
    - Selten Pleuraerguss
  - HIV und Tuberkulose
    - CD4-Zahl < 200/mm^3: Muster der Primärtuberkulose
    - CD4-Zahl > 200/mm^3: Muster der reaktivierten Tuberkulose

CT-Befunde
- CT kann Befunde aufzeigen, die im Röntgenbild nicht fassbar sind
  - Bronchogene Streuung
  - Peribronchiale fleckige Verschattungen oder zentrolobuläre Rosetten
  - Sich verzweigende Knötchen: Tree-in-bud-Muster (knospender Baum)
  - Miliare Krankheit: Weit verstreute, einförmig verteilte, 2–3 mm große Knötchen
  - Lymphknoten: Hypodenses Zentrum und Kontrastmittel aufnehmender Randsaum

Komplikationen
- Fibrosierende Mediastinitis
- Empyem, bronchopleurale Fistel, Durchbruch in Thoraxwand (Empyema necessitatis)
- Perikardbefall kann zu einer Pericarditis constrictiva führen
- Hämoptysen können auf Myzetom, Bronchiektasen oder Broncholithen beruhen

Empfehlungen

- Thoraxröntgenaufnahme genügt meist für Diagnose und Verlaufskontrolle
- CT hilft beim Nachweis von Komplikationen, wie Mediastinalfibrose oder Bronchusstenose, und zeigt wichtige Merkmale wie Kavernisierung
  - Es kann schwierig sein, bei Patienten mit chronischer fibrosierender/kavernisierender Krankheit eine aktive Krankheit oder ein Bronchialkarzinom zu beurteilen

Differenzialdiagnose

Chronische Pilzinfektion

- Histoplasmose, Kokzidioidomykose, Sporotrichose
- Ähnelt der postprimären Tuberkulose

Morbus Bechterew

- Typische Wirbelsäulenveränderungen; Tbc muss durch Kultur ausgeschlossen werden

Progressive massive Fibrose (PMF) bei Silikose

- Die Raumforderungen bei der PMF können einschmelzen; meist in Oberlappen gelegen
- Anamnestisch entsprechende Exposition am Arbeitsplatz
- Gesteigertes Vorkommen einer Tbc; Tbc muss durch Kultur ausgeschlossen werden

Sarkoidose

- Das Muster im Endstadium der Sarkoidose zeigt oft kavernöse und fibrozirrhotische Oberlappenveränderungen
- Lymphknotenschwellung kann fehlen

Pathologie

Allgemein

- Verkäsendes Granulom durch Mykobakterieninfektion
- Ätiologie/Pathogenese/Pathophysiologie
  - Vermehrt empfänglich sind Patienten mit gestörter zellulärer Immunität
    - HIV-Positive, ältere Menschen, Gefangene, Verarmte und Obdachlose
- Primäre Tuberkulose
  - Verzögerte Hypersensitivität 4–10 Wochen nach anfänglicher Exposition, dann + PPD
  - Pneumonie mit verkäsenden Nekrosen und regionaler Lymphadenitis
  - Der Lungenherd kann sich zu einem Tuberkulom entwickeln
- Zeichen der Reaktivierung
  - Sofortige Hypersensitivität
  - Pneumonie, Höhlenbildung
  - Vernarbung, Verziehung, Bronchiektasen, Bronchusstenose, Zyste, Bullae

Mikroskopische Befunde

- Säurefeste Bazillen in Makrophagen; obligate Aerobier

Klinik

Klinisches Bild

- Unterschiedlich: Die primäre Pneumonie ist oft asymptomatisch; die Miliartuberkulose geht mit unspezifischem Unwohlsein und Gewichtsverlust einher

Klinischer Verlauf
- Die Primärkrankheit begrenzt sich selbst; viele Jahre später kann es zur Reaktivierung kommen

Therapie
- Respiratorische Isolierung bei kavernisierender Krankheit oder grob positivem Sputumausstrich bis zur antibiotischen Therapie
- Antituberkulöse Substanzen, abhängig von Keimempfindlichkeit
- Pleuraerguss (Pleuritis) erfordert keine Pleuradrainage, verschwindet unter Antibiose
- Das tuberkulöse Empyem erfordert eine Pleuradrainage
- Bei schlechtem Ansprechen auf die Therapie denke man an AIDS oder antituberkulotikaresistente Tuberkulose
- Bei Hämoptysen Bronchialarterienembolisation oder Operation

Prognose
- Unterschiedlich; hängt von Medikamentenresistenz und Gesundheitszustand des Trägers ab

Literaturauswahl

Goo JM et al (2002): CT of tuberculous and nontuberculous mycobacterial infections. Radiol Clin North Am 40(1):73–87

Saurborn DP et al (2002): The imaging spectrum of pulmonary tuberculosis in AIDS. J Thorac Imaging 17(1):28–33

Kim HY et al (2001): Thoracic sequelae and complications of tuberculosis. Radiographics 21(4):839-58, discussion 859–860

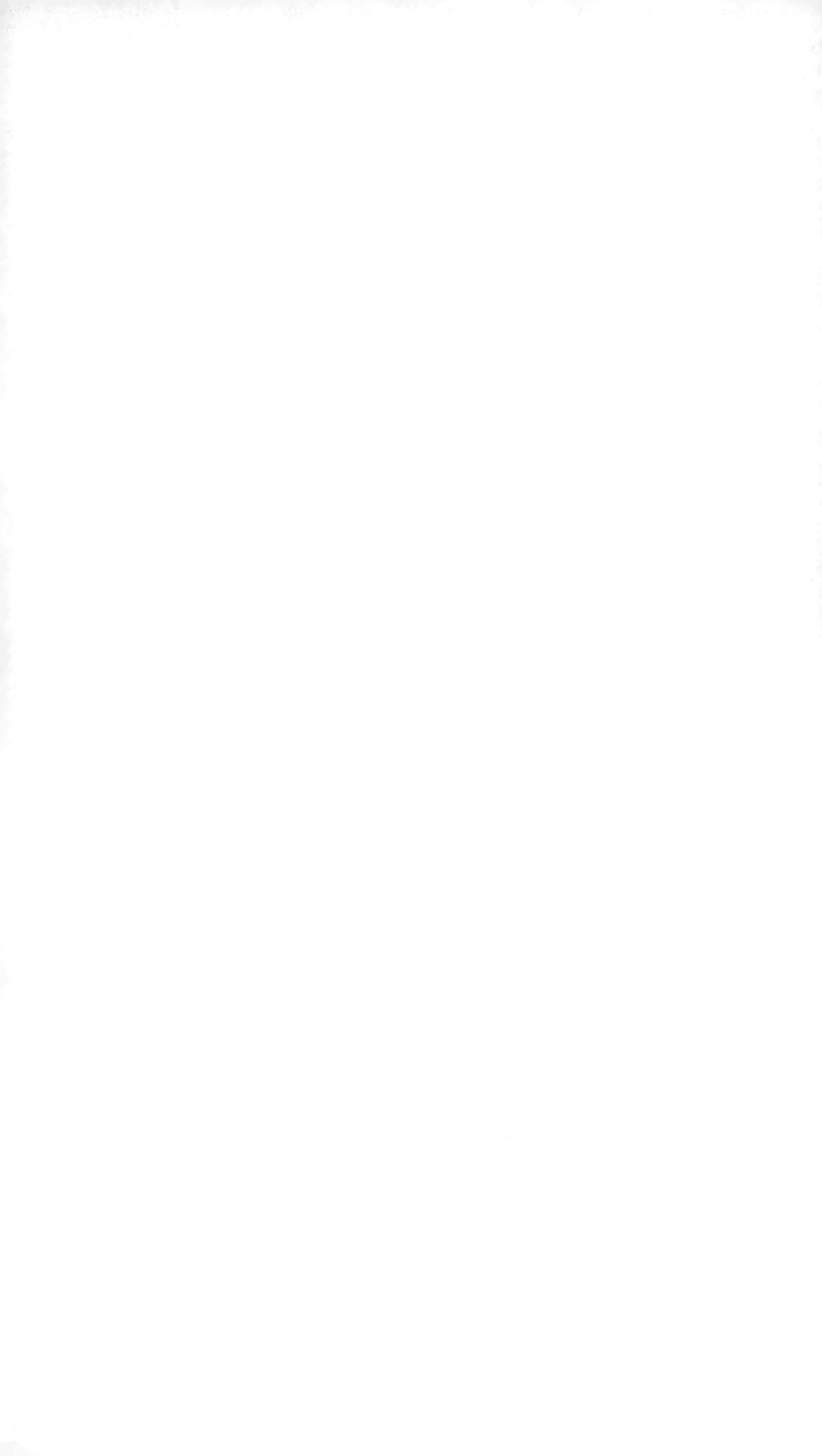

PocketRadiologist™
Thorax
Die 100 Top-Diagnosen

ATEMWEGE

Tracheobronchomegalie

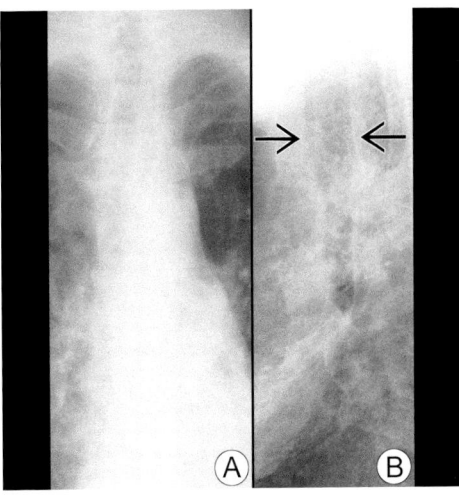

Tracheobronchomegalie. Konturanomalien der Luftröhre sind oft nur subtil und leicht übersehbar. A. Der Tracheadurchmesser beträgt 32 mm. B. In der seitlichen Aufnahme erscheint die Wand gefältelt (Pfeile)

Grundlagen

- Auffällige Dilatation von Trachea und Hauptbronchien
- Idiopathisch (Mounier-Kuhn-Syndrom) oder bei Patienten mit Ehlers-Danlos-Syndrom, Cutis laxa und Ataxia teleangiectatica
- Angeborene Atrophie oder Fehlen der elastischen Fasern sowie ausgedünnte Schicht der glatten Muskulatur in Trachea und Hauptbronchien
- Wiederholte Infektionen können zu Bronchiektasen und Lungenfibrose führen
- Obstruktive Atemwegskrankheit durch Kollaps der Luftröhre und der größeren Bronchien

Bildgebung

Typische Zeichen
Schlüsselzeichen: Trachea auf über 30 mm Durchmesser erweitert

Thoraxröntgenaufnahme
- Auffallend weite Trachea und Hauptbronchien
- Tracheaweite, Normwerte (koronar, sagittal) Männer > 25–27 mm, Frauen > 21–23 mm
- Hauptbronchien, Normalwerte (rechts/links): Männer 21/18,4 mm; Frauen 19,8/17,4 mm
- In Inspiration immer größerer Durchmesser, bei Exspiration Kollaps
- Tracheobronchiale Divertikel
- Bronchiektasen und Lungenfibrose sind seltener
- Überblähung

CT-Befunde
- HRCT ist bei Bronchiektasen, Emphysem und Lungenfibrose sensitiver

Empfehlungen
- Meist genügt die Thoraxröntgenaufnahme zur Diagnose; wird oft übersehen
- HRCT bei Bronchiektasen

Tracheobronchomegalie

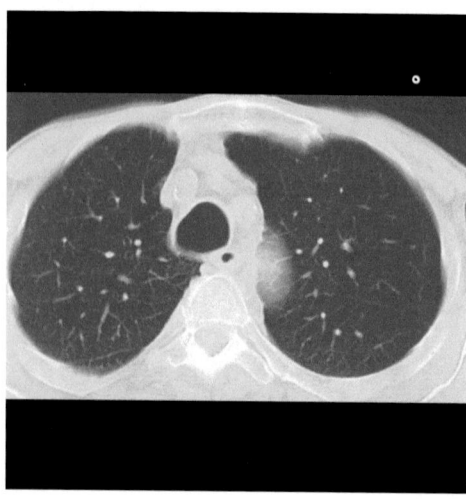

Tracheobronchomegalie. Anderer Patient. Die Luftröhre ist abnorm weit, doch die Wand normal stark; die Lunge normal

Differenzialdiagnose
- Keine; klinische Untersuchung, um die Ursache zu bestimmen, z. B. Ehlers-Danlos-Syndrom

Pathologie

Allgemein
- Atrophie oder Fehlen der elastischen Fasern sowie ausgedünnte Schicht der glatten Muskulatur in Trachea und Hauptbronchien
- Genetisch bedingt
  - Kann angeboren sein oder bei Ehlers-Danlos-Syndrom, Cutis laxa, Ataxia teleangiectatica vorkommen
  - Idiopathische Aufweitung (Mounier-Kuhn-Syndrom): Wahrscheinlich auch angeboren, letztlich aber unbekannt
- Ätiologie/Pathogenese
  - Die fehlende Stützung durch elastische Fasern oder Knorpel ermöglicht es der Luftröhre, sich aufzuweiten
- Epidemiologie
  - Selten; meist bei Erwachsenen festgestellt; bei Säuglingen oder Kindern selten

Makropathologische und intraoperative Befunde
- Aufgeweitete Luftröhre mit ausgedünnter Tracheawand, die Divertikel enthalten kann

Mikroskopische Befunde
- Keine speziellen Merkmale; elastische Fasern fehlen; ausgedünnte glatte Muskulatur; abnormer Knorpel

Klinik

Klinisches Bild
- Kann asymptomatisch sein
- Lauter produktiver Husten, Heiserkeit, Dyspnoe, Pneumonie(n)
- Obstruktive Lungenkrankheit durch den Kollaps von Trachea und Hauptbronchien (Tracheomalazie)

Klinischer Verlauf
- Auch bei der angeborenen Form entwickeln sich die Symptome erst im Erwachsenenalter; einige Formen bleiben auch dauerhaft asymptomatisch

Therapie
- Infektrezidive behandeln
- Pneumokokkenimpfung

Prognose
- Hängt von der Ausbildung einer obstruktiven Atemwegskrankheit ab

Literaturauswahl
Woodring et al (1989) : Acquired tracheomegaly in adults as a complication of diffuse pulmonary fibrosis. AJR 152:743–747

Katz I et al (1962)) : Tracheobronchomegaly: Mounier-Kuhn syndrome. AJR 88:1084–1094

Syndrom der dyskinetischen Zilien

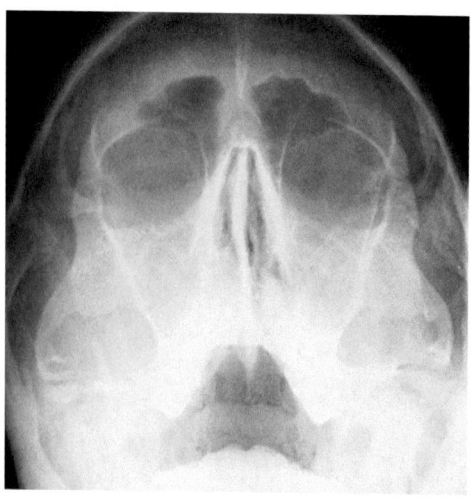

Syndrom der dyskinetischen Zilien. Waters-Aufnahme. Vollständig verschattete Kiefer-höhlen

Grundlagen
- Synonym: Kartagener-Syndrom
- Trias: Situs inversus oder Dextrokardie, Sinusitis, Bronchiektasen
- Dyskinesie der Zilien und/oder der Spermien
- Wiederholte Infektionen von Nasennebenhöhlen, Ohr und Lunge; bei Männern Infertilität
- Funktionelle und/oder strukturelle Anomalien von Zilien und Spermien

Bildgebung
Typische Zeichen
- Schlüsselzeichen: Bronchiektasen und Dextrokardie

Thoraxröntgenaufnahme
- Situs inversus (50%) oder Dextrokardie bei einem Patienten oder einem seiner Geschwister, Nasennebenhöhlenentzündung, Bronchiektasen
- Weitere Begleitanomalien: Transposition der großen Gefäße, Cor triloculare oder biloculare, Pylorusstenose, Hypospadie, postkrikoidale Membran (Paterson-Brown-Kelly-Syndrom)
- Bronchuswandverdickung, Lungenüberblähung, Segmentatelektasen, Verschattung der Lunge, segmentale Bronchiektasen (oft in Unterlappen)

CT-/HRCT-Befunde
- HRCT ist bei Bronchiektasen und rezidivierenden Pneumonien, die zumeist die Unterlappen und den Mittellappen betreffen, sensitiver

Empfehlungen
- Die Thoraxröntgenaufnahme reicht meist für die Diagnose; die HRCT kann helfen, Vorliegen und Ausmaß von Bronchiektasen zu bestimmen

Differenzialdiagnose
- Keine

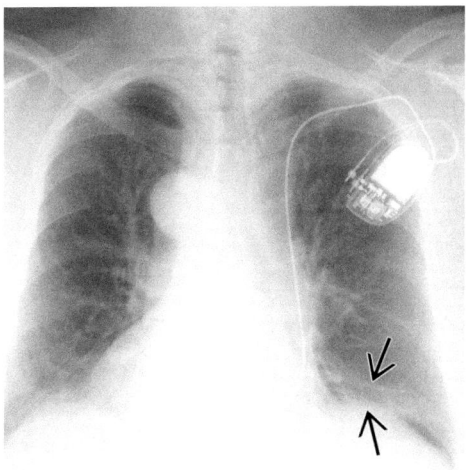

Kartagener-Syndrom. Situs inversus. Lineare Schienenphänomene (tramtracking) in beiden Unterlappen sind mit Bronchiektasen vereinbar (Pfeile)

Pathologie

Allgemein
- Genetik
  - Autosomal-rezessiv; 1 : 20 000; Verteilung: Männer : Frauen = 1 : 1
- Ätiologie/Pathogenese
  - Unkoordinierte und ineffiziente Bewegung von Zilien und/oder Spermien
  - Fehlende Zilienbewegung führt zu Dextrokardie (ausbleibende Herzdrehung in utero)
  - Die mangelhafte Reinigung der Atemwege von Sekreten führt zu wiederholten Infektionen und Bronchiektasen

Makropathologische und intraoperative Befunde
- Dextrokardie oder Situs inversus
- Diffus verteilte Bronchiektasen

Mikroskopische Befunde
- Normalerweise haben die Zilien zwei zentrale Mikrotubuli, die durch radial verlaufende Speichen mit 9 äußeren gedoppelten Mikrotubuli verbunden sind
- Beim Syndrom der dyskinetischen Zilien haben die äußeren Mikrotubuli keine Verbindungsarme, was elektronenmikroskopisch nachweisbar ist

Klinik

Klinisches Bild
- Chronische Rhinitis, Sinusitis, Otitis, wiederholte Bronchitis, Bronchiektasen, Pneumonien, Krankheiten der kleinen Atemwege, Hornhautanomalien, schwacher Geruchssinn
- Fehlende oder gestörte mukoziliare Clearance von Trachea und Bronchien
- Gestörte Chemotaxis der Neutrophilen
- Charakteristische ultrastrukturelle Defekte der Nasen- und Bronchialzilien
- Unbewegliche Spermien, bei Männern Infertilität
- Betroffene Frauen sind fertil

Klinischer Verlauf
- Bei Geburt sind die Atemwege normal; die abnorme Zilienfunktion führt eventuell zur Stase der Atemwegssekrete, zu wiederholten Infektionen und Bronchiektasen

Therapie
- Wechselnde Antibiotika bei Bronchiektasen
- Lagerungsdrainage
- Genetische Beratung

Prognose
- Aufgrund der Schwere der Bronchiektasen Invalidität

Literaturauswahl

Nadel HR et al (1985): The immotile cilia syndrome: Radiological manifestations. Radiology 154:661–665

Eliasson R et al (1977): The immotile-cilia syndrome. A congenital ciliary abnormality as an etiologic factor in chronic airway infections and male sterility. N Engl J Med 297:1–6

Tracheopathia osteo(chondro)plastica

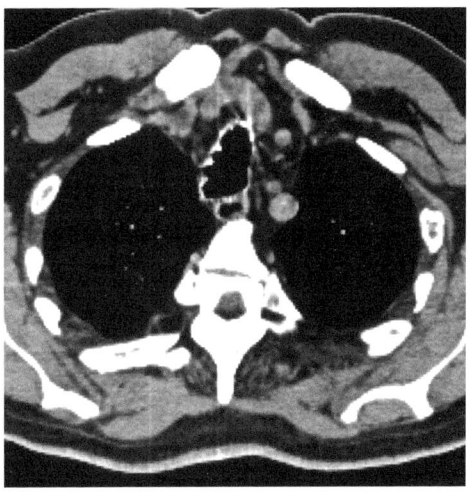

Zahlreiche verkalkte Knötchen in der lateralen Luftröhrenwand. Der Patient hatte keine Beschwerden. Tracheopathia osteochondroplastica

Grundlagen
- Knotig oder wellig verbreiterte Wand von Luftröhre und Bronchien
- Die Knötchen können verkalken
- Diagnosestellung durch Bronchoskopie oder CT
- Enchondrose der Knorpelspangen
- Selten
- Meist asymptomatisch

Bildgebung

Typische Zeichen
- Schlüsselzeichen: Kleine Knötchen in Vorder- und Seitenwand der trachealen Knorpelringe

Thoraxröntgenaufnahme
- Knotig oder wellig verbreiterte Wand von Luftröhre und Bronchien
- Bei den meisten Patienten normale Thoraxaufnahme
- Die Verkalkung in den Knötchen ist in der Thoraxaufnahme meist unsichtbar
- Große Knötchen können wiederholt Pneumonien oder Atelektasen auslösen

CT-Befunde
- CT ist sensitiver und somit Methode der Wahl
- Knotig verbreiterte Vorder- und Seitenwand der Trachea
- Befällt die beiden unteren Drittel der Luftröhre sowie die großen Lappen- und Segmentbronchien
- Spart die hintere Tracheawand (Membrana trachealis) aus (kein Knorpel)
- Bewirkt nur selten Atemwegsstenosen oder Atelektasen
- Im CT verkalkte Knoten

Empfehlungen
- Meist Zufallsbefund im CT

Tracheopathia osteo(chondro)plastica

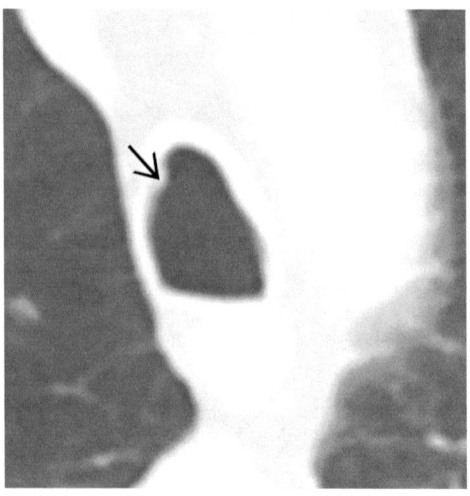

Unverkalktes Knötchen an der Luftröhrenvorderwand (Pfeil). Die Rückwand ist ausgespart, da sich hier kein Knorpel befindet

Differenzialdiagnose

Amyloidose
- Verkalkte Knötchen in den Knorpelspangen wie auch in der Membrana trachealis

Larynxpapillomatose
- Die Knötchen verkalken nicht
- Jüngere Patienten
- Zahlreiche zystische Lungenläsionen möglich

Wegener-Granulomatose
- Diffus knotig verdickte Luftröhrenwand
- Die Knötchen verkalken nicht
- Oft kombiniert mit zahlreichen dickwandigen Lungenhöhlen

Endobronchiale Sarkoidose
- Die Knötchen verkalken nur selten
- Knotig verdickte bronchovaskuläre Bündel kommen bei Tracheobronchopathie nicht vor
- Keine vergrößerten Hiluslymphknoten bei der Tracheobronchopathie

Pathologie

Allgemein
- Enchondrose und Kompakta-Inseln in Knorpelringen
- Ätiologie/Pathogenese
  - Unbekannte Ursache, möglicherweise durch Amyloidose
- Epidemiologie
  - Meist bei Männern, in der Regel im Alter über 50 Jahre

Makropathologische und intraoperative Befunde
- Perlschnurartiges Bild von Trachea und Bronchien bei intakter Schleimhaut

Mikroskopische Befunde
• Knorpel- oder Knochenspiculae in der Submukosa von Luftröhre und Bronchien

Klinik

Klinisches Bild
• Die meisten Patienten sind beschwerdefrei
• Gelegentlich Dyspnoe, Heiserkeit, Husten, Auswurf, keuchende Atmung, Hämoptysen, wiederholte Pneumonien
• Diagnosestellung durch Bronchoskopie oder CT

Klinischer Verlauf
• Schreitet sehr langsam fort

Therapie
• Endoskopische Therapie oder chirurgische Resektion obstruierender Läsionen

Prognose
• Normalerweise sehr gut
• Selten Tod durch Atemwegsobstruktion

Literaturauswahl
Onitsuka H et al (1983): Computed tomography of tracheopathia osteoplastica. AJR 140:268–270
Young RH et al (1980): Tracheopathia osteoplastica: Clinical, radiologic, and pathological correlations. J Thorac Cardiovasc Surg 79:537–541

Trachealstenose

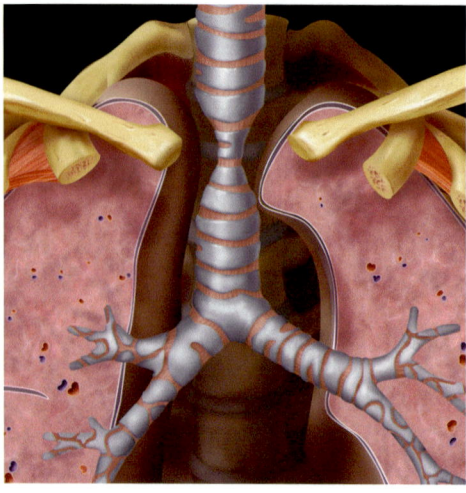

Zirkuläre Trachealstenose in Höhe der oberen Thoraxapertur. Kann als Folge einer Langzeitintubation auftreten

Grundlagen
- Koronar- und Sagittaldurchmesser < 13 mm bei Männern und < 10 mm bei Frauen
- Das CT in Exspiration zeigt, ob die Läsion fixiert ist oder auf einer Tracheomalazie beruht
- Das Spiral-CT mit Dünnschichten und multiplanarer oder 3-D-Rekonstruktion definiert die Läsion(en) am besten
- Häufige Stenoseursachen sind Intubation und Tracheotomie
- Die Patienten können als Asthmatiker fehldiagnostiziert werden
- Asymptomatisch, bis der Tracheadurchmesser auf < 50% fällt

Bildgebung
Typische Zeichen
- Schlüsselzeichen: Krankhafte Trachea-Veränderungen werden oft übersehen, „blinder Fleck"

Thoraxröntgenaufnahme
- Koronar- und Sagittaldurchmesser < 13 mm bei Männern und < 10 mm bei Frauen
- Nach Intubation typischer Stenoseort oberhalb der Thoraxapertur, konzentrische, eventuell lang- oder kurzstreckige bzw. multisegmentale Stenose
- Nach Tracheotomie: In Höhe des Stomas, der Kanülenmanschette oder 1–1,5 cm distal des unteren Kanülenendes; zirkuläre Stenose über eine Länge von ca. 2 cm, schmale quer verlaufende Membran oder exzentrische Weichteilraumforderung
- Tumor: Intraluminale Knötchen, die glatt, unregelmäßig oder gelappt sind

CT-Befunde
- CT in In- und Exspiration zeigen, ob die Läsion fixiert ist
- Spiral-CT mit Dünnschichten (3 mm Kollimation)

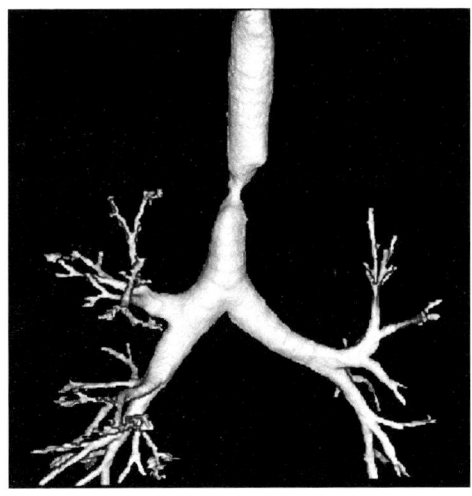

3-D-Rekonstruktion einer umschriebenen Trachealstenose infolge Intubation

- Multiplanare und 3-D-Rekonstruktionen zeigen bei komplexen Läsionen die Anatomie
- Maligne Tumoren können umschrieben, zirkulär wachsend, sessil oder polypoid sein; Größe meist 2–4 cm
- Benige Tumoren überschreiten die Tracheawand nicht

Empfehlungen
- CT zur Bestimmung von Anatomie und Beziehung zu umgebenden Mediastinalstrukturen

Differenzialdiagnose
- Keine
- Zu den Ursachen zählen
  - Mechanisch: Intubation; Tracheotomie, Trauma
  - Extrinsisch, z. B. Struma, Lymphadenopathie; Raumforderung, fibrosierende Mediastinitis, Gefäßring
  - Intrinsisch: Benigne und maligne Tumoren, malignes Lymphom, Invasion eines Mediastinaltumors, Metastasen
  - Infektion: Krupp, Papillomatose, Tbc, bazilläre Angiomatose, Sklerom, Mykose
  - Immunologisch: Amyloidose, rezidivierende Polychondritis
  - Granulomatös: Wegener-Granulomatose, Colitis ulcerosa, Sarkoidose
  - Idiopathisch

Pathologie
Allgemein
- Die Trachea ist nur selten der Ort maligner Tumoren, obwohl ihre Belastung durch Zigarettenrauch gleich hoch wie die der Lunge ist

Makropathologische und intraoperative Befunde
- Traumatisch: Granulationsgewebe und Fibrose der Mukosa, die die Knorpelringe überspannt

- Neoplasien
  - Maligne Tumoren: Selten, meist Plattenepithelkarzinom, meist bei Männern
  - Adenoidzystisches Karzinom, seltener; Männer = Frauen
  - Malignes Lymphom, Chlorom
  - Benigne Tumoren: Selten; neurogene Tumoren. Leiomyome

Mikroskopische Befunde
- Jeweils spezifisch für den neoplastischen oder gutartigen Prozess

Klinik

Klinisches Bild
- Heiserkeit, Husten, Giemen, Stridor und Belastungsdyspnoe
- Wenn die Röntgenuntersuchung aufgrund eines Verdachts auf Asthma angefordert wird, suche man auch nach einer Trachealstenose
- Selten Hypoventilation, Hypoxämie, Hyperkapnie, pulmonalarterielle Hypertonie, Cor pulmonale
- Inspiratorisches Giemen bei extrathorakalem Sitz; exspiratorisches Giemen bei intrathorakalem Sitz
- Nach Intubation: Die Symptome können einige Wochen bis Jahre nach der Intubation auftreten

Klinischer Verlauf
- Die Stenose wird oft jahrelang übersehen, die Patienten werden „auf Asthma" behandelt

Therapie
- Eine Trachealstenose durch Fibrose und benigne Tumoren kann der operativen Korrektur zugänglich sein
- Maligne Tumoren sind bei Diagnosestellung meist schon fortgeschritten

Prognose
- Maligne Luftröhrentumoren haben eine schlechte Prognose

Literaturauswahl
Marom EM et al (2001): Focal abnormalities of the trachea and main bronchi. AJR 176:707–711
Breatnach E et al (1984): Dimensions of the normal human trachea. AJR 142:903–906

Amyloidose

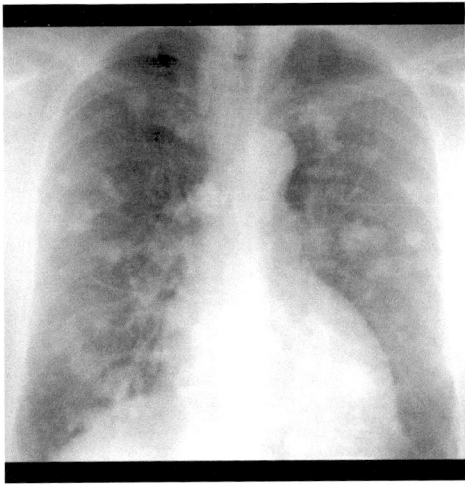

*Primäre Amyloidose der Lunge. Zahlreiche Lungenknötchen enthalten etliche herdför-
mige Verkalkungen. Leichte Kardiomegalie*

Grundlagen
- Primäre oder sekundäre Form bei chronischen malignen Tumoren oder
  entzündlichen Krankheiten
- 10% der Patienten mit multiplem Myelom entwickeln eine Amyloidose
- Häufig Blutungen durch Amyloidablagerung in Gefäßen
- Tracheobronchiale Erkrankung > Lungenknötchen > Adenopathie > diffuser
  septaler Befall
- Verkalkungen sind in umschriebenen Ablagerungen häufiger

Bildgebung
Typische Zeichen
- Schlüsselzeichen: Zahlreiche verkalkte Knötchen in Trachea oder Lunge

Thoraxröntgenaufnahme
- Tracheobronchiale Erkrankung
  - Knotige Ablagerungen sind häufiger als diffuse Verdickungen
  - Häufigster Sitz: Subglottisch
  - 30% verkalken
- Lungenknötchen
  - Solitärknoten ebenso häufig wie multiple Knoten
  - 20% verkalken; sehr langsames Wachstum
  - Scharf begrenzte, periphere, lobulierte, unterschiedlich große Knötchen
  - Mittelfelder; rechte Lunge doppelt so häufig befallen wie linke
  - Einschmelzungen sind sehr selten, dabei aber keine vergrößerten
    Lymphknoten
- Lymphadenopathie
  - Meist zahlreiche Lymphknotengruppen vergrößert
  - Kann massiv sein
  - Tüpfelige disseminierte oder eierschalenförmige Verkalkung
  - Oft kombiniert mit diffuser interstitieller Mehrzeichnung

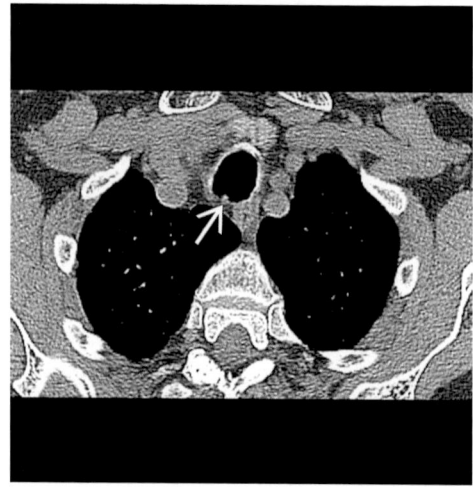

Amyloidose der Trachea. Verkalktes Knötchen in der Membrana trachealis (Pfeil). Die Tracheopathia osteochondroplastica geht vom Knorpel aus und würde nicht in der Membrana trachealis entstehen

- Diffus in Septen verteilt
  - Miliare Knötchen
  - Peripher in der Lungenbasis verbreiterte Septen und Honeycombing
- Andere Zeichen
  - Kardiomegalie durch Amyloidablagerung
  - Pleuraerguss selten, dann meist bei Herzbeteiligung
  - Ablagerung in Weichteilen

CT-Befunde
- CT sensitiver als die Thoraxröntgenaufnahme; sensitiver hinsichtlich Verkalkungen
- Diffuser Lungenbefall geht meist mit Lymphadenopathie einher

Empfehlungen
- CT nützlich für die Charakterisierung von Lungen- und Trachea-Läsionen hinsichtlich Verteilung und Vorhandensein von Verkalkungen

Differenzialdiagnose

Tracheobronchiale Amyloidose
- Benigne und maligne Primärtumoren
  - Meist fokal, nicht diffus
- Tracheopathia osteochondroplastica
  - Die Knötchen sitzen nur in Trachea-Vorder- und -Seitenwand
  - Amyloidbefall ist zirkulär
- Rezidivierende Polychondritis
  - Keine Knötchen
  - Klinische Befunde an Skleren oder Ohren
- Rhinosklerom
  - Krankheit der Nasennebenhöhlen
  - Kulturversuch auf Klebsiella

Noduläre Veränderungen
- Differenzialdiagnose zum solitären Lungenrundherd und zu multiplen Herden einschließlich des primären Karzinoms, Metastasen, Granulomatosen, benignen metastasierenden Leiomyomen und rheumatoider Arthritis

Lymphknotenschwellung
- Malignes Lymphom: Verkalkt nicht vor der Therapie
- Sarkoidose
  - Symmetrische Vergrößerung
  - Oft verbunden mit peribronchialem interstitiellem Lungenbefall
- Tuberkulose: Lymphknoten nehmen oft im Randbezirk stark Kontrastmittel auf
- Metastasen: Verkalkungen unwahrscheinlich (außer bei Knochen- und Knorpeltumoren)

Diffus septale Erkrankung
- Man unterscheide interstitielle Lungenkrankheiten einschließlich usual interstitial pneumonia (UIP), Sklerodermie, rheumatoide Arthritis, BOOP, toxische Medikamentenreaktion

Pathologie

Allgemein
- Extrazelluläre Eiweißablagerung
- Die Ablagerung in Gefäßen führt zu deren Fragilität und zu Blutungen

Mikroskopische Befunde
- Nach Kongorotfärbung unter polarisiertem Licht doppelbrechend, apfelgrünfarbene Fluoreszenz
- In breiten Lagen Proteindeposition

Klinik

Klinisches Bild
- Meist asymptomatisch
  - Tracheobronchiale Erkrankung: Husten, Giemen, Hämoptysen
  - Diffus septale Erkrankung: Dyspnoe
- Tracheobronchiale Erkrankung; Männer : Frauen = 2 : 1; durchschnittliches Alter 50 Jahre
- Noduläre Erkrankung: Kein Geschlecht bevorzugt, durchschnittliches Alter 55 Jahre
- Primäre oder mit Plasmozytom assoziierte Form (Protein vom AL-Typ)
- Die meisten Patienten mit Amyloidose haben einen monoklonalen Peak
  - Umgekehrt entwickeln 25% der Patienten mit einer monoklonalen Gammopathie eine Amyloidose
  - 10% der Patienten mit multiplem Myelom entwickeln eine Amyloidose
  - Weitere befallene Organe: Herz, Niere, Zunge, GI-Trakt, Haut, Muskel
- Sekundäre Form
  - Entzündung: Rheumatoide Arthritis, Bronchiektasen, zystische Fibrose, Osteomyelitis, M. Crohn
  - Maligne Tumoren: Nierenzellkarzinom, medulläres Schilddrüsenkarzinom, M. Hodgkin
  - Familiär (AF-Typ): Auch bei Mittelmeerfieber
  - Senile Form (AS-Typ)
    - Meist asymptomatisch, häufig (90% sind älter als 90 Jahre)
    - Kombiniert mit Ablagerung im Herzen

Therapie
- Resektion zur Linderung der Symptome bei tracheobronchialer Obstruktion
  - Oft Rezidiv
- Keine bekannte Therapie bei der diffusen Form; nur unterstützende Therapie

Prognose
- Bei der diffusen Form schlecht (Überlebenszeit < 2 Jahre)

Literaturauswahl

Pickford HA et al (1997): Thoracic cross-sectional imaging of amyloidosis. AJR 168:351–355

Stark P et al (1990): Manifestations of esophageal disease on plain chest radiographs. AJR 155:729–734

Gedgaudas-Mcclees et al (1984): Thoracic findings in gastrointestinal pathology. Radiol Clin North Am 22:563–589

Bronchiektasen

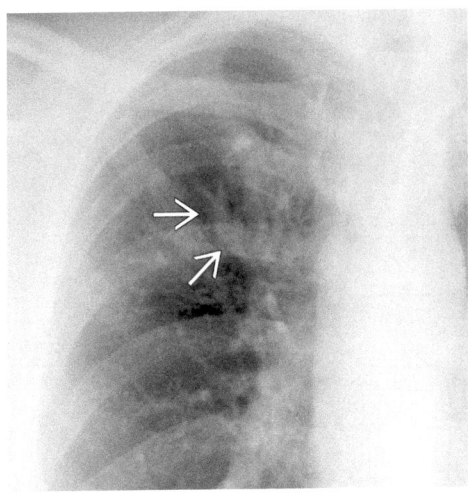

Allergische bronchopulmonale Aspergillose (ABPA). Bronchiektasen des rechten Ober-
lappens. Mit Schleim gefüllte Bronchien haben das Aussehen von „Fingern im Hand-
schuh" (Pfeile)

Grundlagen
- Chronisch irreversibel aufgeweitete Bronchien
- Schwere der Krankheit: Sakkulär > varikös > zylindrisch
- Das Röntgenbild zeigt tram lines (Schienenzeichen), Ringschatten und vermehrte Bronchialzeichnung sowie lange Bandschatten
- Die HRCT zeigt aufgeweitete Bronchien, verdickte Bronchuswände, Siegelringzeichen, air trapping, Mosaikmuster und Volumenverlust
- Man denke auch an eine Vielzahl von Begleiterkrankungen
- Wichtige Ursache von Hämoptysen, manchmal auch massiv

Bildgebung
Typische Zeichen
- Schlüsselzeichen: Tram lines und Ringschatten

Thoraxröntgenaufnahme
- Tram lines – parallele plumpe Linien, die verbreiterte Bronchuswände darstellen
- Ringförmige oder bogige Verschattungen von 5–20 mm
- Bandartige Schatten: Mit Flüssigkeit oder Schleim gefüllte Bronchien, die sich verzweigen können und in Richtung Hilus zeigen
- Überblähung oder Atelektase, erkennbar an nahe beieinander liegenden Bronchien oder an verlagerten Lappenspalten
- Die aufgeweiteten Bronchien können zylindrisch, varikös oder sakkulär geformt sein (leichte bis schwere Form)
- Narben, Bullae, Pleuraschwielen
- Zentrale Bronchiektasen
  - Allergische bronchopulmonale Aspergillose
    - Gefährdet sind Patienten mit Asthma und zystischer Fibrose
    - Fließende subsegmentale Infiltrate
    - Vorwiegend Oberlappen betroffen
    - „Finger-in-glove"-Zeichen (Fingerhandschuhzeichen) durch Schleimpfröpfe in zentralen Bronchien

Bronchiektasen

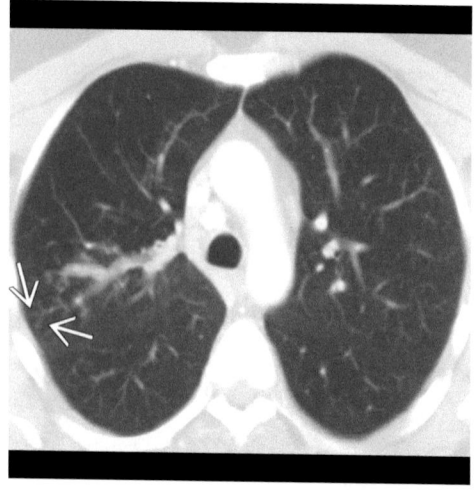

CT bei ABPA. Bronchiektasen des rechten Oberlappens. Ein Bronchus ist mit Schleim gefüllt. Distal davon gelegene zentrolobuläre Knötchen stellen mit Schleim gefüllte kleine Atemwege dar (Pfeile)

CT-Befunde
- HRCT ist das beste bildgebende Verfahren zum Nachweis einer verdickten Bronchialwand oder Bronchusdilatation
- Ein normaler Bronchus ist ebenso groß oder schmaler als die begleitende Arterie
  - „Siegelringzeichen": Der Bronchus ist größer als die Begleitarterie
  - Normale Bronchien können in Höhenluft größer sein als die Arterie
- Bronchuswand verbreitert
- Abnorm sich verjüngender Bronchus
- Zylindrisch, varikös oder sakkulär
- Flüssigkeitsspiegel möglich
- HRCT in Exspiration zeigt eine begleitende Krankheit der kleinen Luftwege oder eine obliterierende Bronchiolitis, erkennbar an air trapping und einem stärker akzentuierten „Mosaikmuster"
- Sekret in kleinen peripheren zentrolobulären Bronchiolen können V- oder Y-förmige Verschattungen erzeugen, das so genannte „tree-in-bud"-Zeichen (knospender Baum)
- Volumenverlust subtil, segmental oder lobär
- Fortgeschrittene Fälle können schwer von einer Fibrose mit Honigwabenmuster unterscheidbar sein

Empfehlungen
- HRCT zur Diagnose und Charakterisierung von Schwere und Ausmaß

Differenzialdiagnose

Atelektase oder Pneumonie
- Kann eine reversible Bronchusdilatation aufweisen
- Bis 3 Monate nach einer Infektion warten und dann mit Röntgenbild kontrollieren

Normalbefund
- Die Bronchien können bei Aufenthalt in großer Höhe aufgrund hypoxischer Vasodilatation leicht dilatiert sein

Pathologie
Allgemein
- Chronische örtliche irreversible Bronchuserweiterung
- Embryologie
  - Syndrom der dyskinetischen Zilien (Kartagener-Syndrom): Situs inversus, Dextrokardie, angeborener Ziliendefekt, wegen mangelhafter Zilientätigkeit bei der Abwehrfunktion erworbene Bronchiektasen
- Ätiologie/Pathogenese
  - Postinfektiös (Tbc, Mycobacterium avium intracellulare [MAI], Pilze, Bakterien, Viren)
  - Zystische Fibrose
  - Swyer-James-Syndrom
  - Chronische Aspiration
  - Toxische Inhalation (Rauchgas)
  - Rheumatoide Arthritis
  - Kombiniertes Immundefizitsyndrom
  - Allergische bronchopulmonale Aspergillose (ABPA)
  - Panbronchiolitis
  - Mounier-Kuhn-Syndrom
  - Angeboren

Makropathologische und intraoperative Befunde
- Bronchialwände verbreitert und chronisch entzündet – Granulationsgewebe und Fibrose
- Bronchialarterienhypertrophie
- Führt zu Bronchialwandschwäche, rezidivierenden Infektionen, Verlust an Parenchymvolumen sowie Verziehungen

Mikroskopische Befunde
- Keine spezifischen Merkmale, chronische Entzündung von Atemwegen und Lunge; Fibrose

Klinik
Klinisches Bild
- Beginn oft in der Kindheit nach Keuchhusten oder schwerer bakterieller Pneumonie
- Geringere Inzidenz durch Impfung und freizügigen Einsatz von Antibiotika
- Können bei leichter Erkrankung asymptomatisch sein
- Husten, Dyspnoe, reichlich eitriges Sputum, wiederholte Infekte, Cor pulmonale
- Hämoptysen, manchmal auch massiv
- Good-Syndrom: Bronchiektasen, Hypogammaglobulinämie und Thymom

Therapie
- Operation bei umschriebener Krankheit
- Bronchialarterienembolisation zur Blutstillung

Prognose
- Hängt von der Schwere ab

Literaturauswahl
McGuinness G et al (1993): Bronchiectasis: CT evaluation. AJR 160:253–259
Grenier P et al (1986): Bronchiectasis: Assessment by thin-section CT. Radiology 161:95–99

Zystische Fibrose

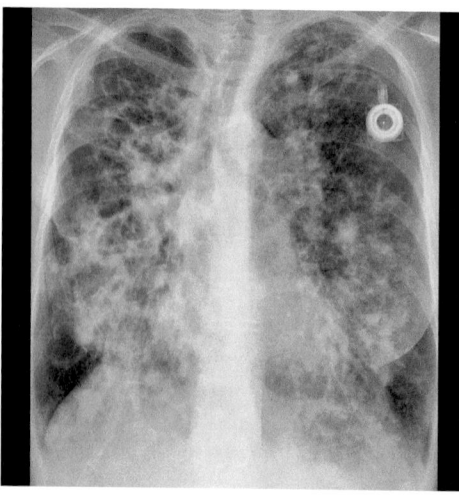

Zystische Fibrose. Schwere Bronchiektasen und Schleim in den Bronchien. Die Lungen sind erheblich überbläht

Grundlagen
- Autosomal-rezessives Gen, das den Chloridtransport regelt
- Erstmanifestation: Lungenüberblähung
- Schwerste Ausprägung in Lungenoberfeldern
- Weitere häufige Befunde: Apikale zystische Läsionen und Lappenatelektasen
- Prädisposition zum Spontanpneumothorax

Bildgebung
Typische Zeichen
- Vorwiegend in den Oberlappen Bronchiektasen und Schleimpfröpfe
Thoraxröntgenaufnahme
- Frühphase
  - Lungenüberblähung
  - Lappenatelektase, v. a. des rechten Oberlappens
- Spätphase
  - Bronchiektasen
  - Zahlreiche kleine unscharfe Verschattungen in der Lungenperipherie durch Schleimpfröpfe in kleinen Atemwegen
  - Pneumonie (rezidivierend)
  - Hilusverbreiterug
    - Lymphadenopathie durch chronische Entzündung
    - Cor pulmonale
- Die Parenchymveränderungen sind meist in den Oberfeldern am stärksten ausgeprägt
- Apikale zystische Veränderungen
- Prädisposition zum Spontanpneumothorax
- 10% entwickeln eine allergische bronchopulmonale Aspergillose
- Zur klinischen Beurteilung wird der Brasfield-Score verwendet

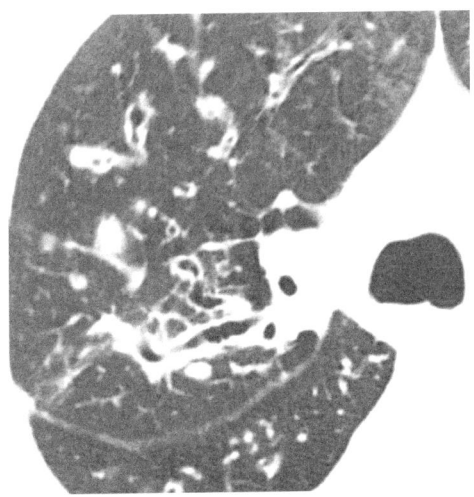

Zystische Fibrose. Bronchiektasen des rechten Oberlappens. Typischerweise sind die Bronchiektasen in den Oberlappen am stärksten ausgeprägt

CT-Befunde
- HRCT: Bestes bildgebendes Verfahren zum Nachweis von Bronchuswandverbreiterung und -dilatation
    - „Siegelringzeichen": Der Bronchus ist breiter als die Begleitarterie
    - Normale Bronchien können bei Höhenaufenthalt breiter als die Arterie sein
- Bronchuswand verbreitert
- Abnorm sich verjüngende Bronchien
- Zylindrische, variköse oder sakkuläre Bronchiektasen (in der Reihenfolge ihrer Schwere)
- Flüssigkeitsspiegel möglich
- HRCT in Exspiration zeigt die Erkrankung kleiner Atemwege oder eine Bronchiolitis obliterans anhand des air trapping sowie eines betonten „Mosaikmusters"
- Sekrete in peripheren kleinen zentrolobulären Bronchiolen können V- oder Y-förmige Verschattungen zeigen („tree-in-bud"-Muster)
- Geringer, segmentaler oder lobärer Volumenverlust
- Fortgeschrittene Fälle sind nur schwer von einer Fibrose mit Honigwabenmuster zu unterscheiden

Empfehlungen
- HRCT zum Nachweis von Bronchiektasen
- Thoraxröntgenaufnahmen reichen meist für die Langzeitkontrolle aus

Differenzialdiagnose

Allergische bronchopulmonale Aspergillose
- Zentrale Bronchiektasen
- Anamnestisch Asthma bronchiale, oft Eosinophilie

Pathologie

Allgemein
- Bei Geburt normale Lungen
- Atemwege durch Pseudomonas besiedelt

Zystische Fibrose

- Genetik
  - Autosomal-rezessiv; Kaukasier
  - Defekt des Gens, das den Chloridtransport durch die Zellmembran regelt
- Ätiologie/Pathogenese
  - Pathologische Veränderungen durch abnormen Chloridtransport
  - Der abnorme Chloridtransport bewirkt einen zähen viskösen Schleim
  - Der Schleim wird nicht abgehustet, er wird sekundär infiziert
  - Wiederholte Infektionen zerstören eventuell die Atemwege
  - Die stärkeren Atemexkursionen der Unterlappen helfen die Sekrete zu entfernen, so dass vornehmlich die Atemwege der Oberlappen betroffen sind

Makropathologische und intraoperative Befunde
- Bronchialwand verbreitert und chronisch entzündet, Granulationsgewebe und Fibrose
- Hypertrophie der Bronchialarterien
- Folgen sind Bronchialwandschwäche, wiederholte Infektionen, Parenchymverlust und Verziehung
- Besiedelung durch Pseudomonas

Mikroskopische Befunde
- Keine besonderen Merkmale; chronische Entzündung sowohl der Bronchialwände als auch der Lunge

Klinik

Klinisches Bild
- Beginn in der Kindheit
  - Mekoniumileus bei der Geburt bei bis zu 15% der Fälle
  - Gedeihstörung
  - Wiederholte Infekte des Respirationstrakts
- Diagnose: Schweißtest (Chlorid)
- Bei leichter Krankheit eventuell asymptomatisch
- Husten, Dyspnoe, reichlich eitriges Sputum, wiederholte Infekte, Cor pulmonale
- Manchmal auch massive Hämoptysen
- Systemische Manifestationen
  - Exokrine Pankreasinsuffizienz
  - Pansinusitis
  - Biliäre Leberzirrhose

Therapie
- Pankreasenzyme
- Respirationstrakt
  - Lagerungsdrainage
  - Bronchodilatatoren
  - Prophylaktisch Antbiotika
  - Rh-DNase als Aerosol
  - Lungentransplantation im Krankheitsendstadium
  - Hämoptysen können Bronchialarterienembolisation erfordern
- Gentherapie erscheint vielversprechend

Prognose
- Inzwischen besser, aber immer noch verkürzte Lebenserwartung
- Tod durch Cor pulmonale oder Hämoptysen

Literaturauswahl

Wood BP (1997): Cystic fibrosis. Radiology 204:1–10

Friedman PJ et al (1981): Pulmonary cystic fibrosis in the adult: Early and late radiologic findings wit pathologic correlation. AJR 136:1131–1144

Bronchialatresie

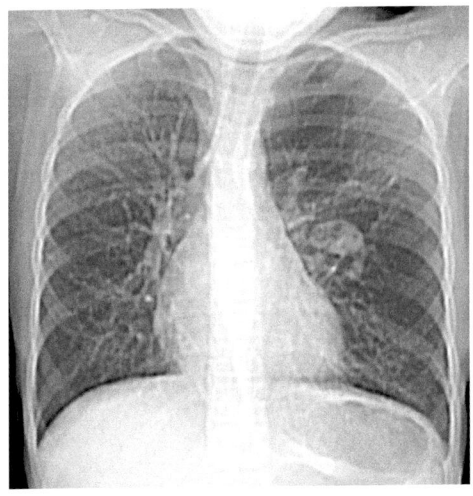

Bronchialatresie. Elliptisch geformte Raumforderung links perihilär. Der linke Oberlappen ist verglichen mit dem rechten hypertransparent

Grundlagen
- Angeborene Atresie eines proximalen Segmentbronchus, distal davon normale Architektur
- Häufigster Ort ist das linke apikoposteriore Oberlappensegment
- Epihilärer Knoten bei überblähtem und hypertransparentem Oberlappen
- Bei Geburt mit Flüssigkeit gefüllt

Bildgebung
Thoraxröntgenaufnahme
- Schlüsselzeichen: Runde, scharf begrenzte, epihiläre Raumforderung, distal davon Überblähung
- Dilatation und Schleimpfropf distal eines Segmentbronchus
- Runde oder ellipsoide Raumforderung neben dem Hilus (Bronchozele)
- Neugeborene: Ein Lappen oder Segment kann mit Flüssigkeit gefüllt sein, die allmählich durch Luft ersetzt wird
- Distale Lunge überbläht
- Häufigster Ort: Apikoposteriores linkes Oberlappensegment, gefolgt von rechtem Oberlappen und Mittellappen; Unterlappenbronchien selten betroffen

Geburtshilfliche Sonographie
- Nachweis in utero möglich
- Flüssigkeitsgefüllter Oberlappen
  - Differenzialdiagnose
    - Zystisch-adenomatoide Malformation
    - Angeborene Zwerchfellhernie
    - Bronchopulmonale Fehlbildungen des Vordarms
    - Lobäremphysem

Empfehlungen
- CT kann von Nutzen sein, um die Bronchusanatomie näher darzustellen und das Knötchen zu charakterisieren

Bronchialatresie

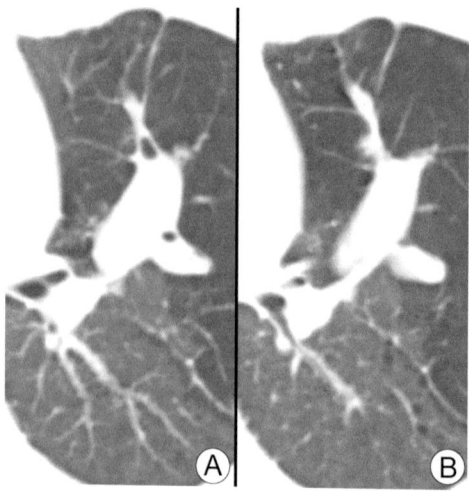

Aufeinander folgende CT-Bilder des linken Oberlappens (A, B). Die Segmentbronchien des linken Oberlappens sind durch Schleim aufgetrieben. Der linke Oberlappen ist auffällig überbläht

Differenzialdiagnose

Angeborenes Lobäremphysem
• Keine Raumforderung

Solitärer Lungenrundherd
• Keine Überblähung distal des Knotens

Allergische bronchopulmonale Aspergillose
• Zentrale Bronchiektasen
• Beidseitig

Zystische Fibrose
• Bronchiektasen
• Beidseitig

Bronchuskarzinoid, langsam wachsender endobronchialer Tumor
• Die Raumforderung ist nicht so groß wie die mucoid impaction (Schleimpfropf)
• Die Lunge ist distal davon meist nicht überbläht, sondern atelektatisch

Pathologie

Allgemein
• Verlegung im proximalen Lumen eines Segmentbronchus
• Distal davon gelegene Lunge über Kollateralmechanismen belüftet
• Distal davon gelegene Lunge: Normale Architektur
• Embryologie/Anatomie
  ◦ Vermutlich entsteht die Fehlbildung zwischen der 5. und 15. Schwangerschaftswoche

Makropathologische und intraoperative Befunde
• Flüssigkeitsgefüllte, aus Lunge bestehende Raumforderung distal eines atretischen Bronchus
• Distale Lunge überbläht, ansonsten aber normal

Mikroskopische Befunde
- Kein spezifisches Zeichen; unspezifische Entzündung distal der Atresie

Klinik

Klinisches Bild
- Oft asymptomatisch; kann bis zum Erwachsenenalter unerkannt bleiben
- In der Anamnese wiederholte Infektionen möglich
- Kombiniert mit anderen angeborenen Anomalien
  - Angeborenes Lobäremphysem

Therapie
- Operative Resektion

Prognose
- Ausgezeichnet

Literaturauswahl

Keslar P et al (1991): Radiographic manifestation of anomalies of the lung. Radiol Clin North Am 29:255–270

Simon G et al (1963): Atresia of an apical bronchus of the left upper lobe: Report of 3 cases. Brit J Dis Chest 57:126–132

Krankheiten der kleinen Atemwege (Small airways disease)

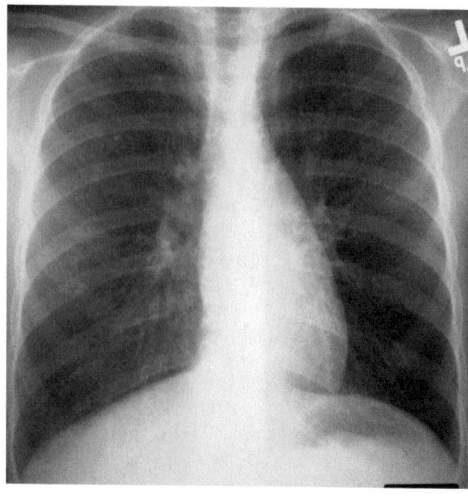

Bronchiolitis obliterans. Zunehmende Kurzatmigkeit und Dyspnoe 14 Monate nach allogener Knochenmarktransplantation. Leicht überblähte, ansonsten aber normale Lungen

Grundlagen
- Ursachen sind u. a. Transplantationen, Z. n. Viruspneumonie, Inhalation von toxischen Gasen/Rauch
- Obstruktive Überblähung; erst bei schweren Formen verschlechterte Lungenfunktion
- Swyer-James-Syndrom ist ein Sonderfall (einseitig helle Lunge)
- HRCT: Mosaikperfusion, leicht ausgeprägte zylindrische Bronchiektasen, zentrolobuläre Knötchen
- Die Entzündung der Bronchioli respiratorii beruht meist auf Rauchen

Bildgebung
Typische Zeichen
- Schlüsselzeichen: Mosaikperfusion durch Überblähung

Thoraxröntgenaufnahme
- Meist normal oder Lungenüberblähung
- Swyer-James-Syndrom
  - Einseitig vermehrt strahlentransparente Lunge
- Entzündung der Bronchioli respiratorii: Normales Röntgenbild
- Entzündung der Bronchioli respiratorii + interstitielle Lungenkrankheit (RB-ILD): Leichte interstitielle Mehrzeichnung

CT-Befunde
- Mosaikperfusion
  - Helle Lunge, kleine Gefäße in der hellen Lunge
    - Bedingt durch hypoxische Vasokonstriktion
  - Normale Lunge (aber von verminderter Dichte), Gefäße normal bis leicht erweitert
  - Exspirationsaufnahmen nützlich zur Unterscheidung von einer Gefäßkrankheit
    - Die übermäßig strahlentransparente Lunge ändert ihre Dichte nicht, die normale Lunge nimmt hingegen an Dichte zu

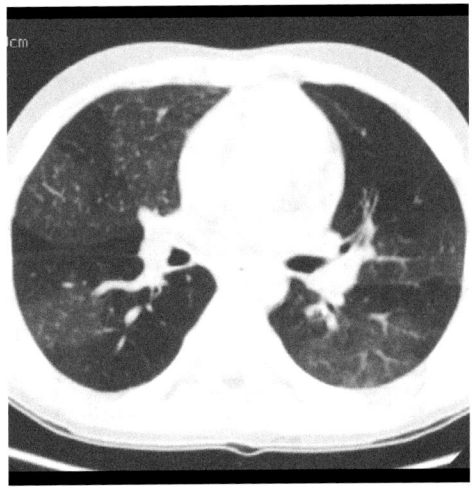

Bronchiolitis obliterans; HRCT. Das Mosaikmuster ist zu fast gleichen Teilen zwischen Milchglasverschattungen und hypertransparenten Bereichen aufgeteilt. In den hypodensen Bereichen sind die Gefäße aufgrund hypoxischer Vasokonstriktion extrem klein. Aufnahmen in Exspiration (nicht gezeigt) würden in diesen Gebieten keinen Dichteanstieg zeigen

- Leichte zylindrische Bronchiektasen und wandverdickte Segment- und Subsegmentbronchien
- Manchmal zentrolobuläre Knötchen (nur selten „tree-in-bud"-Muster)

Empfehlungen
- HRCT in In- und Exspiration zum Nachweis eines air trapping

Differenzialdiagnose

Asthma bronchiale
- Keine Mikronoduli; Mosaikperfusion identisch

Panlobuläres Emphysem
- HRCT-Veränderungen eines Emphysems, vorwiegend in Unterlappen

Langerhans-Zellgranulomatose
- Die Mikronoduli sind weiter verstreut; Zysten vor allem in den Oberlappen

Desquamative interstitielle Pneumonie (DIP)
- Diffuse milchgasartige Verschattungen, meist subpleural oder fleckig
- Nicht bronchozentrisch wie bei RB-ILD

Hypersensitivitätspneumonitis
- Identische radiologische Befunde
- Bei chronischer Krankheit stärkere Fibrose

Pathologie

Allgemein
- Schädigung der kleine Atemwege (Bronchioli respiratorii)
- Die Luft strömt schnell durch die leitenden Atemwege (Trachea bis Bronchioli terminales), danach sinkt die Geschwindigkeit rasch ab, damit der Gasaustausch möglich ist

- Kleine Partikel (< 5 μm) werden nicht in den größeren Atemwegen festgehalten, sondern in den nicht-leitenden Atemwegen abgelagert (Bronchioli respiratorii)
  - Ursachen einer konstriktiven Bronchiolitis
    - Idiopathisch
    - Inhalation toxischer Gase (v. a. Silofüllerlunge)
    - Nach Virus- oder Mykoplasmenpneumonie: Swyer-James-Syndrom geht wahrscheinlich auf Infektion in der Kindheit zurück
    - Chronische Allograft-Abstoßung: Knochenmark- oder Lungentransplantation
    - Kollagenosen: Rheumatoide Arthritis, systemischer Lupus erythematodes
    - Medikamente: Penicillamin

Makropathologische und intraoperative Befunde
- Die Bronchioli respiratorii sind mit Granulations- oder fibrösem Gewebe verstopft
- Konzentrisch verengte Bronchiolen

Mikroskopische Befunde
- Abhängig von der Ursache
- Bronchioli respiratorii
  - Um Bronchioli respiratorii herum gruppierte pigmentierte Makrophagen
  - Schwere Fälle: Fibröse Vernarbung, übergreifend auf umgebende Alveolenwände
  - Innerhalb von 2 Jahren nach Beginn des Rauchens sichtbar
- Hyperplasie neuroendokriner Zellen
- Follikuläre Hyperplasie
- Extrinsische allergische Alveolitis
  - Schlecht geformte Granulome

Klinik

Klinisches Bild
- Die idiopathische Bronchiolitis obliterans sieht man meist bei Frauen im Alter von 40–60 Jahren
- Husten, Dyspnoe
- Entzündung der Bronchioli respiratorii: Asymptomatisch; bei Symptomen als RB-ILD bezeichnet
- Entzündung der Bronchioli respiratorii ist nicht für Rauchen spezifisch, auch bei anderen Staubexpositionen fassbar
- Entzündung der Bronchioli respiratorii kann Vorläufer eines zentroazinären Emphysems sein

Therapie
- Rauchen einstellen oder staubige Umgebung meiden
- Steroide bei RB-ILD

Prognose
- Über den natürlichen Krankheitsverlauf ist wenig bekannt; manche Autoren vertreten die Auffassung, dass die Entzündung der Bronchioli respiratorii ein Vorläufer des zentroazinären Emphysems ist

Literaturauswahl

Desai SR et al (1997): Small airways disease: Expiratory computed tomography comes of age. Clin Radiol 52:332–337

Garg K et al (1994): Proliferative and constrictive bronchiolitis: Classification and radiologic features. AJR 162:803–808

McLoud TC et al (1986): Bronchiolitis obliterans. Radiology 159:1–8

PocketRadiologist™
Thorax
Die 100 Top-Diagnosen

LUNGENINTERSTITIUM

Sarkoidose

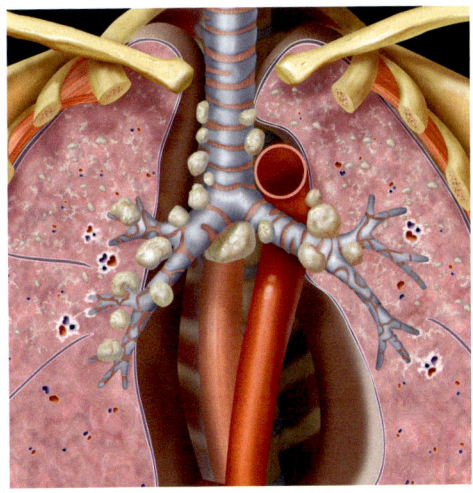

Diffus verteilte retikulonoduläre Verschattungen in Lungenmittel- und -oberfeld. Symmetrische vergrößerte paratracheale, hiläre und infrakarinale Lymphknoten, ferner verbreiterte bronchovaskuläre Bündel und fehlender Pleurabefall sind für die Sarkoidose charakteristisch

Grundlagen
- Häufige systemische Krankheit ungeklärter Ätiologie
- Weit verstreute nicht-verkäsende Granulome, die sich auflösen oder eine Fibrose verursachen
- Kombination mit Erythema nodosum, Uveitis, Hyperkalziämie, Arthritis möglich
- 95% der Patienten haben eine pathologisch veränderte Thoraxaufnahme mit Lymphadenopathie und/oder pulmonalen Verschattungen
- HRCT: Zentroazinäre Knötchen längs der bronchovaskulären Bündel, Septen und peripher in den Lobuli
- Endgültige Diagnose mit transbronchialer, Lymphknoten- oder Leberbiopsie
- Die meisten Patienten haben eine gute Prognose mit Rückbildung der Krankheit innerhalb von 2 Jahren
- Wichtige Komplikationen sind respiratorische Insuffizienz durch die Fibrose, Myzetome, Blutung und Cor pulmonale

Bildgebung
Typische Zeichen
- Schlüsselzeichen: Symmetrisch vergrößerte Hiluslymphknoten mit nodulärer interstitieller Lungenkrankheit

Thoraxröntgenaufnahme
- Abnorme Thoraxröntgenaufnahme (95%)
- Bei 5–15% der Patienten noch normaler Thoraxbefund zu Beginn der Krankheit
- Lymphadenopathie
  - Mit 80% der häufigste Befund – bilateral hilär/paratracheal
  - Meist bis zu 2 Jahre noch unsichtbar; kann allerdings jahrelang persistieren
  - Die Lymphknoten können verkalken; manchmal eierschalenartig
  - Bei < 50% der Patienten Lungenbefall; oft Verschlechterung, sobald die Lymphknoten kleiner werden

Sarkoidose

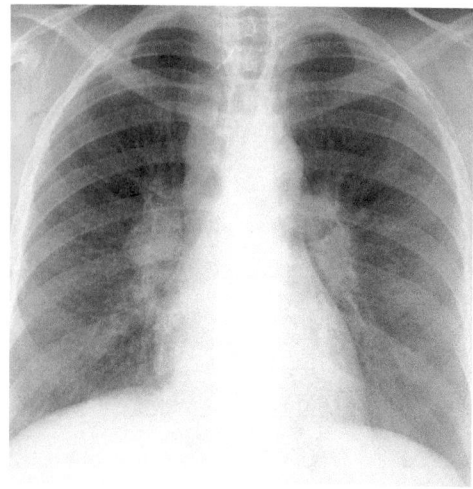

Sarkoidose. Symmetrisch hiläre und rechts paratracheale Lymphadenopathie. Schlüssel ist die Symmetrie in der Größe. Differenzialdignosen: Malignes Lymphom, Metastasen, andere granulomatöse Krankheiten und angioimmunoblastische Lymphadenopathie

- Lungenbefall
  - Retikulonoduläre Verschattungen (90%), vorwiegend im Lungenoberfeld
  - Große alveoläre Knoten mit Luftbronchogramm (alveoläre Sarkoidose)
  - Chronisch: Fibrose in Lungenmittel- und -oberfeldern
- Zysten im Oberlappen (hohes Aspergilloserisiko)
- Atypische Erscheinungsbilder
  - Atypische Lymphadenopathie – einseitig hilär, hinteres Mediastinum
  - Einseitiger Lungenbefall, einschmelzende Lungenläsionen oder Pleuraerguss

CT-Befunde
- CT bei Lungenbefall sensitiver als Röntgenthoraxaufnahme
- Im CT sieht man Lymphknoten auch links paratracheal, im aortopulmonalen Fenster, im vorderen Mediastinum sowie retrokrural/retroperitoneal
- Muster: 1–5 mm große zentrolobuläre Knötchen längs der bronchovaskulären Bündel, längs der Septen und in der Lobulusperipherie
- Oft streifige Ausbreitung vom Hilus zur Lungenperipherie
- Milchglasverschattungen von nodulär bis zur Lappengröße können knotigen Lungenläsionen vorausgehen oder gleichzeitig vorhanden sein
- Progressive massive Fibrose, verzogene Lungenarchitektur, Honigwabenlunge, Zysten, Bullae, Traktionsbronchiektasen bei chronischer schwerer Krankheit
- Sekundäre Myzetome in Kavernen und Zysten
- Stenosen großer und kleiner Atemwege

Empfehlungen
- Die HRCT ist zur Charakterisierung des interstitiellen Lungenbefalls von Nutzen; die Thoraxröntgenaufnahme reicht meist zur Diagnosestellung

Differenzialdiagnose

Berylliose
- Identische Befunde; anamnestisch Arbeitsplatzexposition erforderlich

Hypersensitivitätspneumonitis
- Keine Lymphadenopathie; keine peribronchiale Verteilung

Eosinophiles Granulom
- Nur sehr geringe Lymphadenopathie; keine peribronchiale Verteilung

Silikose
- Exposition am Arbeitsplatz, ansonsten identische radiologische Befunde

Malignes Lymphom
- Asymmetrische Lymphknotenvergrößerung

Mediastinales Granulom – Histoplasmose, Tuberkulose
- Asymmetrische Lymphknotenvergrößerung

Pathologie

Allgemein
- Weit verstreute nicht-verkäsende Granulome, die sich auflösen oder eine Fibrose verursachen
- Ätiologie/Pathogenese
  - Unbekannt; die Sarkoidose kann einem behandelten Lymphom folgen
- Epidemiologie
  - Zehnmal häufiger bei Menschen schwarzer Hautfarbe; Frauen bevorzugt

Makropathologische und intraoperative Befunde
- Symmetrisch vergrößerte Lymphknoten
- Honigwabenlunge meist in den Oberfeldern stärker ausgeprägt

Mikroskopische Befunde
- Gut ausgebildete Granulome; zentral epithelioide Histiozyten und vielkernige Riesenzellen, umgeben von Lymphozyten, Monozyten und Fibroblasten, die den Lymphgefäßen folgen

Stadieneinteilung
- Stadium 0: Normales Röntgenbild des Thorax (5–15% bei Erstvorstellung)
- Stadium 1: Lymphadenopathie (45–65%)
- Stadium 2: Lymphadenopathie und Lungenverschattungen (30–40%)
- Stadium 3: Lungenverschattungen allein (10–15%)
- Stadium 4: Fibrose mit oder ohne Lymphadenopathie

Klinik

Klinisches Bild
- Beginn meist mit 20–40 Jahren
- Asymptomatisch oder Leistungsknick, Unwohlsein, Gewichtsverlust, Fieber, respiratorische Symptome, Erythema nodosum, Uveitis, Hautläsionen, Arthropathie
- In < 2% geht eine Tuberkulose der Sarkoidose voran oder folgt ihr
- Anämie, Leukopenie, BSG-Erhöhung, Hyperkalziämie, Nephrolithiasis
- Kutane Anergie
- Erhöhter Acetylcholinesterasespiegel, unspezifisch
- Diagnose durch Lungen-, Lymphknoten- und Leberbiopsie
- Transbronchiale Biopsie – in 90% der Fälle positiv, selbst wenn die Thoraxaufnahme normal ist
- BAL: Erhöhter CD4/CD8-Quotient, unspezifischer Befund

Therapie
- Meist keine Behandlung; in schweren Fällen Steroide
- Es wurden Rezidive in Transplantatlungen berichtet

Prognose
- 80% der Fälle heilen spontan; eine Fibrose entwickelt sich bei 20%
- Bei Menschen schwarzer Hautfarbe schlechtere Prognose
- Letalität 2–7%; Todesursachen: Respiratorische Insuffizienz, Cor pulmonale, Blutung

Literaturauswahl

Traill ZC et al (1997): High-resolution CT findings of pulmonary sarcoidosis. AJR 168:1557–1560

Miller BH et al (1995): Thoracic sarcoidosis: Radiologic-pathologic correlation. Radiographics 15:421–437

Rockoff SD et al (1985)): Unusual manifestations of thoracic sarcoidosis. AJR 144:513–528

Langerhans-Zellhistiozytose (LZH)

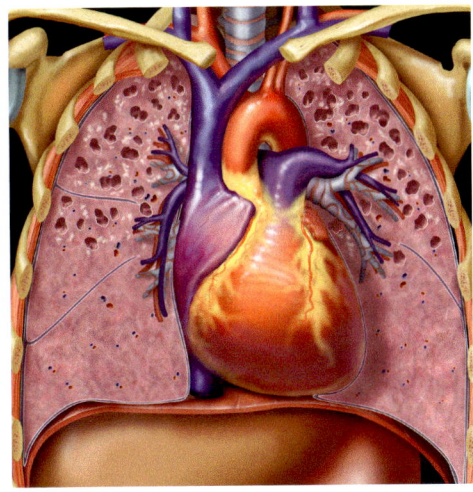

Langerhans-Zellhistiozytose. Solide und einschmelzende Knötchen sowie dünnwandige Zysten in Lungenober- und -mittelfeldern. Die Zysten können septiert oder lobuliert sein und haben im typischen Fall dünne Wände. Typisch für die LCH sind die verschonten Randsinus. Zur Differenzialdiagnose zählt die LAM der Lunge

Grundlagen
- Synomyma: Eosinophiles Granulom oder Histiozytosis X
- Diffuse destruierende Störung der distalen Atemwege, die durch Langerhans-Zellen enthaltende Granulome verursacht wird
- Mit Zigarettenrauchen assoziierte Lungenkrankheit
- Kann sich unter dem Bild eines Pneumothorax manifestieren (20%)
- Retikulonoduläre Verschattungen der Lungenober- und -mittelfelder, Aussparung der Randsinus (auch Aussparung des Segments 5 beiderseits; Anm. des Übers.)
- HRCT: Unregelmäßige kleine Knötchen und bizarr geformte Zysten
- Unterschiedliche Prognose

Bildgebung

Typische Zeichen
- Schlüsselzeichen: Knoten und Zysten in den Lungenoberlappen eines Zigarettenrauchers

Thoraxröntgenaufnahme
- Retikulonoduläre Verschattungen der Lungenober- und -mittelfelder, Aussparung der Randsinus
- Zahlreiche unscharf begrenzte Knötchen von 1–15 mm Größe
- Zysten, Honigwabenlunge, Blasen und Bullae
- Erhöhtes Lungenvolumen
- Rippenbeteiligung möglich: Expansiv wachsende Osteolyse mit abgeschrägten Rändern
- Kein Pleuraerguss
- Zwei Drittel der Patienten erleben eine Remission oder eine stabile Krankheit

CT-Befunde
- Die HRCT-Befunde können charakteristisch sein
- Ober- und Mittelfelder herrschen vor; Randsinus sind ausgespart

Langerhans-Zellhistiozytose (LZH)

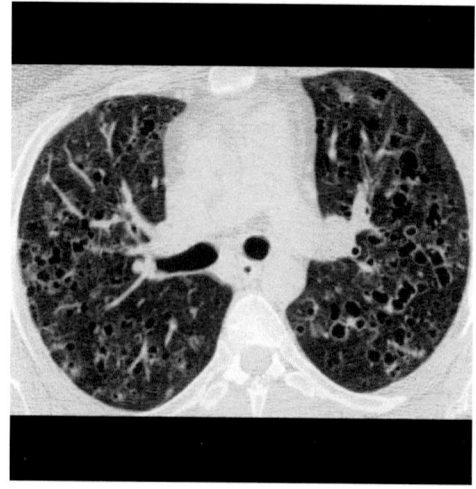

HRCT bei Langerhans-Zellhistiozytose. Vor allem Oberlappenbefall. Mikronoduläre zentroazinäre Verschattungen können sich mitunter in dünnwandige Zysten verwandeln – wie hier dargestellt. Die Zysten können zu bizarren Formen zusammenwachsen. Diese Zysten prädisponieren zum Pneumothorax

- Unregelmäßige zentrolobuläre Knötchen (meist 1–10 mm); einige zerfallen
- Lobulierte, septierte oder bizarr geformte Zysten (1–20 mm) mit schmaler oder breiter Wand
- Milchglasverschattungen, interstitielle Linienschatten, Septumlinien
- Die ausgebrannte Krankheit kann einem Emphysem ähneln

Empfehlungen
- HRCT zur Abklärung einer interstitiellen Krankheit der Oberlappen; bei Patienten mit charakteristischen Befunden kann auf die Biopsie evtl. verzichtet werden

Differenzialdiagnose

Lymphangioleiomyomatose (LAM)
- Die LAM zeigt keine Knötchen; rundliche Zysten sind einförmig verstreut; auch Befall im Bereich der Randsinus
- Chylothorax

Laryngotracheale Papillomatose
- Knötchen in Kehlkopf und Luftröhre
- Zysten gewöhnlich in den Unterlappen und dorsalen Lungenabschnitten

Sarkoidose
- Oft Oberlappen erkrankt; man sieht in Lymphbahnen und längs der Pleura eingestreute Knötchen, die für die Knötchen der Histiozytosis X ungewöhnlich sind
- Keine Zysten

Silikose
- Oft Oberlappen erkrankt; die Lymphknoten liegen in Lymphbahnen und sind auch längs der Pleura sichtbar
- Keine Zysten
- Eierschalenverkalkung der Lymphknoten

Farmerlunge
- Oberlappen können befallen sein; Randsinus bleiben verschont
- Die Knoten sind mit denen der LZH identisch
- Keine Zysten

Pathologie

Allgemein
- Diffuse destruierende Krankheit der distalen Atemwege, verursacht durch Langerhans-Zellen enthaltende Granulome
- Ätiologie/Pathogenese/Pathophysiologie
  - Mit dem Rauchen assoziierte Lungenkrankheit (95% Raucher)
  - Die Langerhans-Zelle exprimiert ein Antigen; enthält Birbeck-Granula
  - Die LZH ist wahrscheinlich eine allergische Reaktion auf einige Bestandteile des Zigarettenrauchs
  - Assoziiert mit malignem Lymphom, Leukämie und soliden Tumoren
  - Bei Erwachsenen spielt sich die LZH meist nur in der Lunge ab
  - M. Hand-Schüller-Christian: Befällt Lunge, Knochen und Hypophyse – Diabetes insipidus (Erwachsene und Heranwachsende)
  - M. Abt-Letterer-Siwe: Multiorganbefall (Säuglinge); stellt maligne Langerhans-Zellenkrankheit dar; schlechte Prognose

Makropathologische und intraoperative Befunde
- Fibrose im Endstadium; Honigwabenlunge, Zysten und Emphysem

Mikroskopische Befunde
- 1–15 mm große Knötchen (Granulome) in der Wand kleiner Atemwege
- Hohlräume in den Knötchen beruhen auf dilatierten Atemwegen
- Die benachbarte Lunge kann eine desquamative interstitielle Pneumonitis (DIP), Bronchiolitis obliterans organizing pneumonie (BOOP) oder eine Entzündung der Bronchioli respiratorii bieten

Klinik

Klinisches Bild
- Selten
- Erwachsene heller Hautfarbe, meist im Alter von 20–30 Jahren, starke Raucher; Männer = Frauen
- Husten, Dyspnoe, Thoraxschmerz, Fieber, Gewichtsverlust oder asymptomatisch (20%)
- Erstmanifestation kann ein Pneumothorax sein (20%), Pneumothoraxrezidive möglich
- Diagnose: 5% CD1A-positive Langerhans-Zellen; HRCT; offene Lungenbiopsie, wenn alles andere unergiebig ist

Therapie
- Rauchen einstellen
- Bei fortschreitender Krankheit Steroide

Prognose
- LZH kann in einer Transplantatlunge rezidivieren
- Unterschiedliche Prognose von der kompletten Remission bis zur respiratorischen Insuffizienz
- Letalität < 5%; bei Männern, älteren Menschen und Patienten mit wiederholten Pneumothoraces schlechter

Literaturauswahl

Brauner MW et al (1997): Pulmonary Langerhans cell histiocytosis: Evolution of lesions on CT scans. Radiology 204:497–502

Moore AD et al (1989): Pulmonary histiocytosis X: Comparison of radiographic and CT findings. Radiology 172:249–254

Friedman PJ et al (1981): Eosinophilic granuloma of lung. Clinical aspects of primary histiocytosis in the adult. Medicine (Baltimore) 60:385–396

Asbestose

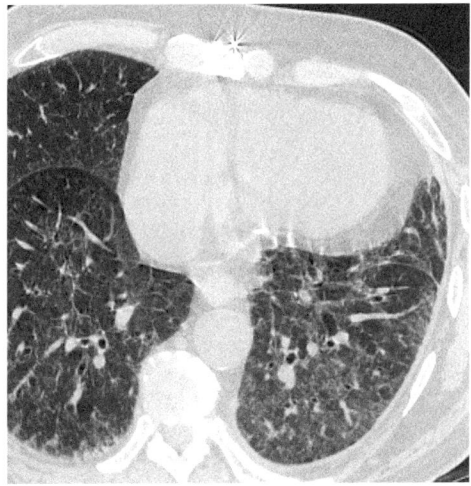

Asbestose; HRCT. Zahlreiche kurze intralobuläre Linien ziehen von der zentroazinären Region senkrecht auf die Pleuraoberfläche zu. Zahlreiche Milchglasverschattungen und zentroazinäre Knötchen. Diese Veränderungen finden sich vorrangig in den Unterlappen

Grundlagen
- Pneumokoniose durch faserförmige Silikatmaterialen
- Periphere unregelmäßige Verschattungen der Unterfelder
- Zu 25% mit Pleuraplaques vergesellschaftet
- HRCT
  - Subpleurale gebogene Linien
  - Interlobuläre (kurze) und parenchymale (lange) Linien
  - Zentroazinäre Knötchen (peribronchiale Fibrose)

Bildgebung
Typische Zeichen
- Schlüsselzeichen: In Unterfeldern Honeycombing und gleichzeitig Pleuraplaques

Thoraxröntgenaufnahme
- Kann normal ausfallen
- Peripherie der Unterfelder dominiert
- Unregelmäßige netzige Verschattungen
- ILO-Klassifikation: s-, t- und u-Verschattungen
- Spät: Honeycombing im Endstadium
- Pleuraplaques möglich (25%)
- Bronchialkarzinom: Bevorzugt in Unterfeldern

HRCT-Befunde
- Sensitiver als Röntgenthoraxaufnahme
- Interlobulärsepten verbreitert (kurze Linien)
- Subpleurale Linien
- Parenchymbänder
- Zentroazinäre Knötchen (peribronchiale Fibrose)
- Honeycombing (Honigwabenmuster)

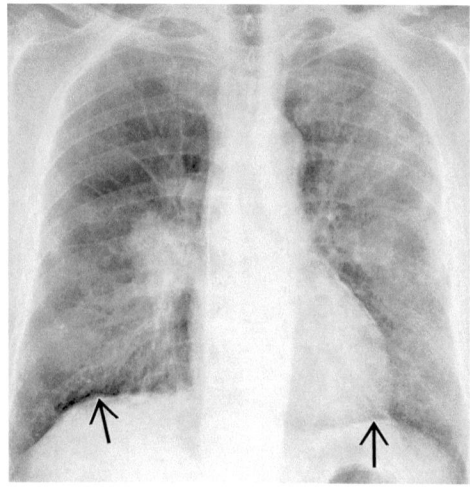

Asbestose. Zahlreiche Kerley-Linien der Unterlappen. Zwerchfellverkalkung (Pfeile) und Thoraxwandplaques. Raumforderung des rechten Hilus: Nicht-kleinzelliges Bronchialkarzinom. Das Bronchialkarzinomrisiko bei Asbestose entspricht dem starker Raucher

- Milchglasverschattungen sind unspezifisch
  - Atelektase (reversibel in Bauchlage) oder frühe Fibrose

Empfehlungen
- HRCT für Nachweis und Charakterisierung

Differenzialdiagnose

Idiopathische Lungenfibrose
- Keine Pleuraplaques; interstitielle Zeichnungsvermehrung identisch

Sklerodermie
- Keine Plaques, Ösophagusdilatation, identische interstitielle Zeichnung

Rheumatoide Arthritis
- Keine Plaques; Gelenkerosionen, interstitielle Zeichnung identisch

Hypersensitivitätspneumonitis
- Keine Plaques, kann Randsinus aussparen

Lymphangiosis carcinomatosa
- Asymmetrisch; knotige Septumverbreiterung; keine Plaques

Zytotoxische Medikamentenwirkung
- Keine Plaques; interstitielle Zeichnung identisch

Pathologie

Allgemein
- Fibrose + Asbestkörper = Asbestose
- Zwei Fasertypen
  - Geschlängelte (Chrysolit, 90% kommerzielles Asbest)
    – Lockige oder wellige Faser
    – Länge > 100 µm
    – Durchmesser 20–40 µm

- Amphibole (zweideutig) (Amosit, Krozidolit)
  - Gerade starre Faser
  - Länge und Durchmesser unterschiedlich
  - Längen-Breiten-Verhältnis > 3 : 1
- Retention: Lange schmale Fasern > kurze breite Fasern
- Asbestkörper (eisenhaltig)
  - Mit Hämosiderin überzogene Faser (meist amphibol)
  - Nicht für Asbestose pathognomonisch
  - Von Makrophagen nur unvollständig phagozytiert
  - Beschichtete Fasern < unbeschichtete Fasern
  - Nicht mit Fibrose vergesellschaftet
- Epidemiologie
  - Langzeitexposition durch Asbestfasern: Mühlen, Arbeiten mit Wärmedämmungen, Schiffswerften

Makropathologische und intraoperative Befunde
- Grobes Honigwabenmuster und Volumenverlust, besonders der Unterlappen

Mikroskopische Befunde
- Frühe Fibrose: Zentriert auf Bronchioli respiratorii
- Fleckige Verteilung
- Fibrose vergesellschaftet mit > 1 Million Fasern/g Lungengewebe
  - Honigwabenmuster: Subpleural angeordnet

Klinik

Klinisches Bild
- Langsam einsetzende Kurzatmigkeit und Dyspnoe, nicht-produktiver Husten

Klinischer Verlauf
- Latenzperiode 20–30 Jahre
- Multiplikativer Risikofaktor für Bronchialkarzinom
- Klinische Diagnose (4 der 5 folgenden Kriterien)
  - Expositionsanamnese
  - Belastungsdyspnoe
  - Inspiratorisches Knistergeräusch
  - Damit vereinbares abnormes Thoraxbild
  - In Lungenfunktionstest restriktive Störung

Therapie
- Keine Therapie; Rauchen einstellen, Suche nach Bronchialkarzinom nicht vergessen!

Prognose
- Eine große Anzahl der Patienten stirbt an Bronchialkarzinom

Literaturauswahl
Aberle DR et al (1991): Computed tomography of asbestos-related pulmonary parenchymal and pleural diseases. Clin Chest Med 12:115–131
Akira M et al (1991): Early asbestosis: Evaluation with high-resolution CT. Radiology 178:409–416

Sklerodermie

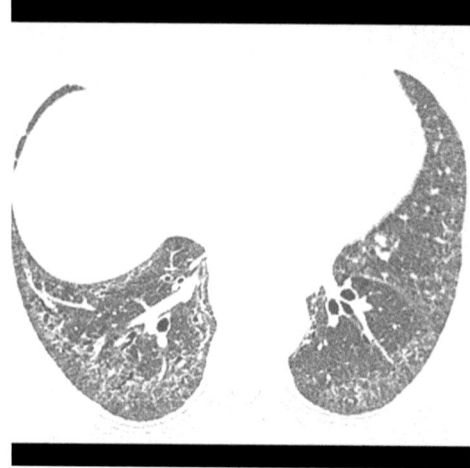

Sklerodermie; HRCT der Lungenbasis; bioptisch unspezifische interstitielle Pneumonie.
Zarte „spitzenartige" subpleurale interstitielle Zeichnungsvermehrung der Lunge. Die
sekundären Lobuli enthalten zahlreiche intralobuläre Linien und Knötchen

Grundlagen

- Generalisierte Kollagenose; Synonym: Progressive systemische Sklerose
- Symmetrisches basales („spitzenartiges") retikulonoduläres Muster mit Zysten (1–30 mm) und/oder Honigwabenlunge, kleines Lungenvolumen, luftgefüllte Speiseröhre
- Komplikationen: Nierenversagen, pulmonalarterielle Hypertonie und Herzkrankheit, Bronchialkarzinom (Alveolarzell- und Adenokarzinom), Aspirationspneumonie, Ösophagusstörungen sowie Bronchiolitis und bronchiolitis obliterans organizing pneumonia (BOOP)
- Antinukleäre Antikörper (100%)
- Prognose: 70% 5-Jahres-Überlebensrate; Todesursache Aspirationspneumonie

Bildgebung

Typische Zeichen

- Schlüsselzeichen: Basale interstitielle Mehrzeichnung und dilatierte Speiseröhre

Thoraxröntgenaufnahme

- Bei 20–65% der Patienten pathologisch verändert
- Fortschreitende basale zarte retikulonoduläre Veränderungen („spitzenartig") bis grobe Fibrose
- Weit ausgedehntes symmetrisches basales retikulonoduläres Muster mit Zysten (1–30 mm) und/oder Honigwabenlunge
- Mitunter im Vergleich zu den Lungenveränderungen unangemessen stark vermindertes Lungenvolumen
- Ein Zwerchfellhochstand kann auch auf Zwerchfellmuskelatrophie und Fibrose beruhen
- Dilatierter luftgefüllter Ösophagus ohne Flüssigkeitsspiegel, am besten in der seitlichen Thoraxaufnahme sichtbar

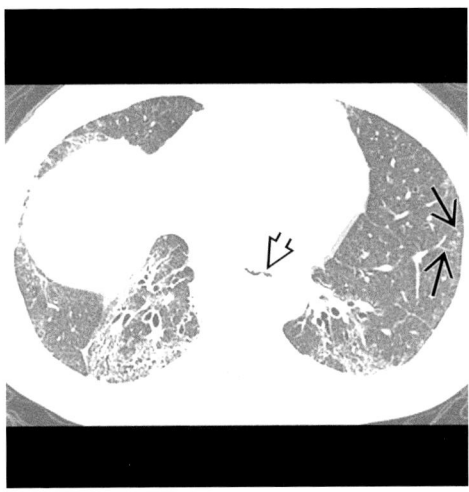

Sklerodermie; HRCT der Lungenbasen. Die Fibrose erfasst überwiegend die dorsobasalen Segmente. Traktionsbronchiektasen subsegmentaler Atemwege. Milchglasmuster und zentroazinäre Knötchen (Pfeile). Der untere Ösophagus (offener Pfeil) ist dilatiert

- Selten verbreiterte Pleura und Pleuraerguss (< 15%)
- Bewegungsapparat: Kraniale und dorsolaterale Rippenusuren (< 20%); Akroosteolyse, Fingerkuppenverkalkungen

Ösophagographie
- Dilatierter Ösophagus mit verminderter/fehlender Peristaltik

CT-/HRCT-Befunde
- HRCT sensitiver als Thoraxröntgenaufnahme
- Verteilung: Peripher, dorsale Unterfelder
- Breites Spektrum von Milchglasverschattungen und Mikronoduli bis zur Honigwabenlunge
- Lymphadenopathie (60%), Ösophagusdilatation (90%)
- Pleuraverbreiterung (Pseudoplaques, 33%)
- Pulmonalarterielle Hypertonie (50%), auch unabhängig von einer interstitiellen Lungenkrankheit

Empfehlungen
- HRCT hinsichtlich Lungenbefall sensitiver; Motilitätsprüfung durch Ösophagographie

Differenzialdiagnose

Usual interstitial pneumonie (UIP)
- Keine Ösophagusdilatation, normaler Bewegungsapparat

Asbestose
- Pleuraplaques, keine Ösophagusdilatation, Erosion der lateralen Klavikulaenden

Rheumatoide Arthritis
- Keine Ösophagusdilatation

Sklerodermie

Medikamentenreaktion
- Keine Ösophagusdilatation

Sarkoidose
- Keine Ösophagusdilatation; Parenchymveränderungen in Lungenmittelfeldern

Pathologie

Allgemein
- Kollagen wird übermäßig gebildet und im Gewebe abgelagert
- Nach Haut, Arterien und Ösophagus ist die Lunge das am vierthäufigsten erkrankte Organ
- Ätiologie/Pathogenese
  - Vermutet werden eine genetisch bedingte Suszeptibilität und/oder Umweltfaktoren
  - Verringerte Zahl von zirkulierenden T-Suppressor- und natürlichen Killerzellen, die die Fibroblastenproliferation unterdrücken können
  - Antikörper gegen Topoisomerase 1 (30%), RNA-Polymerase III und Histone im Verein mit interstitieller Lungenkrankheit
  - Antikörper gegen Zentromere bei der CREST-Variante, hierbei jedoch keine interstitielle Lungenkrankheit
- Epidemiologie
  - Normalerweise Beginn mit 30–50 Jahren; Frauen : Männer = 3 : 1; Weiße und Schwarze gleich häufig betroffen
  - Selten: 1,2/100 000 Neufälle jährlich

Makropathologische und intraoperative Befunde
- Interstitielle subpleurale Fibrose der Unterlappen, die zu einer Endstadiumslunge fortschreiten kann (identisch mit der UIP)
- Pleurafibrose, die radiologisch nur selten diagnostiziert wird

Mikroskopische Befunde
- UIP: Fibroblastenproliferation, Fibrose und gestörte Lungenarchitektur
- Unspezifische interstitielle Pneumonie: Zellulär oder fibrosierend
- Follikuläre Bronchiolitis und BOOP
- Veränderungen kleiner Gefäße: Intimaproliferation, Mediahypertrophie und myxomatöse Veränderungen können zu pulmonalarterieller Hypertonie führen

Klinik

Klinisches Bild
- Haut wird straff, induriert und verdickt, Raynaud-Phänomen, Gefäßanomalien, Manifestationen am Bewegungsapparat, Viszeralbefall: Lunge, Herz und Nieren
- Dyspnoe (60%), Husten, Pleurodynie, Fieber, Hämoptysen, Dysphagie
- Hauptkriterien: Hautbefall proximal der Fingergrundgelenke
- Nebenkriterien: Sklerodaktylie, grübchenförmige Narben, atrophische Fingerkuppen/Akroosteolysen, beidseitige basale Lungenfibrose
- Häufigste Vorstellungsgründe sind Raynaud-Phänomen (bis zu 90%), Tendinitis, Arthralgie und Arthritis
- Gestörte Speiseröhrenmotilität, gastroösophagealer Reflux, Candidiasis und Stenose der Speiseröhre, Gewichtsverlust
- Antinukleäre Antikörper (100%)
- Lungenfunktion: Restriktive oder obstruktive Störung, verminderte Diffusionskapazität
- BAL: Variabel von lymphozytärer bis zu neutrophiler Alveolitis (50%)

- Merkmale der Sklerodermie sieht man bei
  - CREST, MCTD, diffuser Fasziitis und Eosinophilie, Karzinoidsyndrom, Medikamentenreaktion und chronischer Graft-versus-host-Krankheit

Klinischer Verlauf
- Der Lungenbefall ist indolent und fortschreitend
- Komplikationen: Nierenversagen, pulmonalarterielle Hypertonie und Herzkrankheit, Bronchialkarzinom (Alveolarzell- und Adenokarzinom)

Therapie und Prognose
- Keine spezifische Behandlung
- Eine Niereninsuffizienz kann gelegentlich die muskuloskelettale Krankheit bessern
- Prognose schlecht: 70% 5-Jahres-Überlebensrate; Todesursache meist Aspirationspneumonie

Literaturauswahl

Bhall M et al (1993): Chest CT in patients with scleroderma: Prevalence of asymptomatic esophageal dilatation. AJR 161:269–272

Schurawitzki H et al (1990): Interstitial lung disease in progressive systemic sclerosis: High-resolution CT versus radiography. Radiology 176: 755–759

Rheumatoide Arthritis (RA)

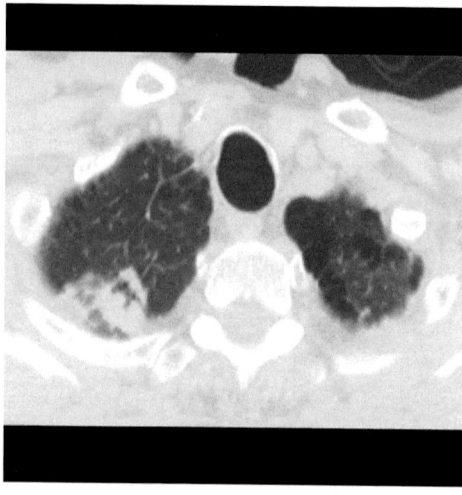

Rheumatoider Knoten. Subpleuraler, teilweise einschmelzender Knoten in der rechten Lungenapex. Paraseptales Emphysem. Rheumatoide Knötchen können einen Pneumothorax verursachen

Grundlagen
- Subakute oder chronische entzündliche Polyarthropathie unbekannter Ursache
- Thorakaler Befall bei Männern häufiger
- Hauptbefunde sind Pleurabeteiligung, interstitielle Fibrose mit Honigwabenlunge, Mikronoduli, kleine und große Knötchen und Atemwegskrankheit
- HRCT von Nutzen, um die Miterkrankung von Pleura, Lunge und Atemwegen abzuklären
- Interstitielle Lungenkrankheit: usual interstitial pneumonia (UIP) oder unspezifische interstitielle Pneumonie, letztere mit besserer Prognose
- Therapie: Steroide und immunsuppressive Medikamente
- Zu den Komplikationen zählen Pneumonie, Empyem, Medikamentenreaktion, Amyloidose, Cor pulmonale

Bildgebung
Typische Zeichen
- Schlüsselzeichen: Diffuse interstitielle Zeichnungsvermehrung mit Erosion der lateralen Klavikulaenden

Thoraxröntgenaufnahme
- Pleurabeteiligung
  - Verbreiterte Pleura (20%)
  - Pleuraerguss, meist bei Männern (3%)
    - Kleiner bis großer, meist einseitiger, aber auch beidseitiger Erguss
    - Vorübergehend, persistierend oder rezidivierend
    - Fibrothorax
    - Patienten sind für Pleuraempyem anfällig
  - Selten Pneumothorax
- Parenchymbeteiligung
  - Retikulonoduläre und unregelmäßige Linienschatten in Unterfeldern (< 10%)
  - Schrumpfungsprozesse, Honigwabenlunge, zunehmender Volumenverlust

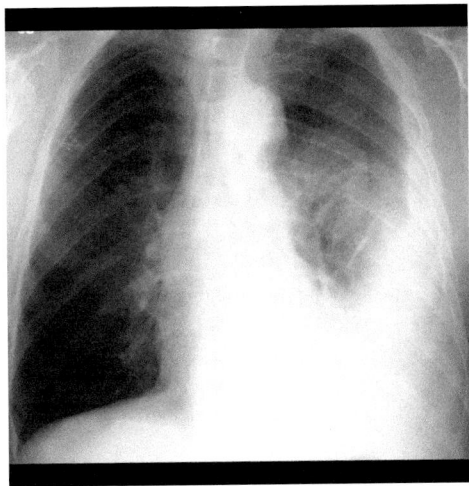

Pleuraerguss bei rheumatoider Arthritis. Mäßig großer Pleuraerguss links. Frühere Gewehrschussverletzung des rechten Hemithorax. Der Pleuraerguss wurde drainiert, lief aber wieder in gleicher Menge nach. Im Erguss waren der Glukosespiegel niedrig und der Rheumafaktor positiv

- Selten fibrosierende und bullöse Veränderungen der Oberlappen
- Selten rheumatoide Knötchen
  - Solitär oder multipel, 5 mm bis 7 cm groß
  - Peripher gelegen
  - „Kommen und Gehen"
  - Einschmelzung möglich, breite glatte Wandung
  - Verkalkung möglich
- Caplan-Syndrom – selten
  - Hypersensitivitätsreaktion auf Staub
  - Kohlebergbau: Große rundliche Knoten (0,5–5 cm)
  - In weiter gefasster Definition: Silikate, Asbest, Dolomit, Kohle
  - Serologisch, nicht jedoch klinisch rheumatoide Arthritis
- Erkrankung der Atemwege
  - Überblähung (Bronchiolitis obliterans) oder BOOP-Muster
  - Diffuses retikulonoduläres Muster – follikuläre Bronchiolitis
  - Bronchiektasen

CT-/HRCT-Befunde
- Pleurabefall – am häufigsten
  - Pleuraverbreiterung oder Pleuraerguss
  - Kombination mit Perikarditis, interstitieller Fibrose, interstitieller Pneumonie oder Lungenknötchen möglich
- Parenchymbefall
  - Von einer UIP nicht unterscheidbare Lungenfibrose
  - Honigwabenlunge (10%), meist basal
  - Milchglasverschattungen (15%)
  - Verdichtung der Lunge (5%)
  - Mikronoduli (20%) (zentrolobulär, peribronchial, subpleural)
  - Knötchen/Raumforderungen
    - Ähneln einem Neoplasma, scharf begrenzt, rundlich oder gelappt, subpleural

Rheumatoide Arthritis (RA)

- Atemwegserkrankung
  - Mosaikperfusion, BOOP-Muster, Bronchiektasen
  - Mikronoduli < 1 cm; zentrolobulär, subpleural, peribronchial; bei follikulärer Bronchiolitis zentrolobuläres Verzweigungsmuster
- Weitere Befunde
  - Cor pulmonale, Lymphadenopathie, sklerosierende Mediastinitis, Perikarditis

Empfehlungen
- HRCT von Nutzen, um Muster und Krankheitsausmaß zu beschreiben

Differenzialdiagnose
Allgemeines
- Röntgenaufnahmen der Hände oder laterale Klavikularesorption in Thoraxröntgenaufnahme helfen, die RA von anderen interstitiellen Lungenkrankheiten zu differenzieren

Lunge
- Idiopathische Lungenfibrose, Sklerodermie, Asbestose, Medikamentenreaktion und Hyersensitivitätspneumonitis können identische Lungenbefunde bieten

Pathologie
Allgemein
- Subakute oder chronische entzündliche Polyarthropathie unbekannter Ursache
- Ätiologie/Pathogenese
  - Entzündliche, immunologische, hormonelle und genetische Faktoren möglich
- Epidemiologie: Die RA ist bei Frauen dreimal häufiger als bei Männern

Mikroskopische Befunde
- Lungenfibrose, entweder vom Muster einer UIP oder einer unspezifischen interstitiellen Pneumonie
- Pleurabiopsie: Kann rheumatoide Knötchen zeigen
- Pleuraergusspunktion: Lymphozyten, im Akutstadium Neutro- und Eosinophile

Klinik
Klinisches Bild
- Extraartikuläre RA – bei Männern häufiger; Alter 50–60 Jahre
- Die thorakale Miterkrankung kann sich schon vor Beginn der Arthritis entwickeln
- Schleichender Beginn mit Remissionen und Rezidiven
- Asymptomatisch oder Dyspnoe, Husten, Pleuraschmerz, Trommelschlegelfinger, Hämoptysen, Infektion, bronchopleurale Fistel, Pneumothorax
- Die meisten Patienten haben eine Arthritis, einen positiven Rheumafaktor (80%) und Hautknötchen
- Pleuraflüssigkeit: Hoher Protein-, niedriger Glukosegehalt, niedriger pH-Wert, LDH erhöht, hoher Rheumafaktor, geringes Komplement
- Lungenfunktion: Restriktive Störung, verminderte Diffusionskapazität, manchmal obstruktive Störung, wenn die Atemwegskrankheit dominiert

Therapie
- Steroide; Immunsuppressiva

Prognose
- 5-Jahres-Überlebensrate 40%
- Tod durch Infektion, respiratorische Insuffizienz, Cor pulmonale, Amyloidose

Literaturauswahl
Remy-Jardin M et al (1994): Lung changes in rheumatoid arthritis: CT findings. Radiology 193, 375–382
Turner-Warwick M et al (1977): Pulmonary manifestations of rheumatoid disease. Clin Rheum Dis 3:549–564

Sjögren-Syndrom (SS)

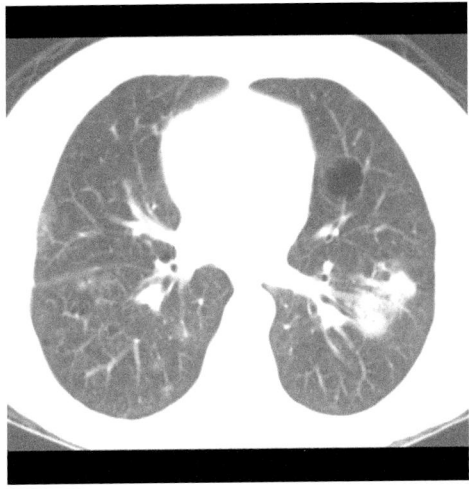

Sjögren-Syndrom; HRCT. Peribronchovaskuläre Knötchen und eine größere Raumforderung in den Gasaustauschräumen des linken Unterlappens. Dünnwandige zystische Läsion in der Lingula. Die Biopsie ergab eine lymphoide interstitielle Pneumonie

Grundlagen
- Autoimmunkrankheit, die vor allem Frauen im mittleren Lebensalter befällt
- Häufig kombiniert mit weiteren Kollagenosen (sekundäres Sjögren-Syndrom)
- Ausgedehnte Weichteilinfiltration durch polyklonale B-Lymphozyten
- Keratoconjunctivitis sicca, Xerostomie, wiederholte Schwellung der Ohrspeicheldrüsen
- Röntgenbild: Interstitielle Lungenkrankheit (UIP, LIP), zystische Lungenveränderungen, wiederholte Pneumonien, Atemwegserkrankungen
- Erhöhtes Risiko von Pseudolymphom und malignem Lymphom

Bildgebung
Typische Zeichen
- Schlüsselzeichen: Dünnwandige Zysten (selten)

Thoraxröntgenaufnahme
- Pathologischer Befund bei < 33% der Patienten
- Retikulonoduläres Muster, vorwiegend basal (am häufigsten)
- Bronchuswände verbreitert, Bronchiektasen
- Rezidivierende Bronchopneumonien
- Atelektase
- Pleuraerguss oder Pleuraverbreiterung (selten)
- Pulmonalarterielle Hypertonie
- Lymphknotenvergrößerung lässt an Pseudolymphom oder malignes Lymphom denken

HRCT-Befunde
- Überwiegend Lungenbasen betroffen
- Bronchiolektasien, zentrolobuläre Knötchen oder sich verzweigende Verschattungen
- Mosaikmuster der Lungendichte, air trapping
- Dünnwandige Zysten (5–30 mm Durchmesser)

Sjögren-Syndrom (SS)

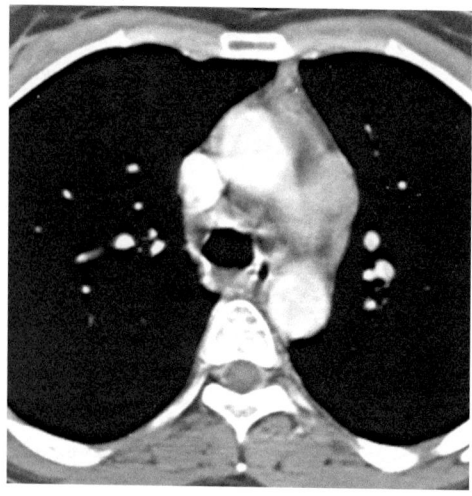

Sjögren-Syndrom. Neu aufgetretene vergrößerte Lymphknoten im Recessus aortopulmonalis. Non-Hodgkin-Lymphom; Der Patient litt an Sjögren-Syndrom und war somit gefährdet, ein Non-Hodgkin-Lymphom zu entwickeln

- Linienschatten – (septal und nicht-septal)
- Alveoläre Verschattungen – Bronchopneumonie oder Pseudolymphom
- Pleuraerguss oder -verbreiterung (selten)

Differenzialdiagnose

Usual interstitial pneumonia (UIP)
- Keine dünnwandigen Zysten, subpleurales Interstitium vergröbert

Medikamentenreaktion
- Keine dünnwandigen Zysten

Asbestose
- Pleuraplaques, keine dünnwandigen Zysten, lange und kurze parenchymale Linienschatten

Langerhans-Zellhistiozytose
- Zysten hier vorwiegend im Oberlappen, Pleuraerguss, kleine zentroazinäre Knötchen

Lymphangioleiomyomatose
- Eher diffus verteilte Zysten, Pleuraerguss, Spontanpneumothorax

Pneumozystis-carinii-Pneumonie
- Zysten (Pneumatozelen) folgen auf Pneumozystis-carinii-Infektion

Pathologie

Allgemein
- Autoimmunprozess
- Ätiologie/Pathogenese
  - Mögliche Virusätiologie; Epstein-Barr-, Hepatitis-C-, Herpes-, Retrovirus

Makropathologische und intraoperative Befunde
- Lymphozyteninfiltration, Drüsenatrophie, Tränen- und Speicheldrüsensekretion vermindert, muköse Drüsen der Atemwege befallen

- Pathologika von Pleura und Lunge (30%)
  - Atemwege
    - Tracheobronchitis
    - Follikuläre Bronchitis
    - BOOP
  - Rezidivierende Pneumonien
  - Interstitielle Lungenkrankheit (33%)
    - Lymphoide interstitielle Pneumonie (LIP) (diffus)
    - Pseudolymphom (umschrieben)
    - UIP-Muster
  - Pleuritis mit oder ohne Erguss, Pleura verbreitert (10%)
  - Lymphadenitis
  - Plexogene pulmonale Arteriopathie (selten)
  - Amyloidose als Sekundärmanifestation

Mikroskopische Befunde
- Gewebsinfiltration durch polyklonale B-Lymphozyten
- Systemische nekrotisierende Vaskulitis der kleinen und großen Gefäße

Klinik
Klinisches Bild
- Frauen (90%); Durchschnittsalter 57 Jahre
- Sikkasyndrom: Trockener Mund, trockene Nase
- Heiserkeit, Husten, pleuritischer Schmerz, Dyspnoe
- Glandula lacrimalis, submandibularis und parotis geschwollen
- Wiederholt Infekte, Bronchitis, Pneumonie (infolge der gestörten Sekretion)
- Mit anderen Autoimmunkrankheiten vergesellschaftet: Chronisch-aktive Hepatitis, primär biliäre Leberzirrhose, Hashimoto-Thyreoiditis, Myasthenia gravis, Zöliakie, Nierentubulusstörungen, Myopathie, Neuropathie, ZNS-Leiden, Raynaud-Vaskulitis, Purpura, Polyarthropathie, thrombozytopenische Purpura (selten), Hypothyreose, Splenomegalie
- Sekundäres Sjögren-Syndrom kombiniert mit rheumatoider Arthritis, progressiver systemischer Sklerose, systemischem Lupus erythematodes, Polymyositis
- Positiver Rheumafaktor (90%), ANA (70%)
- Lymphopenie, Leukopenie, polyklonale Gammopathie vom Typ IgG, IgM
- Diagnose
  - Sikkasyndrom
  - Abnormer Schirmer- und Bengalrosa-Test
  - Biopsie aus kleinen Speicheldrüsen
  - Sialographie der Glandula parotis
  - Nachweis von Antikörpern gegen extrahierbare RNA/DNA (SS-A, SS-B)
- Lungenfunktion: Obstruktive (evtl. reversible) oder restriktive Störung, verminderte Diffusion
- Bronchoalveoläre Lavage (BAL) – Lymphozytose

Therapie
- Keine, nur unterstützend
- Strahlen- und Chemotherapie bei malignem Lymphom

Prognose
- Primäre systemische Sklerose, kann unter sehr schlechter Prognose rasch fortschreiten
- Risiko, an Non-Hodgkin- oder Pseudolymphom zu erkranken

Literaturauswahl
Meyer CA et al (1997): Inspiratory and exspiratory high-resolution CT findings in a patient with Sjogrens's syndrome and cystic lung disease. AJR 168:101–103
Strimlan CV et al (1976): Pulmonary manifestations of Sjogren's syndrome. Chest 70:354–361

Hypersensitivitätspneumonitis (HP)

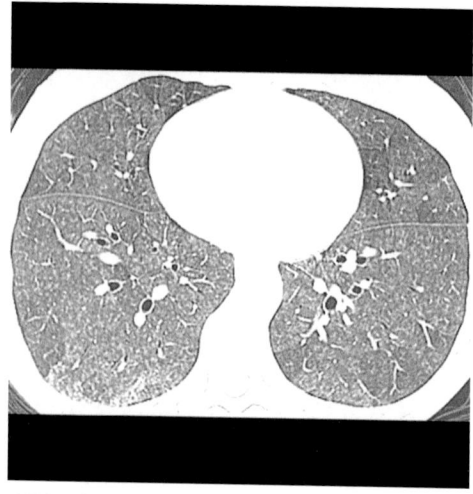

Farmerlunge. HRCT-Schnitt in mittlerer Lungenhöhe. Fleckige zentrolobuläre milchglasartige Verschattungen und Mikronoduli

Grundlagen
- In akuter und subakuter Phase meist normaler Thoraxbefund
- Bei chronischer Krankheit Fibrose in den Lungenmittelfeldern
- HRCT: Zentrolobuläre milchglasartige Knötchen mit air trapping
- Meist bleiben Randsinus verschont
- Allergische Reaktion auf organische Antigene, insbesondere thermophile Aktinomyzeten
- Unspezifische grippeartige Symptome
- Oft als Pneumonie fehlgedeutet

Bildgebung
Typische Zeichen
- Schlüsselzeichen: Miliare oder interstitielle Lungenmittelgeschoß-veränderungen unter Aussparung der Randsinus

Thoraxröntgenaufnahme
- Oft normal, insbesondere bei akuter und subakuter Form
- Miliare Zeichnungsvermehrung
- Chronisch: Fibrose der Lungenmittel- und -oberfelder, Bronchiektasen und Volumenverlust
- Keine Pleurabeteiligung oder Lymphadenopathie

HRCT-Befunde
- HRCT sensitiver, kann aber auch normal sein
- Akut: Zentrolobuläre milchglasartige Knötchen
- Am ausgeprägtesten in Lungenmittel- und -unterfeldern
- Häufig air trapping (Muster der Mosaikperfusion)
- Randsinus bleiben verschont

Empfehlungen
- HRCT ist sensitiver und charakterisiert die Krankheit am besten

Hypersensitivitätspneumonitis (HP)

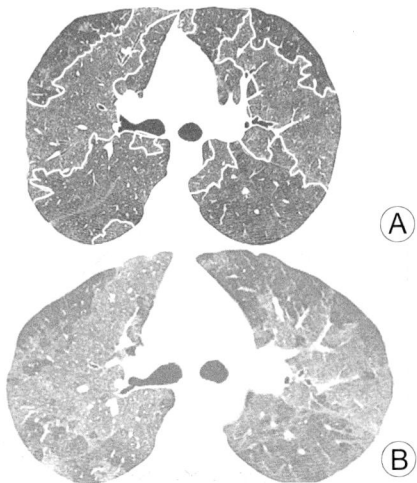

Farmerlunge. HRCT in Lungenmitte in In- und Exspiration. In Inspiration (A) Mosaikperfusion (weiße Umrisse). Überwiegend periphere Dichteminderung. In Exspiration (B) gemischte Dichte, Kombination einer Obstruktion kleiner Atemwege mit einer Milchglasinfiltration

Differenzialdiagnose

Idiopathische Lungenfibrose
- Spart die Randsinus nicht aus, die hier in der Tat schwer verändert sind

Eosinophiles Granulom
- Die Knötchen können zerfallen, was bei der HP nicht vorkommt
- Raucher (HP ist bei Rauchern selten)

Sarkoidose
- Verteilung um bronchovaskuläre Bündel, subpleurale Knötchen, Adenopathie

Pneumokoniosen
- Berufsanamnese
- Vergrößerte Lymphknoten möglich
- Subpleurale Absiedelungen in Lymphangien sind bei der HP selten

Sklerodermie
- Ösophagusdilatation, basale Fibrose

Pathologie

Allgemein
- Allergische Reaktion auf eingeatmete organische Partikel (1–5 μm)
- Ätiologie/Pathogenese
  - Thermophile Aktinomyzeten sind häufiges Antigen
  - Kleine in Bronchiolen abgelagerte Partikel lösen eine allergische granulomatöse Reaktion aus

Makropathologische und intraoperative Befunde
- Honigwabenlunge bei chronischer HP
- Verteilung in Lungenmittel- und -oberfeldern
- Randsinus weniger stark betroffen

Mikroskopische Befunde
- Locker aufgebaute nicht-verkäsende Granulome
- Lymphozyteninfiltration
- BOOP

Klinik

Klinisches Bild
- Typische Exposition
  - Feuchtes Heu: Farmerlunge
  - Vögel: Vogel-/Taubenzüchterlunge
  - Büro: Luftbefeuchterlunge
  - Zahlreiche weitere organische Antigene wurden identifiziert (z. B. Champignons u. a.)
- Erhebliche Überlappung von akuter, subakuter und chronischer Form
- Unspezifische Symptome
- Oft als Pneumonie fehlgedeutet
- Akut: Husten, Dyspnoe, 4–6 Stunden nach der Exposition Fieber
- Subakut oder chronisch: Schleichender Beginn von Kurzatmigkeit oder Dyspnoe
- Das Individuum muss empfänglich sein (allergische Antwort); die meisten Menschen mit Staubexposition zeigen keine Reaktion

Therapie
- Umgebungswechsel
- Steroide

Prognose
- Unterschiedlich; von kompletter Erholung bei Antigenausschaltung bis zu einer Lungenfibrose des Endstadiums

Literaturauswahl

Matar LD et al (2000): Hypersensitivity pneumonitis. AJR 174:1061–1066

Lynch DA et al (1995): Can CT distinguish hypersensitivity pneumonitis from idiopathic pulmonary fibrosis? AJR 165, 807–811

Pneumokoniosen: Kohlenstaublunge, Silikose

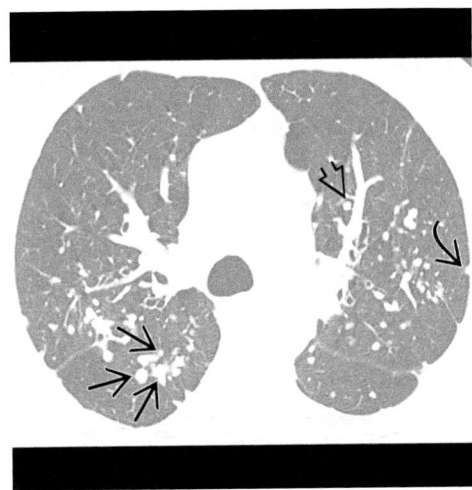

Silikose; HRCT im Lungenmittelfeld. Zahlreiche Knötchen, vorwiegend dorsal in den Lungen. Sie folgen den bronchovaskulären Bündeln (offener Pfeil) und liegen subpleural (gebogener Pfeil). Die Anhäufung von Knötchen kann eine frühe progressive massive Fibrose (PMF) darstellen (Pfeile)

Grundlagen
- Kohlebergwerksarbeiter inhalieren Quarz (Silikate) oder Kohlestaub
- Einfache Pneumokoniose: Mikronoduli < 1 cm, Lungenoberfelder, Hilus-/Mediastinallymphknoten vergrößert, Eierschalenverkalkungen
- Komplizierte Pneumokoniose auch als progressive massive Fibrose (PMF) bekannt
- Bei Verschlechterung unter der PMF sind die Knötchen nicht mehr so weit verstreut
- Akute Silikoproteinose: Ähnelt der Alveolarproteinose
- Caplan-Syndrom: Pneumokoniose der Kohlebergarbeiter + rheumatoide Arthritis + nekrobiotische Knötchen

Bildgebung

Typische Zeichen
- Schlüsselzeichen: Mikronoduläre interstitielle Zeichnung in Lungenoberfeldern

Thoraxröntgenaufnahme
- Befunde nach 10–20 Jahren Expositionszeit sichtbar
- Silikose und Kohlenstaublunge ähnlich, aber Lungenkrankheit bei Kohlenstaublunge weniger schwer
- Einfache Pneumokoniose
  - 1–3 mm große Knötchen, posteriore Segmente, Oberlappen (ILO p,q,r)
  - Die Knötchen können verkalken
  - Hilus- und Mediastinallymphknoten vergrößert; Eierschalenverkalkung
- Komplizierte Pneumokoniose (PMF)
  - Die Knötchen verschmelzen miteinander und sind größer als 1 cm
  - Meist beidseitig, rechts > links, dorsale Lungenanteile
  - PMF kann linsenförmig sein (großer Durchmesser im p.-a. und kleiner im seitlichen Bild)

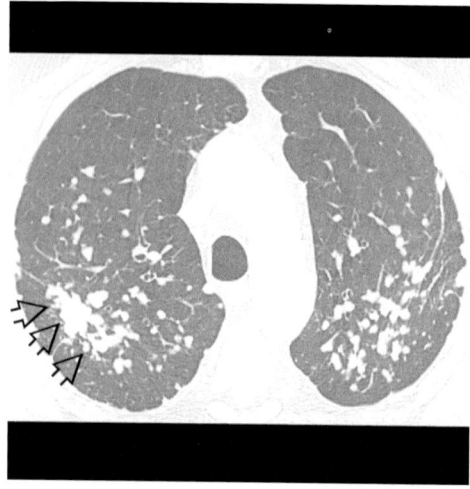

Komplizierte Silikose. HRCT in Oberlappenhöhe. Zahlreiche Knötchen verschmelzen an der Rückseite des rechten Oberlappens zur PMF (offene Pfeile), multiple subpleurale Knötchen

- Insgesamt nimmt die Knötchenausbreitung durch die Aggregation zur PMF ab
- Amorphe Verkalkungsherde, die zerfallen können
- Im zeitlichen Verlauf Wanderung nach zentral
- Die Lungenabschnitte distal der PMF sind emphysematös: Risiko des Pneumothorax
- Akute Silikoproteinose
  - Schmetterlingsförmiges Muster der Alveolarproteinose mit Luftbronchogramm
  - Hilus-/Mediastinallymphknoten vergrößert
  - Schreitet über Monate rasch voran
  - Später Fibrose, Lungenverziehung, Bullae, Pneumothorax
- Caplan-Syndrom
  - Zahlreiche große Knötchen (können zerfallen)
  - Noduläre interstitielle Zeichnung (Kohlenstaublunge)
  - Knochenveränderungen der rheumatoiden Arthritis: Humerus- oder Klavikulaerosionen

CT-/HRCT-Befunde
- CT sensitiver als die Thoraxaufnahme
- Mikronoduli < 7 mm in Zentrum und Peripherie des Lobulus; können verkalken
- Anhäufung von Noduli zur PMF leichter zu entdecken

Empfehlungen
- HRCT bei Lungenkrankheit und PMF sensitiver

Differenzialdiagnose

Sarkoidose
- Leere Berufsanamnese; PMF unwahrscheinlicher

Tuberkulose
- Die Knötchen wachsen nicht zu einer plumpen Raumforderung zusammen, Knötchen weniger weit verstreut

Langerhans-Zellhistiozytose
- Subpleurale Knötchen weniger wahrscheinlich; keine PMF, Zysten

Hypersensitivitätspneumonitis
- Subpleurale Knötchen unwahrscheinlicher; keine PMF; vorwiegend Lungenmittelfeld

Pathologie

Allgemein
- Tuberkuloserisiko erhöht
- Silikate sind stärker fibrogen als Kohle
- Ätiologie/Pathogenese
  - Inhalation von Silikatstaub, Siliziumdioxid (SiO_2) oder Kohle, die in Bronchioli respiratorii abgelagert und durch Makrophagen über den Lymphweg abtransportiert werden

Makropathologische und intraoperative Befunde
- Vorwiegend Befall der Lungenoberfelder; PMF führt zu einer Endstadiumslunge

Mikroskopische Befunde
- Quarzpartikel innerhalb konzentrischer Kollagenlamellen in Bronchiolen, kleinen Gefäßen und Lymphgefäßen
- In polarisiertem Licht doppelbrechende Silikatkristalle (1–3 μm) in den Knötchen
- Silikatbeladene Makrophagen bringen die Partikel zu den Hilus- und Mediastinallymphknoten und bilden dort Granulome
- Bei Silikoproteinose hohe Konzentration an Silikaten; Alveolen durch Lipoproteinmaterial ähnlich dem bei der Alveolarproteinose gefüllt
- Kohlemakula: In Bronchioli terminales und respiratorii sowie pleuralen Lymphgefäßen sternförmige Ansammlung von Makrophagen, die schwarze (1–5 μm große) Partikel enthalten

Klinik

Klinisches Bild
- Berufsbelastung: Sandstahl-, Steinbruch-, Minenarbeiter, Glasbläser, Töpfer
- Kohleminen enthalten meist Silizium (das häufigste Element in der Erdkruste)
- Akute Silikoproteinose
  - Massive Belastung durch Silikatstaub, meist bei Sandstrahlgebläsearbeitern
- Caplan-Syndrom
  - Pneumokoniose, rheumatoide Arthritis, nekrobiotische Lungenknötchen
- Symptome
  - Bei einfacher Silikose keine
  - Kohlebergwerksarbeiter sind meist Raucher und haben Bronchitis und Emphysem
  - Husten, Dyspnoe, erhöhte Sputummenge bei komplizierter Krankheit
  - Schwarzes Sputum bei Kohlenbergwerksarbeitern
- Lungenfunktionstest: Verminderte Diffusionskapazität; Obstruktion, dann restriktive Ausfälle
- Risiko der Tuberkulose; Einschmelzungen bei PMF erfordern Erregerkultur
- Leicht erhöhtes Risiko von Bronchialkarzinom und Sklerodermie

Klinischer Verlauf
- Erfordert meist > 20 Jahre Exposition; Silikose kann auch nach Ende der Staubexposition fortschreiten; Kohlenstaublunge schreitet dann nicht mehr voran

Therapie
- Belastende Tätigkeit aufgeben
- Prävention, Atemschutz in staubiger Umgebung, Staub kontrollieren/vermeiden

Prognose
- Einfache Pneumokoniose: Normale Lebenserwartung
- Komplizierte PMF: Tod durch respiratorische Insuffizienz, Pneumothorax, Bronchialkarzinom, Tuberkukose
- Silikoproteinose: Tod binnen 2–3 Jahren

Literaturauswahl

Remy-Jardin M et al (1990): Coal worker's pneumoconiosis: CT assessment in exposed workers and correlation with radiographic findings. Radiology 177:363–371

Bergin CJ et al (1986): CT in silicosis: Correlation with plain films and pulmonary function tests. AJR 146:477–483

Pendergrass EP (1942): Some considerations concerning the roentgen diagnosis of pneumoconiosis and silicosis. AJR 48:571–594

Morbus Bechterew

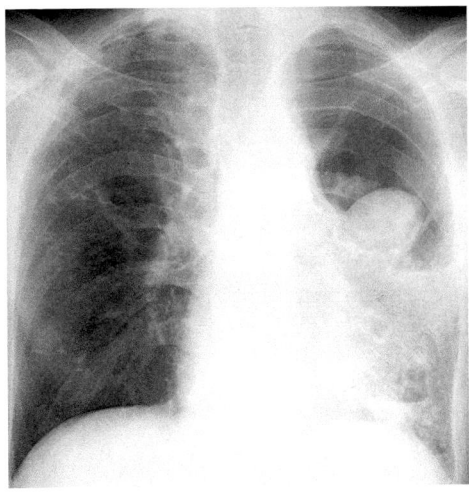

M. Bechterew. Ausgedehnte fibrosierende und bullöse Veränderungen beider Oberlappen. Die Bulla im linken Oberlappen enthält ein Aspergillom. Normale Aorta

Grundlagen
- Synovialitis, thorakolumbale Spondylarthritis, Ankylose, Kyphose
- Genetische Prädisposition: HLA-B27; meist Männer, Beginn mit 15–35 Jahren
- Pleuropulmonale Krankheiten: Später Beginn, selten, meist asymptomatisch
- Röntgenologisch: Fibrös-bullös veränderte Oberlappen, Zysten, Kavernen, narbige Atelektasen und Myzetome
- Die Hämoptysen durch ein Myzetom können lebensbedrohend sein
- Meist normale Lebenserwartung
- Ektasie der Pars ascendens aortae und Aortenklappeninsuffizienz

Bildgebung
Typische Zeichen
- Schlüsselzeichen: Fibrös-bullöse Oberlappenveränderungen und Wirbelsäulenankylose

Thoraxröntgenaufnahme
- Symmetrisch fibrös-bullös veränderte Oberlappen, selten (1,25%)
- Narbige Atelektasen und Traktionsbronchiektasen des Oberlappens
- Stabile Krankheit oder langsame Progression
- Schmal- oder breitwandige Zysten und Kavernen
- Pleuraverbreiterung, Pneumothorax (8%)
- Aufgepfropftes Aspergillom
- Pleuraerguss oder -verbreiterung, selten
- Skelettveränderungen
  - Die Ankylose geht den Lungenveränderungen nahezu immer voran
  - Kyphose
  - Syndesmophyten
  - Rechteckige Wirbelkörperform
  - Erosion oder Ankylose der Synchondrosis manubriosternalis (Angulus Ludovici)
  - Verknöcherte Kostotransversalgelenke
- Ektasie der Pars ascendens aortae und Aortenklappeninsuffizienz

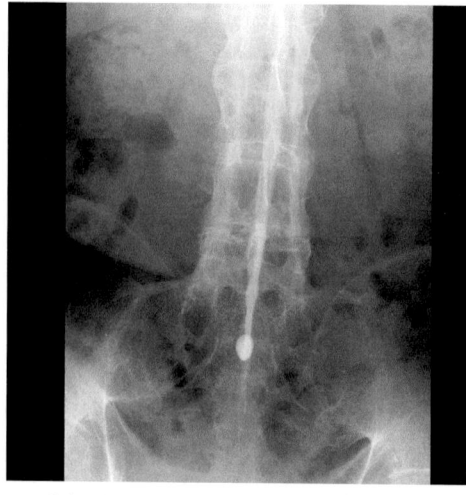

M. Bechterew. Ankylose beider Sakroiliakalgelenke und der Lendenwirbelsäule. Vor Beginn der Lungensymptomatik litt der Patient lange Zeit an den Symptomen der Wirbelsäulenerkrankung

CT-/HRCT-Befunde
- Apikale fibrös-bullöse Veränderungen
- Nicht apikal gelegene interstitielle Lungenkrankheit
  - Milchglasverschattungen
  - Basal subpleurale Bänder
  - Verbreiterte Interlobulärsepten
  - Pleuraadhärenzen
- Bronchuswandverbreiterung, Bronchiektasen, aufgeweitete Trachea
- Paraseptales Emphysem, Zysten, Kavernen
- Myzetom
- Leichte Lymphknotenschwellung
- Pleuritis mit Erguss

Empfehlungen
- Die Thoraxaufnahme reicht aus, die Diagnose zu stellen

Differenzialdiagnose
Tuberkulose
- Keine ankylosierenden Wirbelsäulenveränderungen
- Erregernachweis erforderlich

Histoplasmose
- Keine ankylosierenden Wirbelsäulenveränderungen
- Erregernachweis erforderlich

Sarkoidose
- Keine ankylosierenden Wirbelsäulenveränderungen

Silikose und Kohlenstaublunge
- Keine ankylosierenden Wirbelsäulenveränderungen
- Eierschalenförmig verkalkte Hilus- und Mediastinallymphknoten
- Berufsanamnese

Pathologie

Allgemein
- Die Kavernen sind durch Pilzbälle (Aspergillus fumigatus) oder nicht-tuberkulöse Mykobakterien besiedelt
- Genetik
  - Genetische Prädisposition: HLA-B27 positiv

Makropathologische und intraoperative Befunde
- Bronchiektasen, Tracheobronchomegalie, BOOP
- Bullae

Mikroskopische Befunde
- Unspezifische Fibrose, chronische lymphozytäre Infiltration, fragmentierte elastische Fasern, Kollagendegeneration

Klinik

Klinisches Bild
- Häufigkeit ca. 1 : 2 000; Männer : Frauen = 8 : 1
- Intermittierende Lumbalgien, Thoraxschmerz, Schwäche, Gewichtsverlust, leichtes Fieber
- Die Hämoptysen können von Myzetomen herrühren und lebensbedrohlich sein
- Thoraxwand versteift; Kyphose
- Aortenklappenendokarditis (5%)
- Erkrankung von Pleura und Lunge (1–2%)
  - Später Beginn – 15–20 Jahre nach Wirbelsäulenbefall
  - Fibrös-bullöse Veränderungen der Oberlappen, asymptomatisch
- Lungenfunktion: Gemischt – Überblähung oder Restriktion

Therapie
- Aortenklappenersatz bei Klappenentzündung
- Bronchialarterienembolisation oder Operation bei lebensbedrohenden Hämoptysen
- Therapie aufgepfropfter Infekte

Prognose
- Letalität ist verknüpft mit Spondylitis, Colitis ulcerosa, Nephritis, Tbc, Krankheiten der Atmungsorgane
- Meist normale Lebenserwartung

Literaturauswahl

Fenion HM et al (1997): Plain radiography and high-resolution CT in patients with ankylosing spondylitis. AJR 168:1067–1072

Rosenow E et al (1977): Pleuropulmonary manifestations of ankylosing spondylitis. Mayo Clin Proc 52:641–649

Wolson AH et al (1975): Upper lobe fibrosis in ankylosing spondylitis. AJR 124:466–471

Medikamentenreaktion

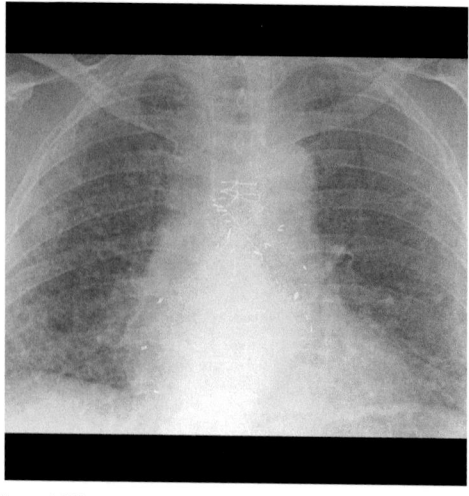

Kardiomegalie und diffuse interstitielle Zeichnungsvermehrung. Zustand nach medianer Sternotomie. Zwar wäre hier das Lungenödem die wahrscheinlichste Diagnose, doch waren die interstitiellen Veränderungen chronisch und sprachen nicht auf Diuretika an.

Grundlagen

- Toxische Nebenwirkungen werden oft als Ursache von Lungenkrankheiten verkannt
- CT/HRCT können dabei helfen, die toxischen Wirkungen bestimmter Arzneistoffe nachzuweisen, z. B. von Amiodaron, Steroiden, Methysergid, Mineralöl, Vitamin D, Talkum
- Klinisches Bild: Unterschiedlich, Dyspnoe, Husten, Fieber, Eosinophilie
- Letalität durch respiratorische Insuffizienz

Bildgebung

Typische Zeichen

- Schlüsselzeichen: Begründeter Verdacht, dass die Lungenbefunde medikamenteninduziert sein können

Thoraxröntgenaufnahme

- Unspezifisch
- Muster
  - Diffuse interstitielle Mehrzeichnung (akut oder chronisch)
  - Fließende periphere Verdichtung der Lunge (gleicht einer eosinophilen Pneumonie)
  - Granulome
  - Einschmelzung (Vaskulitis)
  - Zarte Verkalkungen
  - Pleura- und Perikarderguss/-fibrose
  - Hilus-/Mediastinallymphknoten vergrößert
  - Pneumothorax (Kokain, Nitrosurea)
  - Pneumomediastinum (Kokain)
  - Pulmonalarterielle Hypertonie (Talkum, Fenfluramin)

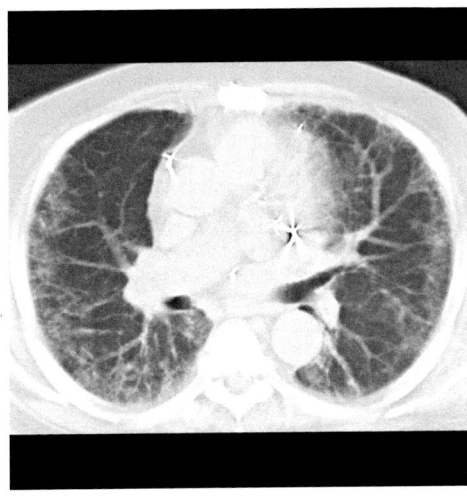

Unspezifische periphere interstitielle Zeichnungsvermehrung. Zusätzlich zum chronischen Ödem zählen zur Differenzialdiagnose UIP, Kollagenosen mit Gefäßbeteiligung und Medikamentenreaktion. Anamnestisch Amiodarontherapie. Durch Amiodaron kann die Leber hyperdens sein (Amiodaron enthält Jod).

CT-/HRCT-Befunde
- HRCT sensitiver und spezifischer
- Hyperdense Einlagerungen in Lunge und Leber
  - Amiodaron – enthält 37 Gewichtsprozent Jod
- Lipoidpneumonie: Mineralöleinnahme
- Mediastinale Lipomatose/extrapleurales Fett durch Steroide
- Metastatische Lungenverkalkung durch Vitamin D

Empfehlungen
- CT kann helfen, die Erkrankung nachzuweisen (Sensitivität) und die Verschattung(en) zu charakterisieren

Differenzialdiagnose

Allgemein
- Nahezu jeder fokale oder diffuse Lungenprozess kann die Folge von Medikamenten sein. Die Unterscheidung erfordert die Suche nach der Medikamenteneinnahme und das jeweilige individuelle Arzneimittelmuster der Lungenschädigung

Pathologie

Allgemein
- Die Pathogenese ist komplex
  - Akute und chronische Hypersensitivität
  - Muster einer diffusen Alveolenschädigung
  - Muster einer UIP

Mikroskopische Befunde
- Keine spezifischen mikroskopischen Merkmale; das Muster variiert von Granulomen bis zu diffuser Alveolenschädigung

Klinik

Klinisches Bild
- Etwa 40 häufig eingesetzte Wirkstoffe können eine Lungenkrankheit auslösen
- Beginn: Unterschiedlich, von Sofortreaktion bis zu erst Jahre nach Einnahme auftretende Symptome
- Symptome zumeist unspezifisch: Fieber, Husten, Dyspnoe
  - Asthma: Mitomycin
- Eosinophilie möglich
- Spezielle Arzneistoffe
  - Lungenödem
    – Heroin, Kokain, Aspirin, Kontrastmittel, Cytosinarabinosid, Interleukin-2, Hydrochlorothiazid, trizyklische Antidepressiva
  - Hämolytisch-urämisches Syndrom
  - Diffuse Alveolenschädigung
    – Cytoxan, Bleomycin, Methotrexat, Busulfan, Carmustin, Sauerstoff
    – Bleomycin: Zahlreiche Knötchen können Metastasen vortäuschen
  - Pleura-/Mediastinalfibrose
    – Methysergid, Ergotamin, Ergonovin
  - Hypersensitivitätsreaktion vom Typ I oder III
    – Bleomycin, Methotrexat, Procarbazin
  - Neuraler oder hormoneller Mechanismus
    – Asthma: Propranolol, Neostigmin, Aspirin
  - Autoimmunreaktion, systemischer Lupus erythematodes, (medikamenteninduziert)
    – Procainamid, Hydralazin, Isoniazid, Phenytoin
  - Vaskulitis
    – Sulfonamide, Penicillin, Kromolynnatrium
  - Lungeneinblutung
    – Antikoagulanzien, Östrogene, Penicillamin und andere
  - Medikamenteninduzierte Phospholipidose: Amiodaron
  - Konstriktive Bronchitis
    – Penicillamin, Sulfasalazin
  - Chronischer Pleuraerguss/Pleurafibrose: Bromocriptin
  - Lungenverkalkung: Vitamin D
  - Hilus-/Mediastinallymphknotenvergrößerung
    – Methotrexat, Phenytoin
  - Granulome
    – Methotrexat, Nitrofurantoin, Mineralöle, Talkum

Therapie
- Medikament absetzen
- Steroide bei der diffusen Alveolenschädigung

Prognose
- Erholung nach Absetzen des Medikaments
- Unter Umständen tödlicher Ausgang
  - 10% Letalität bei Nitrofurantoin
- Maligne Entartung: Die Lymphadenopathie durch Diphenylhydantoin kann zu einem malignen Lymphom entarten

Literaturauswahl
Rosenow III EC et al (1992): Drug-induced pulmonary disease. An update. Chest 102: 239–250
Rossi SE et al (2000): Pulmonary drug toxicity: Radiologic and pathologic manifestations. Radiographics 20:1245–1259

Lymphangiosis carcinomatosa

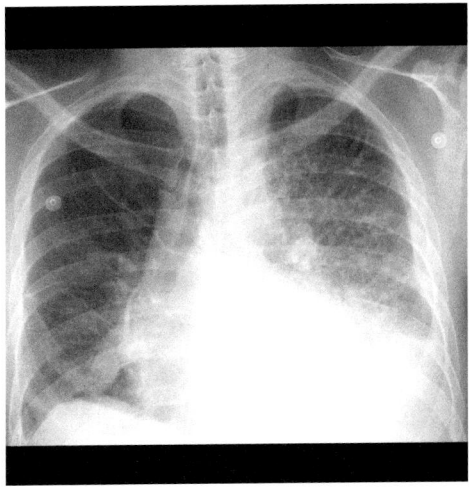

Diffuse interstitielle Zeichnungsvermehrung der gesamten linken Lunge unter relativer Aussparung der rechten Lunge. Mäßiger bis großer Pleuraerguss links und mögliche Kardiomegalie. Anamnestisch Bronchialkarzinom links.

Grundlagen
- Infiltration von Lymphgefäßen durch neoplastische Zellen
- Tumorembolien oder direkte Ausbreitung in die Lungen seitens der Hiluslymphknoten oder eines Bronchialkarzinoms
- Vorkommen bei Bronchial-, Mamma-, Pankreas-, Magen-, Kolon- und Prostatakarzinom sowie bei anderen Neoplasien
- Einseitiger Befall – am häufigsten durch Bronchialkarzinom
- Röntgenbild: Kann einem interstitiellen Ödem ähneln
- HRCT: Knotig verdickte Interlobulärsepten und bronchovaskuläre Bündel
- Lungenarchitektur bewahrt
- Prognose: Schlecht

Bildgebung
Typische Zeichen
- Schlüsselzeichen: Knotig verdickte Septen unter möglicher Aussparung ganzer Lappen oder einer Lunge

Thoraxröntgenaufnahme
- Retikulonoduläre Verschattungen, grob gezeichnete bronchovaskuläre Bündel, Septumlinien, subpleurales Ödem an den Fissuren
- Kann einem interstitiellen Ödem ähneln
- Gleichzeitig vergrößerte Hilus- und Mediastinallymphknoten möglich
- Häufig Pleuraerguss
- Einseitiger Befall – am häufigsten durch Bronchialkarzinom
- Bilaterale symmetrische Krankheit, häufig durch einen extrathorakalen Primärtumor
- Thoraxaufnahme kann aber auch normal sein

CT-/HRCT-Befunde
- HRCT ist die beste bildgebende Methode, die Verdachtsdiagnose zu stellen

Lymphangiosis carcinomatosa

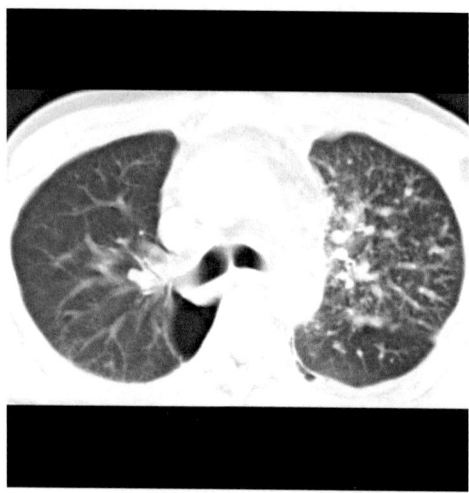

Betont verbreiterte bronchovaskuläre Bündel in der linken Lunge. Paraseptales Emphysem im rechten apikalen Oberlappensegment. Eine Lymphangiosis carcinomatosa befällt mit größerer Wahrscheinlichkeit die bronchovaskulären Bündel und verschont ganze Lappen oder eine Lunge. Perlschnurartige periphere verbreiterte Septen sind ebenfalls charakteristisch, wenn auch seltener

- Knotig verdickte Interlobulärsepten und bronchovaskuläre Bündel
- Septumlinien und Vielecke mit knotigem oder perlschnurartigem Aussehen
- Lungenarchitektur bleibt erhalten
- Fleckige milchglasartige oder alveoläre Verschattungen
- Kleine zentrolobuläre Knötchen, verbreiterte zentrolobuläre bronchovaskuläre Bündel
- Peripher oder zentral im Lobulus verteilt; Lungenbasis bevorzugt
- Häufig asymmetrisch, kann Lappen oder ganze Lunge aussparen
- Glattrandig oder knotig verbreiterte Lappenspalten
- Pleuraerguss
- Hilus-/Mediastinallymphknoten vergrößert

Empfehlungen
- HRCT zeigt diagnostische Merkmale: Perlschnurartig verbreiterte Septen bei einem Patienten mit bekanntem malignem Tumor

Differenzialdiagnose

Allgemein
- Die Lymphangiosis carcinomatosa zeigt weder eine gestörte Lungenarchitektur noch Honigwaben; fortschreitende Krankheit, meist nicht okkult, sondern bei Patienten mit bereits bekannter maligner Neopasie
- Pleuraerguss fehlt bei Sarkoidose, Hypersensitivitätspneumonitis, Asbestose und idiopathischer interstitieller Lungenkrankheit

Lungenödem
- Verschwindet unter Therapie sehr schnell; Kardiomegalie, Kranialisation

UIP
- Eher retikuläre als perlschnurartige Zeichnung

Sklerodermie
- Dilatierter Ösophagus, eher retikuläre als perlschnurartige Zeichnung

Medikamentenreaktion
- Medikamentenanamnese; verbreiterte Septen sind meist nicht nodulär oder perlschnurartig

Sarkoidose
- Lymphadenopathie, peribronchial, Septen meist nicht perlschnurartig

Asbestose
- Pleuraplaques, retikuläre und noduläre Lungenzeichnung

Hypersensitivitätspneumonitis
- Antigenexposition, Septen meist perlschnurartig

Pathologie

Allgemein
- Häufige Form der Tumorausbreitung
- Infiltration von Lymphgefäßen durch neoplastische Zellen
- Ätiologie/Pathogenese
  - Es gibt zwei pulmonale Lymphsysteme, ein axiales und ein peripheres
  - Häufigkeit des Befalls: Axial > axial + peripher > peripher
  - Hämatogene Metastasen: Tumoremboli in kleine Lungenarterienäste mit anschließender Streuung über Lymphgefäße
  - Einige Tumoren, wie maligne Lymphome, breiten sich vom Hilus retrograd in die pulmonalen Lymphangien aus
  - Das Bronchialkarzinom kann längs der Lymphgefäße auf die benachbarte Lunge übergreifen

Makropathologische und intraoperative Befunde
- Durch Tumorzellen, desmoplastische Reaktion und erweiterte Lymphgefäße interstitiell verbreiterte Interlobulärsepten
- Hilus- und Mediastinallymphknoten können befallen sein oder auch nicht

Mikroskopische Befunde
- Tumorzellnester in Lymphgefäßen; mögliche Kombination mit Fibrose

Klinik

Klinisches Bild
- Vorkommen bei Bronchial-, Mamma-, Pankreas-, Magen-, Kolon- und Prostatakarzinom sowie bei anderen Neoplasien
- Dyspnoe, Husten, zunehmende Symptome
- Meist nicht Primärmanifestation, sondern bei Patienten mit bereits bekanntem malignem Tumor
- Diagnostik bei unbekanntem Primärtumor: Sputumzytologie, transbronchiale Biopsie, perkutane Feinnadelaspirationsbiopsie oder offene Lungenbiopsie

Therapie
- Zielt auf das zugrunde liegende Tumorleiden

Prognose
- Schlecht; nur 15% überleben die ersten 6 Monate nach Diagnosestellung

Literaturauswahl

Ren H et al (1989): Computed tomography of inflation-fixed lungs: The beaded sign of pulmonary metastases. J Comput Assist Tomogr 13:411–416

Trapnell DH (1964): Radiologic appearance of lymphangitis carcinomatosa of the lung. Thorax 19:251–260

Systemischer Lupus erythematodes

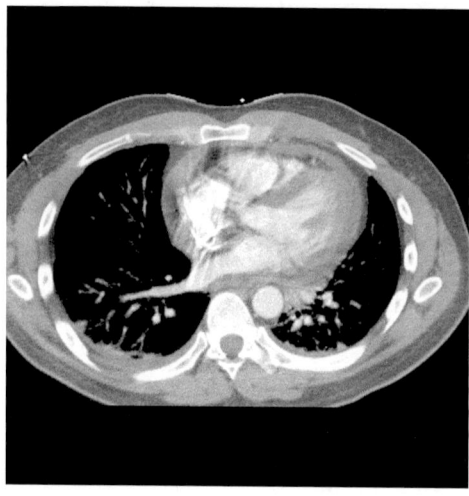

Systemischer Lupus erythematodes (SLE). Kleiner beidseitiger Pleura- und Perikarderguss. Entzündungen seröser Häute und Ergüsse sind die häufigste Manifestation des Lupus erythematodes

Grundlagen
- Chronische Kollagenose mit Gefäßbeteiligung; es erkranken vor allem Frauen
- Thorakale Manifestationen bei 70% der Patienten
- Am häufigsten Pleuraverbreiterung und -erguss
- Zwerchfellhochstand durch Zwerchfellmuskelschwäche
- Thrombembolien durch Antikörper gegen Phospholipide
- Zahlreiche Arzneistoffe können einen Lupus erythematodes auslösen

Bildgebung
Typische Zeichen
- Schlüsselzeichen: Unerklärliche kleine beidseitige Pleuraergüsse oder Pleuraverbreiterung bei jungen Frauen

Thoraxröntgenaufnahme
- Pleuraerguss oder verbreiterte Pleura (50%)
  - Meist klein; ein- oder beidseitig
- Interstitielle Pneumonie, die der UIP ähnelt
- Zwerchfellhochstand (Zwerchfellfehlfunktion) (20%)
  - Basale Atelektasen
- Verschattung der Lunge
  - Pneumonie
  - Einblutung
  - Akute Lupuspneumonitis
  - Infarkte durch Thrombembolien
  - Bronchiolitis obliterans organizing pneumonia (BOOP)
- Kardiomegalie
  - Perikarderguss
  - Nierensuffizienz
- Pulmonalarterielle Hypertension

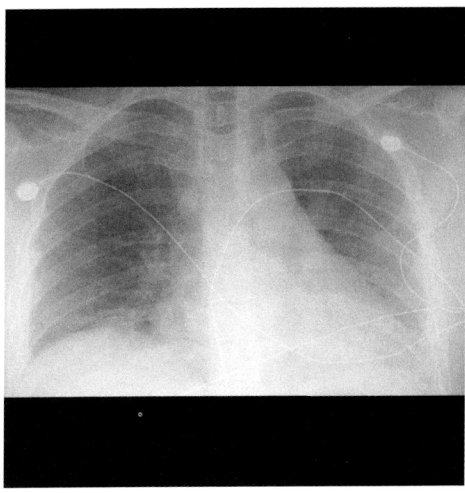

SLE. Geringe Lungenvolumina bei leicht vergrößertem Herzen. Die kleinen Lungenvolumina können auf einer Zwerchfellfunktionsstörung beruhen. Echokardiographisch kleiner Perikarderguss

CT-/HRCT-Befunde
- Sensitiver als die Thoraxaufnahme
  - Zentroazinäre Knötchen (20%)
  - Bronchialwandverbreiterung oder Bronchiektasen (33%)
  - Leicht vergrößerte Lymphknoten (< 2 cm) (20%)

Differenzialdiagnose

Kardiogenes Lungenödem
- Interstitielle Zeichnungsvermehrung beim SLE seltener

Pneumonie
- Identische Röntgenbefunde; häufig Pneumonie bei SLE

Goodpasture-Syndrom
- Die Parenchymveränderungen sind schwerer als beim SLE

Usual interstitial pneumonia (UIP)
- Honigwabenlunge, die beim SLE selten vorkommt

Unspezifische interstitielle Pneumonie
- Die zelluläre Form ist identisch, die fibrosierende bewirkt Honigwabenlunge

Medikamententoxizität
- Identische Befunde; viele Arzneimittel rufen ein SLE-Muster hervor

Rheumatoide Arthritis
- Interstitielle Veränderungen seltener als beim SLE

Virale Pleuroperikarditis
- Identisches Aussehen, aber zeitlich begrenzt

Pathologie

Allgemeines
- Kollagenosen mit Gefäßbeteiligung erfassen
  - Blutgefäße: Pulmonalarterielle Hypertonie und Vaskulitis
  - Seröse Häute und Gelenke
  - Nieren, ZNS, Haut
- Ätiologie/Pathogenese
  - Unbekannt
  - Medikamenteninduzierter Lupus zu 90% durch
    - Procainamid
    - Hydralazin
    - Isoniazid
    - Phenytoin
    - Schilddrüsenblocker
    - Antiarrhythmika
    - Antikonvulsiva
    - Antibiotika
  - Nieren- und ZNS-Beteiligung fehlen meist: Fehlende gegen DNA gerichtete Antikörper
- Epidemiologie
  - Frauen erkranken zehnmal häufiger als Männer
  - 50 Fälle pro 100 000 Einwohner

Makropathologische und intraoperative Befunde
- Die pathologischen Lungenveränderungen sind unspezifisch
  - Vaskulitis, Hämorrhagie oder BOOP

Mikroskopische Befunde
- Hämatoxylinkörper sind pathognomonisch, in der Lunge aber selten (< 1%)

Klinik

Klinisches Bild
- Diagnostische Kriterien (4 beliebige)
  - Haut 80%: Erythem im Wangenbereich; Photosensitivität
  - Mundschleimhautulzera 15%
  - Arthropathie 85%
  - Serositis (Perikard oder Pleura) 50%
  - Renale Proteinurie 50% und Zylinder
  - Neurologisch: Epilepsie oder Psychose 40%
  - Hämatologisch: Anämie oder Panzytopenie
  - Autoantikörper gegen DNS
- Pleurabefall meist schmerzhaft
- Hämorrhagien, die aber nicht unbedingt zu Hämoptysen führen
- Antikörper gegen Phospholipide bei 40% der Patienten
- Lungenfunktionstest: Restriktion bei normaler Diffusionskapazität als Indikator der Zwerchfellschwäche
- Akute Lupuspneumonitis
  - Seltene lebensbedrohliche Immunkomplexkrankheit
  - Fieber, Husten; Hypoxie, die eine Respiratortherapie erfordert

Klinischer Verlauf
- Chronische Krankheit (> 10 Jahre), außer bei akuter Lupuspneumonitis
- Risiko von Thromboembolien und opportunistischen Infektionen erhöht

Therapie
- Steroide oder Immunsuppressiva

Prognose
- Chronische Krankheit
- Akute Lupuspneumonitis: Hohe Letalität
- Häufigste Todesursachen sind Sepsis oder Niereninsuffizienz

Literaturauswahl

Fenion HM et al (1996): High-resolution chest CT in systemic lupus erythematosus. AJR 166:301–307

Wiedeman HP et al (1992): Pulmonary manifestations of systemic lupus erythematosus. J Thorac Imaging 7:1–18

Diffuse Lungenverkalkungen

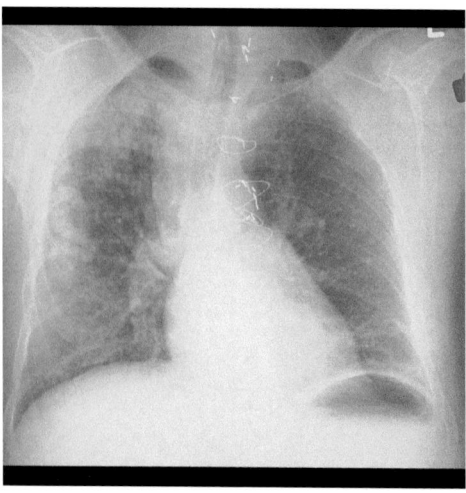

Mäßig große, seit einem Jahr unveränderte noduläre Verschattungen in der Peripherie des rechten Lungenmittel- und -unterfelds. Postoperative Veränderungen eines Nebenschilddrüseneingriffs. Zur Differenzialdiagnose zählen granulomatöse Leiden, diffuse Lungenverkalkung, bronchioloalveoläres Karzinom, BOOP und eosinophile Pneumonie

Grundlagen
- Metastatische Lungenverkalkungen
  - Metastatische Verkalkungen infolge einer Hyperkalziämie
  - Am häufigsten sind die Oberlappen betroffen (wegen des normalerweise alkalischen Milieus)
  - Maulbeerenförmige amorphe 3–10 mm große Verkalkungen
- Alveoläre Mikrolithiasis
  - Die alveoläre Mikrolithiasis ist eine familiäre Krankheit
  - „Zeichen der schwarzen Pleura" durch subpleurale Zysten
  - In den Alveolen liegen Kalzispheryten von 0,01–3,00 mm Durchmesser
- Lungenossifikation
  - Benigner Befund, am häufigsten bei älteren Männern

Bildgebung

Typische Zeichen
- Schlüsselzeichen: Hyperdense oder kalkdichte interstitielle Veränderungen

Thoraxröntgenaufnahme
- Hartstrahltechnik ist für den Nachweis von Verkalkungen weniger geeignet
- Metastastische Lungenverkalkung
  - Oberlappen am häufigsten betroffen
  - Diffuse herdförmige unscharf begrenzte Knoten- oder Linienschatten
- Alveoläre Mikrolithiasis
  - Diffuse miliare Verkalkungen: „Sandsturmbild"
  - „Schwarze" Pleura
  - Risiko eines Spontanpneumothorax
- Lungenossifikation
  - Dendritische oder knotige, 1–2 mm große Verschattungen in den Unterlappen

Diffuse Lungenverkalkungen

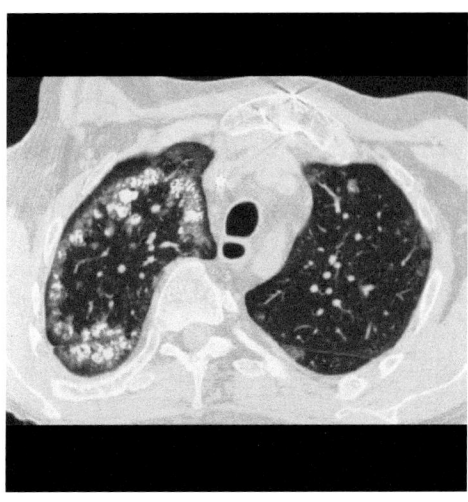

CT durch die Lungenoberfelder (Knochenfenster). Dicht verkalkte lobulierte periphere Knötchengruppen. Diagnose: Diffuse Lungenverkalkung. Bevorzugte Kalziumablagerung in den Lungenoberfeldern wegen des alkalischen Milieus

CT-Befunde
- CT für Kalzium sensitiver als die Thoraxaufnahme
- Metastatische Lungenverkalkung
  - Maulbeeerenartig geformte, 3–10 mm große amorphe Verkalkungen
  - Gefäß- oder Weichteilverkalkung
- Alveoläre Mikrolithiasis
  - Mikronoduläre Verkalkungen, bevorzugt peripher und basal
  - Bevorzugt betroffen ist die Peripherie des sekundären Lobulus
  - Das „Zeichen der schwarzen Pleura" entsteht durch subpleurale Zysten
- Lungenossifikation
  - Dendritische oder knotige, 1–2 mm große Verschattungen in der Peripherie der Unterlappen
  - Kann mit leichter interstitieller Zeichnungsvermehrung kombiniert sein

Empfehlungen
- CT oder Skelettszintigraphie ist beim Nachweis von Kalk/Knochen sensitiv; CT hilft, die Verteilung zu erfassen

Differenzialdiagnose

Tuberkulose
- Oberlappenbefall, zeigt jedoch keine extensiven Verkalkungen; metastatische Verkalkungen zeigen keine Zerfallshöhlen

Silikose
- Die Knötchen können zerfallen; Berufsanamnese wichtig

Sarkoidose
- Die Knötchen können verkalken; peribronchiale Verteilung

Mitralstenose
- Vergrößerter linker Herzvorhof; Kranialisation der Lungendurchblutung; Verkalkungen vorwiegend der Unterlappen

Amyloidose
- Die Knoten sind hier größer, kleinere Knötchen verkalken in aller Regel nicht

Pathologie

Allgemein
- Als metastatische Verkalkung definiert man die Kalziumablagerung in ansonsten gesundem Gewebe
- Im Gegensatz zu den metastatischen Verkalkungen ist das Serum-Kalzium bei anderen Krankheiten normal
- Genetik
  - Alveoläre Mikrolithiasis: Familiär autosomal-rezessiv (50%)
- Ätiologie/Pathogenese
  - Metastatische Lungenverkalkung
    - Hyperkalziämische Zustände (hohes Kalzium-Phosphat-Produkt): Chronische Niereninsuffizienz, maligne Knochentumoren, Hypervitaminose-D, diffuses Myelom, Milch-Alkali-Syndrom, Hyperparathyreoidismus
  - Physiologie: Ein normaler Ventilations-Perfusions-Quotient in den Oberlappen bedingt einen alkalischen pH-Wert (7,51); Kalzium ist in alkalischer Umgebung schlechter löslich
  - Ossifikation und Mikrolithiasis: Unbekannte Ursache

Mikroskopische Befunde
- Metastatisch: Ablagerung in Alveolarsepten und -gefäßen
  - Alkalische Gewebe (Magen, Nieren) sind bevorzugt betroffen
- Mikrolithiasis: Kalzispheryten (rund, konzentrisch geschichtet) in den Alveolen
  - Kombiniert mit Fibrose und Pleuraverdickung
- Ossifikation: Innerhalb des Interstitiums sich verzweigender reifer Knochen: „Korallenbaum"
- Zur Ossifikation kann es in einer alten Fibrose kommen – meist Zufallsbefund bei Autopsie

Klinik

Klinisches Bild
- Vom asymptomatischen Röntgenbefund bis zur langsam fortschreitenden respiratorischen Insuffizienz
- 50% der Patienten mit chronischer Niereninsuffizienz haben bei der mikroskopischen Untersuchung Verkalkungen
- Die Lungenossifikation sieht man vorwiegend bei älteren Männern
- Bei schwererer Krankheit restriktive Lungenfunktionsstörung und verminderte Diffusion von Kohlenmonoxid in der Lunge

Therapie
- Korrektur der Hyperkalziämie bei metastatischer Verkalkung
- Bei alveolärer Mikrolithiasis ist keine Behandlung bekannt
- Bei Lungenossifikation ist keine Therapie erforderlich

Prognose
- Unterschiedlich; von Zufallsbefund (Ossifikation) bis tödlich endend (Mikrolithiasis)

Literaturauswahl
Hartman TE et al (1994): Metastatic pulmonary calcification in patients with hypercalcemia: Findings on chest radiographs an CT scans. AJR 162:799–802

Brown K et al (1994): Intrathoracic calcifications: Radiographic features and differential diagnosis. Radiographics 14:1247–1261

Felson B et al (1984): Idiopathic pulmonary ossification. Radiology 153:303–310

Diffuse interstitielle Pneumonie

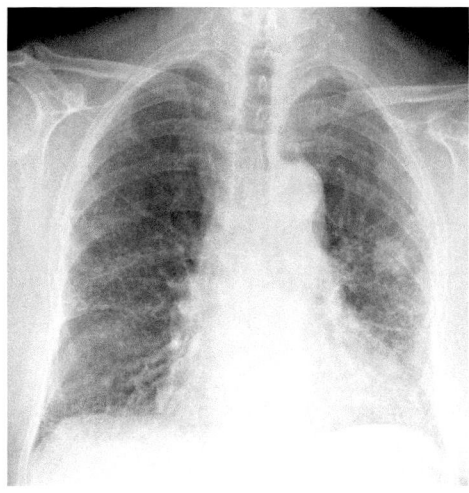

Usual interstitial pneumonia (UIP). Grobe diffuse periphere interstitielle Zeichnungs-vermehrung und Honigwabenlunge, in den Unterlappen stärker ausgeprägt. Leichte Kardiomegalie. Einschmelzende Raumforderung im linken Mittelfeld

Grundlagen
- Heterogene Gruppe von Krankheiten unbekannter Ursache
- Pathologie: Fleckige interstitielle Fibrose und Honigwabenlunge
- Vorwiegend peripher und basal
- Die usual interstitial pneumonitis (UIP) ist die häufigste unter den interstitiellen Pneumonien

Bildgebung

Typische Zeichen
- Schlüsselzeichen: Basale periphere Honigwabenlunge

Thoraxröntgenaufnahme
- Allgemeines
  - Meist basal und peripher verteilt
  - Unregelmäßige Linienschatten, im Gegensatz zu granulomatösen Krankheiten, die vorrangig nodulär aussehen
  - Honigwabenlunge und Volumenverlust hierfür charakteristisch
  - Die Thoraxröntgenaufnahme kann trotz vorhandenen Symptomen normal ausfallen
- UIP (in Großbritannien kryptogenetische fibrosierende Alveolitis genannt)
  - Periphere beidseitige basale unregelmäßige Linienschatten
  - Volumenverlust; in schweren Fällen Honigwabenlunge
  - ILO-Verschattungstypen: s, t oder u
- Akute interstitielle Pneumonie (AIP)
  - Synonym Hamman-Rich-Syndrom
  - Diffuse Verdichtung der Lunge (nicht interstitiell)
  - Erfordert Intubation und mechanische Beatmung
- Desquamative interstitielle Pneumonie (DIP)
  - Beidseitig basale, unregelmäßige Verschattungen und zusätzlich Lungenverdichtungen (50%)

Diffuse interstitielle Pneumonie

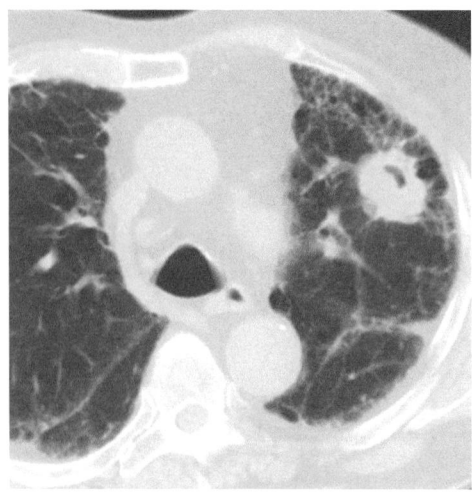

UIP und Bronchialkarzinom. Das Lungenzentrum bleibt relativ verschont. Die Periphe-rie zeigt ein Spektrum vom Normalen bis zur Honigwabenlunge. Die UIP ist oft inhomo-gen hinsichtlich Verteilung als auch Muster. Die einschmelzende Raumforderung war ein Plattenepithelkarzinom der Lunge

- Lungenvolumen bleibt erhalten
- Honigwabenlunge
- Unspezifische interstitielle Pneumonie
  - Beidseits basale, unregelmäßige Linienschatten; leicht vermindertes Lungenvolumen

CT-Befunde
- Allgemeines
  - CT sensitiver als Thoraxröntgenaufnahme
  - Muster und Verteilung, beide zur Differenzialdiagnose von Nutzen
  - Von Nutzen, um Biopsiestellen festzulegen
  - Von Nutzen für die Prognosestellung; Milchglasmuster: Günstig; Honigwabenlunge und Bronchiektasen: Geringere Lebensaussichten
  - CT kann bei leichter Krankheit (oder zu Beginn) normal ausfallen
- UIP
  - Peripher subpleurale Anordnung 80%, Honigwabenlunge 95%
  - Unregelmäßige Linienschatten 80%, septale und intralobuläre Verdickungen
  - Milchglasverschattungen 75%, Traktionsbronchiektasen 50%
  - Mediastinale Lymphknoten evtl. leicht vergrößert (jeweils < 2 cm)
- DIP
  - Symmetrische Milchglasverschattungen, Honigwabenlunge nur selten
  - Unterfelder sind bevorzugt zu 70%, Peripherie dominiert zu 60%
  - Unregelmäßige Linienschatten, Architektur verzogen zu 50%, kleine Zysten
  - Traktionsbronchiektasen
- Unspezifische interstitielle Pneumonie
  - Milchglasmuster häufiger alleiniges Phänomen, ansonsten ähnlich der UIP
  - Dilatation mittelgroßer Bronchien häufiger als bei UIP
  - Mediastinale Lymphknoten vergrößert (< 3 cm) bei 30%

Differenzialdiagnose

Asbestose
- Pleuraplaques, subpleurale Fibrose identisch

Medikamentenreaktion
- Identische Röntgenbefunde (Bleomycin oder Nitrofurantoin)

Chronische Hypersensitivitätspneumonitis
- Tief in den Randsinus leichter ausgeprägt (letzter CT-Scan); diese sind meist bei der UIP am schwersten erkrankt

Sarkoidose
- Eher nodulär oder peribronchial als retikulär und subpleural

Bronchiolitis obliterans organizing pneumonia (BOOP)
- Subpleurale Verdichtung der Lunge, keine Honigwabenlunge

Pathologie

Allgemein
- Schädigung von Alveolenwand und Interstitium aus ungeklärter Ursache
- Die UIP hält man für eine wiederholte Schädigung, die AIP dagegen für eine dramatische Schädigung „in einem Akt".
- Ätiologie/Pathogenese: Unbekannt; Durchblutungsschädigung spekulativ
  - Die DIP galt als die zelluläre Phase einer UIP, Konzept heute aufgegeben

Makropathologische und intraoperative Befunde
- Grobe Honigwabenzeichnung und Volumenverlust
- Meist inhomogen hinsichtlich räumlicher und zeitlicher Verteilung
- AIP, DIP und unspezifische interstitielle Pneumonie: Nur vorübergehend homogen
- Unspezifische interstitielle Pneumonie: Definiert als die Form, die nicht in andere Kategorien passt: Noch umstritten, ob es sich um eine spezifische Entität handelt

Mikroskopische Befunde
- UIP: Vorwiegend Fibroblastenproliferation
- AIP: Identisch mit der diffusen Alveolenschädigung
- DIP: Intraalveolär angehäufte Makrophagen
- Unspezifische interstitielle Pneumonie: Kann zellulär oder fibrosierend sein

Klinik

Klinisches Bild
- UIP und unspezifische interstitielle Pneumonie: Zunehmende Dyspnoe, trockener Husten und Schwäche
- UIP: 5.–7. Lebensjahrzehnt; Männer erkranken etwas häufiger
- AIP: Akutes Fieber, Husten; Kurzatmigkeit steigert sich sehr schnell zu respiratorischer Insuffizienz (Tage)
  - Ausschlussdiagnose: Negative Kulturen, keine Medikamente und Toxine
- DIP: Raucher
- Unspezifische interstitielle Pneumonie: 15% leiden gleichzeitig unter einer Kollagenose, 15% sind schädlichen Gasen ausgesetzt
- Lungenfunktionstest: Restriktion mit abnehmender Diffusionskapazität

Klinischer Verlauf
- Intermittierende Episoden (UIP) bis rapid fortschreitend

Diffuse interstitielle Pneumonie

Therapie
- Steroide, Zytostatika nur beschränkt erfolgreich
- Lungentransplantation

Prognose
- Unterschiedlich: UIP – mittlere Überlebensdauer 5 Jahre; AIP – Letalität 80%, DIP – Letalität 25%, unspezifische interstitielle Pneumonie – Letalität 10%

Literaturauswahl

Hansell DM (2001): Computed tomography of diffuse lung disease: Functional correlates. Eur Radiol 11:1666–1680

Hartman TE et al (2000): Nonspecific interstitial pneumonia: Variable appearance at high-resolution chest CT. Radiology 217:701–705

Hartman TE et al (1996): Disease progression in usual interstitial pneumonia compared with desquamative interstitial pneumonia. Assessment with serial CT. Chest 110:378–382

Nachtrag des Übersetzers

Der Leser sei darauf hingewiesen, dass im Jahr 2002 von der American Thoracic Society (ATS) und der European Respiratory Society (ERS) die Neufassung der Klassifikation idiopathischer interstitieller Pneumonien publiziert wurde; diese unterscheidet zwischen der idiopathischen pulmonalen Fibrose (IPF), der nichtspezifischen interstitiellen Pneumonie (NSIP), der desquamativen interstitiellen Pneumonie (DIP), der respiratory bronchiolitis-interstitial lung disease (RB-ILD), der kryptogenen organisierenden Pneumonie (COP oder bronchiolitis obliterans organisierenden Pneumonie: BOOP), der akuten interstitiellen Pneumonie (AIP) und der lymphoiden interstitiellen Pneumonie (LIP)

Literaturhinweis

Günther A et al (2003): Klassifikation, Diagnostik und Therapie der idiopathischen interstitiellen Pneumonien. Dtsch Ärztebl 100(24):C1305–1313

PocketRadiologist™
Thorax
Die 100 Top-Diagnosen

MEDIASTINUM

Thymom

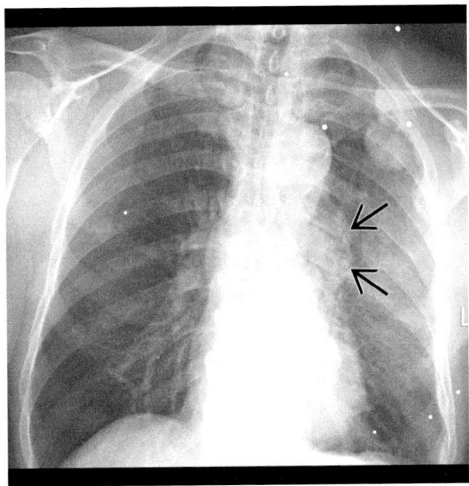

Malignes Thymom. Raumforderung im vorderen Mediastinum (Pfeile) mit zahlreichen Abtropfmetastasen in den linksseitigen Pleuraraum

Grundlagen
- Häufigster Tumor des vorderen Mediastinums
- Kann verkalken (randständig oder punktförmig) oder zystisch sein (meist größere Tumoren)
- Ein Drittel wächst invasiv; Abtropfmetastasen in Pleura
- Paraneoplastische Syndrome (40%): Myasthenia gravis (30%), reine Aplasie der roten Knochenmarkzellen (5%), Hypogammaglobulinämie (19%)

Bildgebung
Typische Zeichen
- Schlüsselzeichen: Raumforderung im vorderen Mediastinum

Thoraxröntgenaufnahme
- Thymom
  - Langsam wachsende asymmetrische ovale Raumforderung von 5–10 cm Durchmesser
  - Zentriert über der Herzbasis
  - Am besten in der seitlichen Aufnahme sichtbar, bei 60% nur subtil
  - Verkalkungen bei 10%, randständig oder punktförmig
- Thymushyperplasie
  - Raumforderung im vorderen Mediastinum von normaler Thymusform
- Thymolipom
  - Große Raumforderung im vorderen Mediastinum
  - Passt sich oft der Form des Herzens an und täuscht so eine Kardiomegalie vor

CT-Befunde
- Thymom
  - Langsam wachsende ovale Raumforderung
  - Ein Drittel verkalkt randständig oder punktförmig
  - Ein Drittel zystisch, meist in größeren Tumoren
  - Man suche die umgebenden Fettschichten nach Infiltration ab
  - Abtropfmetastasen in der Pleura

Thymom

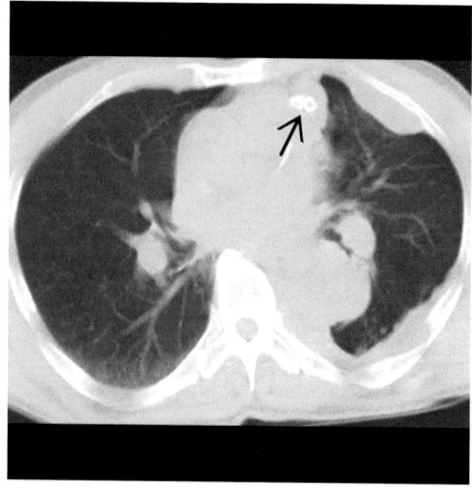

Die Raumforderung im vorderen Mediastinum ist teilweise verkalkt (Pfeil). Zahlreiche diskrete Pleurametastasen im linken Hemithorax. Beim Thymom ist die Verkalkung kein Zeichen von Benignität!

- Transdiaphragmale Ausbreitung über Hiatus aorticus oder oesophageus
- Thymushyperplasie
  - Drüse ist normal geformt, aber größer als normal
  - Homogen, keine Verkalkungen oder Zysten
- Thymolipom
  - Raumforderung mit der Dichte von Fett mit eingestreuten weichteildichten Inseln und Streifen
  - Fett und Weichteile etwa zu gleichen Teilen oder überwiegend Fettgewebe

MRT-Befunde
- Thymom
  - Keine Vorteile gegenüber CT
  - Signal in T1w hypointens, in T2w hyperintens
  - Invasive Tumoren können multinodulär aussehen

Empfehlungen
- CT hilft, kleine Tumoren nachzuweisen und Raumforderungen im vorderen Mediastinum zu charakterisieren

Differenzialdiagnose
Keimzelltumor
- Jüngere Patienten; oft inhomogenere Tumoren

Malignes Lymphom
- Zahlreiche knotige Raumforderungen; Befall anderer Lymphknotengruppen; Splenomegalie möglich

Metastasen
- Bekannter urogenitaler oder HNO-Tumor; keine Verkalkungen

Struma
- Höherer Dichtewert (durch Jod); direkte Verbindung mit Schilddrüse

Lipomatose
- Diffus fettdicht; Steroideinnahme in der Anamnese

Liposarkom
- Weichteildichte Anteile überwiegen solche mit der Dichte von Fett

Pathologie

Allgemein
- Die normale Drüse ist nicht lobuliert; spielt eine Rolle bei der T-Zell-Reifung
  - Zwei Lappen sind kranial miteinander verschmolzen, der linke ist größer als der rechte
    - Im Alter normale fettige Involution
- Alter < 20 Jahre: Maximale Stärke < 1,8 cm
- Alter > 20 Jahre: Maximale Stärke < 1,3 cm
- Embryologie/Anatomie
  - Herkunft: Aus 3. und 4. Kiemenspalte (fehlt beim DiGeorge-Syndrom)
- Ätiologie/Pathogenese
  - Hyperplasie: Normaler Thymus zeigt Involution bei Stress, unter Steroiden oder Chemotherapie; wächst nach Beendigung dieser Faktoren wieder und wird manchmal sogar größer als vorher (thymic rebound)

Makropathologische und intraoperative Befunde
- Das invasive Thymom ist keine histologische Diagnose
- Thymolipom: Großer, Kapsel tragender Tumor

Mikroskopische Befunde
- Thymom: Epithelial oder lymphozytär; ein Drittel invasiv
- Hyperplasie: Echte Hyperplasie von Rinde und Mark
- Thymolipom: Normales Thymusgewebe, durchmischt mit normalem Fett

Staging-Kriterien des Thymoms
- Stadium 1: Intakte Kapsel
- Stadium 2: Mikroskopisch Kapselinfiltration
- Stadium 3: Infiltration von Nachbarstrukturen
- Stadium 4: a) Pleurale Abtropfmetastasen; b) Fernmetastasen

Klinik

Klinisches Bild
- Thymom
  - 15% aller Mediastinaltumoren; 50% der Tumoren des vorderen Mediastinums
  - Alter 50 Jahre; Männer = Frauen
  - 50% unspezifische Symptome
  - Paraneoplastische Syndrome
    - Myasthenia gravis (30%); Thymom bei Myasthenia gravis (15%)
    - Aplasie nur der Erythrozyten (5%); Thymom bei Aplasie der Erythrozyten (50%)
    - Hyopgammaglobulinämie (10%); Thymom bei Hypogammaglobulinämie (5%)
  - Weitere assoziierte maligne Tumoren: Bronchus- und Schilddrüsenkarzinom, maligne Lymphome

- Thymushyperplasie
  - Ursachen: Nach Chemotherapie (10%), chronische Nebennereninsuffizienz, Thyreotoxikose, Myasthenia gravis
  - Entwickelt sich wenige Monate nach Therapie; mit Krankheitsrezidiv verwechselbar
- Thymolipom
  - Kein Bezug zur Myasthenia gravis
  - Junge Menschen (Durchschnittsalter 25 Jahre), kein Geschlecht bevorzugt

Therapie

- Thymom: Operation, Bestrahlung und Chemotherapie bei invasiver Krankheit
- Keine Therapie bei Thymushyperplasie

Literaturauswahl

Morgenthaler TI et al (1993): Thymoma. Mayo Clin Proc 68:1110–1123

Rosado-de-Christenson ML et al (1992): Thymoma: Radiologic-pathologic correlation. Radiographics 12:151–168

Mediastinale Keimzelltumoren

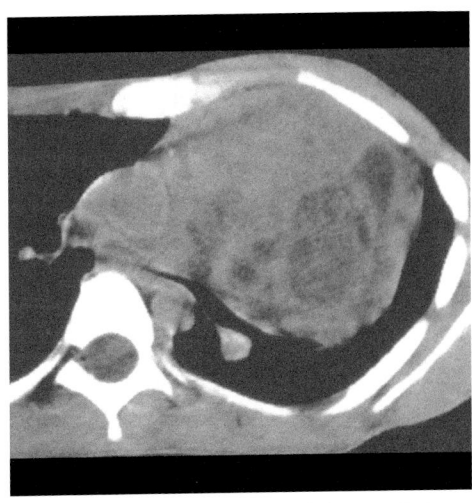

Klinefelter-Syndrom; Nativ-CT. Große, inhomogen dichte Raumforderung im vorderen Mediastinum aus Weichteil- und Fettkomponenten ohne Verkalkungen

Grundlagen
- Teratome, Seminome, Nichtseminome (Embryonalzell-, Endodermalsinus-, Chorionkarzinom, gemischte Keimzelltumoren)
- 10% der Neoplasien des vorderen Mediastinums
- Spektrum: Solide, zystische oder nekrotische Tumoren; benigne Tumoren können verkalken
- Reife Teratome: Im CT lobuliert und zystisch gekammert; 25% sind verkalkt
- Seminom: Im CT homogene Mittellinientumoren
- Nichtseminome: Unregelmäßig, mit einer großen zentral hypodensen, septierten Komponente

Bildgebung
Typische Zeichen
- Schlüsselzeichen: Große Raumforderung im vorderen Mediastinum

Thoraxröntgenaufnahme
- Teratom
  - Asymmetrische, runde, scharf begrenzte Raumforderung im vorderen Mediastinum
  - 25% verkalken
  - Zentriert über A. pulmonalis – imitiert so eine Pulmonalstenose (bei Auskultation sogar Geräusch vernehmbar)
- Seminom
  - Grobknotige (bulky), gelappte Raumforderung im vorderen Mediastinum, breit, mittelständig gelegen
  - Selten verkalkt
- Nichtseminome
  - Große, unregelmäßig geformte Raumforderung im vorderen Mediastinum
  - Häufig Pleuraerguss
  - Häufig Lungenmetastasen

Mediastinale Keimzelltumoren

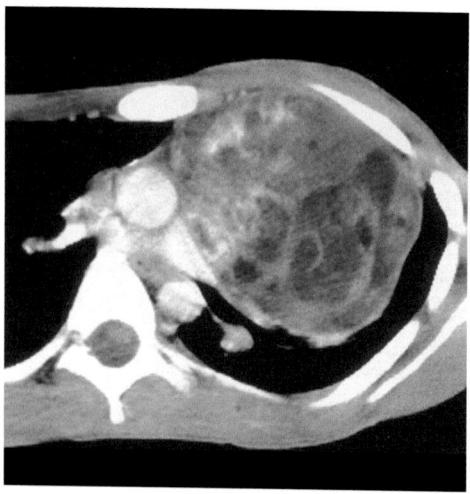

Teile der Raumforderung nehmen i.v. gegebenes Kontrastmittel auf. Der Tumor mit seinem Zentrum oberhalb der linken Pulmonalarterie komprimiert dieses Gefäß. Diagnose: Maligner Keimzelltumor. Der Ort des Tumors ist charakteristisch und kann eine Stenose der linken Pulmonalarterie vortäuschen wie auch ein Stenosegeräusch verursachen

CT-Befunde
- Teratom
  - Mehrfach gekammerte Raumforderung mit unterschiedlich breiter Wandung
  - Kann Fett, Verkalkungen, Flüssigkeit und Weichteile enthalten
  - Septen und äußerer Rand nehmen i.v. Kontrastmittel auf
- Seminom
  - Lobulierte homogen dichte Raumforderung
  - Verkalkungen sind selten
  - Kann in regionale Lymphknoten und Knochen metastasieren
- Nichtseminome
  - Großer, unregelmäßig geformter Tumor mit unscharfem Rand
  - Über 50% zeigen ein hypodenses Zentrum
  - Verlegt benachbarte Fettschichten
  - Pleura- und Perikarderguss sind häufig
  - Lungenmetastasen

Empfehlungen
- CT empfehlenswert, um Ausdehnung zu bestimmen und mediastinale Raumforderung zu charakterisieren

Differenzialdiagnose

Thymom
- Das Thymom geht mit paraneoplastischen Syndromen einher

Malignes Lymphom
- Das maligne Lymphom verkalkt vor Therapie nur selten

Karzinoid
- Verkalkt nur selten; osteosklerotische Knochenmetastasen; paraneoplastische Syndrome

Mediastinale Keimzelltumoren

Pathologie

Allgemein
- Abgeleitet von allen drei Zellreihen oder von embryologischen Zellresten

Makropathologische und intraoperative Befunde
- Große, grobknotige (bulky) Tumoren, oft inhomogen mit Zysten, Nekrosen oder soliden Anteilen inklusive Knochen

Mikroskopische Befunde
- Seminom
  - Einförmige Lagen runder Zellen und beigemischte Lymphozyten
- Nichtseminome
  - Embryonal: Große, in Lagen angeordnete maligne Zellen
  - Endodermal: Drüsenartige Bänder neoplastischer Zellen
  - Chorionkarzinom: Große, runde, vielkernige Zellen (synzytiotrophoblastisch); Einblutungen

Klinik

Klinisches Bild
- Teratom
  - 60% aller Keimzelltumoren
  - Alter 20–30 Jahre, Männer = Frauen
  - Zumeist asymptomatisch
  - Verdauungsenzyme können Lunge oder Bronchus andauen
    - Trichoptysis (Expektoration von Haaren)
- Seminom (Germinom, Dysgerminom)
  - 30% aller Keimzelltumoren
  - Alter 30–40 Jahre, Männer > Frauen
  - Meist symptomatisch
  - β-HCG erhöht
- Nichtseminome
  - 10% aller Keimzelltumoren
  - Alter 30–40 Jahre, Männer > Frauen
  - Meist symptomatisch
  - Assoziiert mit hämatologischen malignen Tumoren
  - 20% Klinefelter-Syndrom (Gynäkomastie, Hodenatrophie, FSH erhöht)

Therapie
- Teratom: Operation
- Seminom: Strahlentherapie
- Nichtseminome: Chemotherapie und Operation

Prognose
- Unterschiedlich; hervorragend bei benignen Tumoren; schlecht bei Metastasen

Literaturauswahl
Choi SJ et al (1998): Mediastinal teratoma: CT differentiation of ruptured and unruptured tumors. AJR 171:591–594
Strollo DC et al (1997): Primary mediastinal tumors: Part I. Tumors of the anterior mediastinum. Chest 112:511–522
Rosado-de-Christenson ML et al (1992): From the archives of the AFIP. Mediastinal germ cell tumors: Radiologic and pathologic correlation. Radiographs 12:1013–1030

Malignes Lymphom

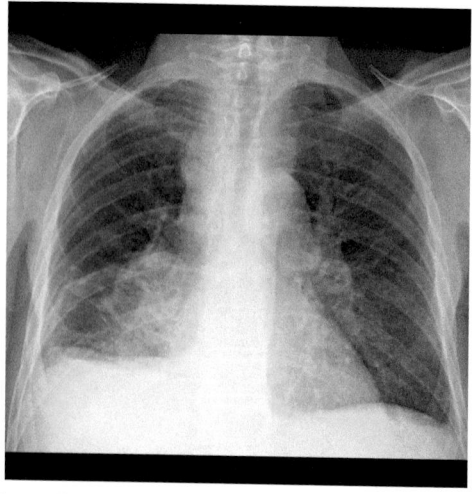

Non-Hodgkin-Lymphom. Großflächig verbreitertes Mediastinum und rechts hilär vergrößerte Lymphknoten. Pleuraerguss beidseits (rechts mehr als links)

Grundlagen

* Der M. Hodgkin befällt bevorzugt das vordere obere Mediastinum
* Die Non-Hodgkin-Lymphome erfassen gleichermaßen jegliche mediastinale Lymphknotengruppe
* Die Lymphknoten können nach Therapie verkalken (saum- oder maulbeerenartig)
* Non-Hodgkin-Lymphome können Spontanregressionen zeigen
* Die lymphoproliferative Posttransplantationskrankheit (LPTK) beruht auf dem Epstein-Barr-Virus

Bildgebung

Thoraxröntgenaufnahme

* M. Hodgkin
  * Zu Beginn bei 85% intrathorakaler Befall
  * Am häufigsten erkranken Lymphknoten des oberen vorderen Mediastinums
    – Nur selten verkalken Lymphknoten vor Therapie: 5% nach Therapie: Randsaum
    – Perikardfettpolsterzeichen: Vergrößerte perikardiale Lymphknoten; Perikardlymphknoten erhalten durch die Bleiausblockung des Herzens (Herzschutz bei Strahlentherapie) eine zu geringe Strahlendosis
  * Lunge
    – Bei 10% der Patienten bei Erstvorstellung befallen, fast immer kombiniert mit Lymphknotenbefall
    – Zahlreiche Lungenknötchen oder multifokale Verdichtung der Lunge
  * Pleuraerguss (15%)
* Non-Hodgkin-Lymphome
  * Zu Beginn bei 50% intrathorakaler Befall
  * Vordere und hintere Lymphknoten gleichermaßen betroffen, außer beim lymphoblastischen und großzelligen B-Zell-Lymphom, die das vordere Mediastinum bevorzugen

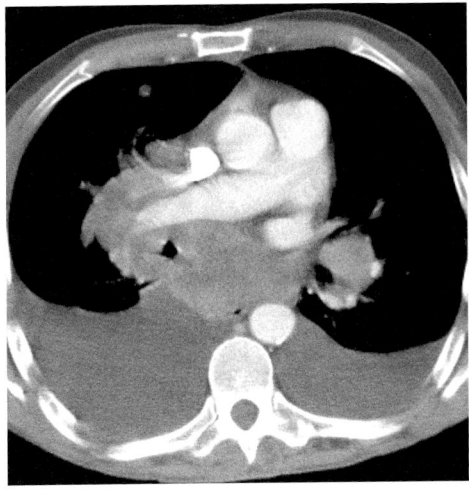

Non-Hodgkin-Lymphom. Zahlreiche vergrößerte Lymphknoten in den Hili und infrakarinal. Mäßig großer beidseitiger Pleuraerguss

- Lunge
  - Zahlreiche Lungenrundherde können einschmelzen
  - Trias der lymphomatoiden Granulomatose: ZNS–Haut–Lunge
  - Alveoläre Raumforderung (solitär oder multipel; darunter auch Pseudolymphom)
  - Diffuse retikuläre Mehrzeichnung (lymphoide interstitielle Pneumonie)
  - Pleura: Ergüsse oder umschriebene solide Herdläsion
- LPTK
  - Rundherde: Peripher und basal, kein Luftbronchogramm, kaum Einschmelzung
  - Fokale Verdichtung der Lunge: Ähnlich der bronchiolitis obliterans organizing pneumonia (BOOP)
  - Hiläre und mediastinale Lymphknotenschwellung

CT-Befunde
- M. Hodgkin
  - Lymphknoten nehmen nur minimal Kontrastmittel auf; ein Drittel ist zystisch oder nekrotisch
  - Vor oder nach der Therapie können sich Thymuszysten entwickeln

Differenzialdiagnose

Keimzelltumor
- Die Patienten sind jünger, die Tumoren inhomogener

Thymom
- Kann verkalken (beim malignen Lymphom vor Therapie selten)

Metastasen
- Anamnestisch maligner GI-Trakt- oder HNO-Tumor

Struma
- Höhere Dichtewerte; direkte Verbindung mit Schilddrüse

Sarkoidose
- Symmetrische, einförmig große Lymphknoten

Tuberkulose
- Randständig Kontrastmittel aufnehmende Lymphknoten

Pathologie

Allgemein
- Nur geringe Raumforderung (verglichen mit Karzinom nicht obstruierend)
- Ätiologie/Pathogenese
  - LPTK: Cyclosporin hemmt die Suppressor-T-Zellen und ermöglicht so eine ungehinderte Proliferation der EBV-infizierten B-Zellen

Mikroskopische Befunde
- M. Hodgkin: Sternberg-Reed-Zellen
- Non-Hodgkin-Lymphom: Klonale Proliferation aus T- oder B-Zellreihe
- LPTK: Spektrum von benignen multiklonalen bis zu malignen monoklonalen, meist B-Zellen

Staging oder Grading-Kriterien
- M. Hodgkin: Nodulär sklerosiend (70%), mixed cellularitiy (20%), lymphozytenreich (5%), lymphozytenarm (5%)
- Non-Hodgkin-Lymphome (niedrig-, mittel- und hochgradig maligne)
  - Kleinzellig (lymphozytisch oder non-cleaved), immunoblastisch
  - Follikulär (small cleaved, gemischt oder großzellig)
  - Diffus (small cleaved, gemischt, großzellig), lymphoblastisch

Klinik

Klinisches Bild
- M. Hodgkin
  - Doppelter Altersgipfel: 3. und 5. Lebensjahrzehnt; Männer > Frauen
    - Stadium 1: Nur eine einzige Lymphknotengruppe
    - Stadium 2: 2 Lymphknotengruppen auf einer Seite des Zwerchfells
    - Stadium 3: Lymphknoten beidseits des Zwerchfells
    - Stadium 4: Extranodaler Befall
    - A Keine Symptome
    - B Symptome (20%): Fieber, Nachtschweiß oder Gewichtsverlust (10%)
- Non-Hodgkin-Lymphome
  - Jedes Alter; Altersgipfel 55 Jahre
  - Höheres Risiko bei
    - Immundefizienz: Nach Transplantation, AIDS, Wiskott-Aldrich-, Ataxie-Teleangiektasie- und Sjögren-Syndrom (LIP)
    - Epstein-Barr-Virus: Burkitt-Lymphom; durch Cyclosporin induzierte LPTK
  - Meist bei Diagnosestellung schon extensive Krankheit; Staging wie M. Hodgkin
- Lymphoproliferative Posttransplantationskrankheit
  - Inzidenz 5% nach soliden Transplantaten; Kinder empfänglicher
  - Entwickelt sich meist im 1. Jahr nach Transplantation (Gipfel 3–4 Monate)
  - Andere häufige Orte: GI-Trakt, Oropharynx, zervikale Lymphknoten
  - Asymptomatisch bis zu Grippesymptomen (Fieber, Pharyngitis, Halslymphknotenschwellung)

Therapie
- M. Hodgkin: Mantelfeldbestrahlung; Chemotherapie, Knochenmarktransplantation (KMT)

- Non-Hodgkin-Lymphome: Überwachung von Patienten mit niedriggradig malignem NHL
  - Strahlentherapie, Chemotherapie und KMT
  - Spontanremissionen möglich
- LPTK: Cyclosporindosis vermindern

Prognose
- M. Hodgkin: Gut; 90% Heilungen
  - Sekundärtumoren: AML, Non-Hodgkin-Lymphom
- Non-Hodgkin-Lymphome: Abhängig von Tumormasse und Histopathologie
- Niedrigmaligne Tumoren können zu höhergradig malignen werden

Literaturauswahl

Collins J et al (1998): Epstein-Barr-virus-associated lymphoproliferative disease of the lung: CT and histologic findings. Radiology 208:749–759

Strollo DC et al (1997): Primary mediastinal tumors: Part II. Tumors of the middle and posterior mediastinum. Chest 112:1344–1357

Castellino RA et al (1986): Hodgkin disease: Contribution of chest CT in the initial staging evaluation. Radiology 160:603–605

Lymphoproliferative Krankheiten

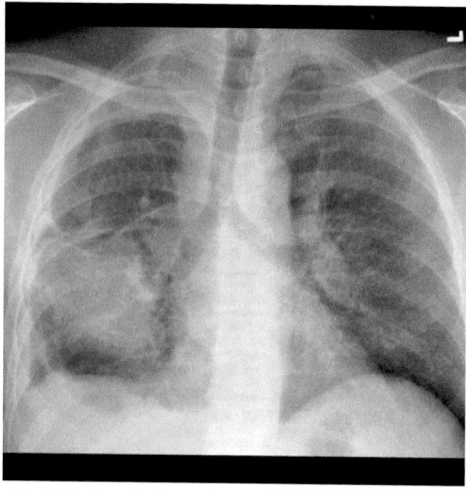

Angioimmunoblastische Lymphadenopathie. Vergrößerte Hilus- und Mediastinallymph-knoten. Große homogene Verschattung rechts basal. Pleuraerguss oder Pleuraschwiele rechts

Grundlagen

- Spektrum von lymphatischen Krankheiten, die von benignen bis zu niedrigmalignen Neoplasien reichen
- Die angioimmunoblastische Lymphadenopathie kann Folge von Dilantintherapie sein
- Beim M. Castleman können die Lymphknoten ein Kontrastmittel-Enhancement zeigen
- Durch Epstein-Barr-Virus bedingte lymphoproliferative Posttransplantationskrankheit (LPTK)

Bildgebung

Thoraxröntgenaufnahme

- Plasmazellgranulom
  - Solitäre, 1–10 cm große, scharf begrenzte Raumforderung der Lunge
  - Meist Unterlappen; selten Verkalkung und Einschmelzung
  - Kein Pleuraerguss, keine vergrößerten Lymphknoten
- M. Castleman (angiofollikuläre Hyperplasie)
  - Umschrieben: Solitäre mediastinale Raumforderung
  - Diffuse Form: Zahlreiche Knoten, manchmal interstitielle Zeichnungsvermehrung
- Pseudolymphom
  - Große verdichtete Raumforderung mit unscharfem Rand (durch Infiltration der umgebenden Lunge über Lymphgefäße)
- Lymphoide interstitielle Pneumonie (LIP)
  - Diffuse interstitielle Mehrzeichnung, vornehmlich basal
  - Selten Lymphadenopathie oder Pleuraerguss
- Lymphoproliferative Posttransplantationskrankheit (LPTK)
  - Zahlreiche Lungenknötchen mit oder ohne Lymphadenopathie

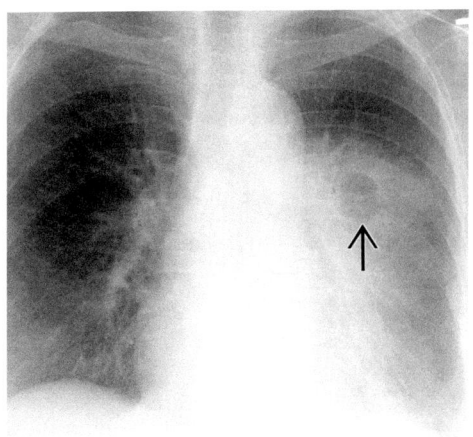

Pseudolymphom. Eine umschriebene Raumforderung ähnlich einem Verdichtungsbereich wuchs langsam über 11 Jahre hinweg. Die Verdichtung enthält Zysten oder Kavernen (Pfeil)

- Angioimmunoblastische Lymphadenopathie
  - Vergrößerte Hilus- und Mediastinallymphknoten mit unspezifischen interstitiellen oder alveolären Infiltraten der Lunge
  - Hepatosplenomegalie

CT-Befunde
- Die Lymphknoten können bei M. Castleman oder angioimmunoblastischer Lymphadenopathie Kontrastmittel aufnehmen; beim M. Castleman gelegentlich Verkalkung
- LIP: Zentrolobuläre Knötchen, manchmal dünnwandige zystische Läsionen; Lymphknoten können vergrößert sein (in Thoraxaufnahme unsichtbar)
- LPTK: Die Knötchen können zentral hypodens sein und manchmal ein Halo-Zeichen aufweisen; sie sitzen meist peribronchovaskulär oder subpleural

Empfehlungen
- Die CT hilft, Lungenbefall und Ausmaß der mediastinalen Lymphadenopathie zu charakterisieren

Differenzialdiagnose
- Keine

Pathologie

Allgemein
- Bronchusassoziiertes lymphatisches Gewebe (BALT) greift von knotigen Herdchen in den Atemwegsaufzweigungen aus auf Lymphozytengruppen im proximalen Anteil der Lymphgefäße des Bronchiolus respiratorius über
  - Das BALT ist ausgedehnt verteilt; es bekämpft eine große Zahl inhalierter oder zirkulierender Antigene
  - Die polyklonale Proliferation ist vereinbar mit einer benignen Krankheit, die monoklonale Lymphozytenproliferation mit einem malignem Lymphom. Die Klongruppen werden durch spezielle Färbungen bestimmt

161

- Ätiologie/Pathogenese
  - LPTK: Geht auf eine EBV-Infektion zurück; die Immunsuppression durch Cyclosporin erlaubt die ungehemmte Proliferation der mit EBV infizierten Zellen; kann monoklonal und maligne werden
  - Angioimmunoblastische Lymphadenopathie: Mögliche Hypersensitivitäts-reaktion, vergesellschaftet mit Medikamentenreaktion (Dilantin, Insulin, Penicillin)
- Epidemiologie
  - LPTK: Prävalenz 5%, am höchsten bei Lungentransplantation
  - LIP: Assoziiert mit Sjögren-Syndrom oder AIDS

Mikroskopische Befunde
- Plasmazellgranulom: Beimischung von Plasmazellen, Lympho- und Histiozyten
- M. Castleman: Umschrieben (90% – hyaliner vaskulärer Typ); diffuse Form (10% – Plasmazelltyp)
- Pseudolymphom und LIP identisch: Kleine Lymphozyten und Plasmazellen, manchmal Fibrose
- LPTK und angioimmunoblastische Lymphadenopathie: Proliferation von Immunoblasten

Klinik

Klinisches Bild
- Plasmazellgranulom: Bei Kindern häufigste Raumforderung der Lunge; meist asymptomatisch oder unspezifischer Husten, Fieber, Thoraxschmerz; keinerlei Bezug zum Plasmozytom
- M. Castleman: Umschrieben meist symptomlos, diffuse Form symptomatisch: Gewichtsverlust, Fieber bei beiden Formen; Patienten < 30 Jahre
- Pseudolymphom: Asymptomatisch; Erwachsene mittleren Alters
- LPTK: Zeitspanne zwischen Transplantation und Krankheit variiert von einem Monat bis zu Jahren; unspezifische Symptome
- Angioimmunoblastische Lymphadenopathie: Ältere Erwachsene, häufig sehr rasches Fortschreiten mit Ausschlag, Pruritus, Anämie und Dysgammaglobulinämie
- LIP: Husten, Dyspnoe und Dysgammaglobulinämie, Alter variabel

Therapie
- Abhängig von der Krankheit von Beobachtung und Resektion bis zu Chemotherapie bei Lymphomen
- LPTK: Cyclosporindosis verringern

Prognose
- M. Castleman: Umschriebene Form gute Prognose, diffuse Form schlechte Prognose
- Plasmazellgranulom: Gute Prognose
- Angioimmunoblastische Lymphadenopathie, LPTK: Variabel
- Die Prognose hängt auch von der Entwicklung eines echten malignen Lymphoms ab

Literaturauswahl

McAdams HP et al (1998): Castleman disease of the thorax: Radiologic features with clinical and histopathologic correlation. Radiology 209:221–228

Collins J et al (1998): Epstein-Barr-virus-associated lymphoproliferative disease of the lung: CT and histologic findings. Radiology 208:749–759

Bragg DG et al (1994): Lymphoproliferative disorders of the lung: Histopathology, clinical manifestations, and imaging findings. AJR 163:273–281

Obstruktion der oberen Hohlvene

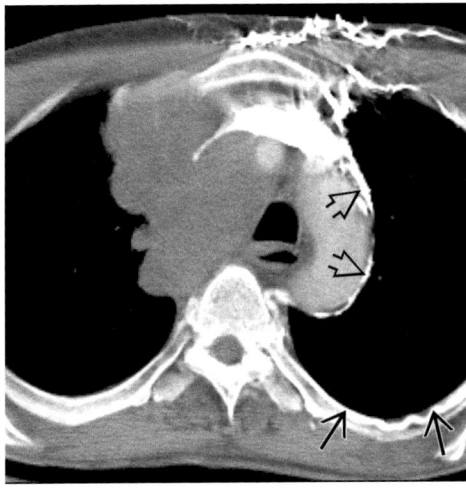

Obstruktion der V. cava superior. Ein Bronchialkarzinom infiltriert das Mediastinum, engt die V. anonyma ein und verlegt die V. cava superior. Kollateralen: Thoraxwand- und Interkostalvenen (Pfeile) sowie links die V. intercostalis superior (offener Pfeil)

Grundlagen
- Häufigste Ursache einer Obstruktion der oberen Hohlvene: Bronchialkarzinom
- Im Thoraxbild sind ein verbreitertes Mediastinum, eine breite V. azygos und das Aortenknöpfchen die Schlüssel zur Diagnose
- CT eignet sich ideal, Obstruktionsursache, Ort und Kollateralgefäße aufzuzeigen
- Periskapulare Kollateralen kann man auch bei Gesunden sehen

Bildgebung
Typische Zeichen
- Schlüsselzeichen: Verbreitertes Mediastinum mit dilatierter V. azygos und Aortenknöpfchen (aortic nipple)

Thoraxröntgenaufnahme
- Mediastinalverbreiterung, unspezifisch
- Venenkollateralen
  - Breite V. azygos
  - Dilatierte linke V. intercostalis superior (Aortenknöpfchen)

CT-Befunde
- Eingeengte oder verlegte obere Hohlvene
- Sichtbare Kollateralkreisläufe
  - Azygos-Hemiazygos-System
  - Vertebraler Venenplexus (Batson-Plexus)
  - Vv. mammariae internae
  - Periskapuläre Venen
  - Interkostalvenen
  - V. thoracica interna
  - Venensystem der lateralen Thoraxwand
    - Verbindungen über Vv. epigastricae und periumbilikale Venen zur Pfortader
    - Umschriebener Kontrastanstieg des Leberparenchyms neben Lig. falciforme

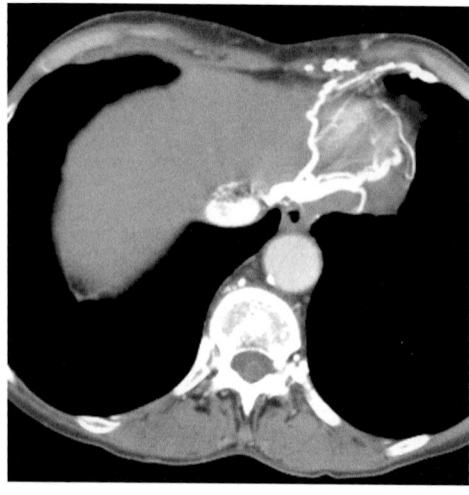

Verschluss der V. cava superior. Peridiaphragmale venöse Kollateralen drainieren das Blut in die V. cava inferior. Die Diagnose einer Obstruktion der V. cava superior erfordert, dass man auch Kollateralen sieht

MRT-Befunde
- Ähnlich der CT-Befunde; erfordert keine Kontrastmittelgabe
- Schlechter Nachweis von Verkalkungen

Empfehlungen
- CT empfehlenswert, um die Obstruktionsursache und die Venenanatomie zu bestimmen

Differenzialdiagnose

Pseudokollateralen
- Übermäßige Armabduktion engt die V. subclavia ein – dann färben sich naturgemäß die periskapularen Venen an

Unterbrechung der V. cava inferior beim Azygos-Kontinuationssyndrom
- Keine Kollateralen, keine obstruierende Ursache

Pathologie

Allgemein
- Wichtige Kollateralen zwischen oberer und unterer Hohlvene
  - V. azygos/V. hemiazygos
  - System der vertebralen Venen (Batson-Plexus)
  - Vv. mammariae internae
  - System der lateralen Thoraxwandvenen
    - V. thoracica lateralis
    - V. thoracoepigastrica und V. epigastrica superficialis
    - Blutflussumkehr über periumbilikale Venen längs des Lig. falciforme zum linken Pfortaderast
- Epidemiologie
  - 80% maligne Neoplasien; 20% benigne Tumoren

- Ursachen
  - Bronchialkarzinom
  - Metastasen, v. a. des Mammakarzinoms
  - Malignes Lymphom
  - Fibrosierende Mediastinitis
  - Strahlentherapie
  - Durch Venenkatheter oder Schrittmacherkabel verursachte Thrombose

Makropathologische und intraoperative Befunde
- Die jeweils die Kavaobstruktion bewirkende Ursache ist meist nicht resezierbar, egal ob sie benigne oder maligne ist

Mikroskopische Befunde
- Kein spezifisches Merkmal

Klinik

Klinisches Bild
- Asymptomatisch bis zu Dyspnoe, Keuchen, neurologischen Störungen
- Symptome hängen vom zeitlichen Verlauf ab; eine sich langsam entwickelnde Verlegung gibt Zeit für Kollateralkreisläufe mit wenigen oder gar keinen Symptomen
- Breite Halsvenen und Ödem der oberen Körperhälfte bei akuter Verlegung

Therapie
- Venöse Stents
- Strahlentherapie bei malignen Läsionen
- Antikoagulanzien bei Thrombose
- Bypass-Chirurgie ist schwierig und wird selten durchgeführt

Prognose
- Hängt von der Ursache ab

Literaturauswahl
Standford W et al (1987): Superior vena cava obstruction: A venographic classification. AJR 148:259–262
Gosselin MV et al (1997): Altered intravascular material flow dynamics: Clues for refining thoracic CT diagnosis. AJR 169:1597–1603

Extramedulläre Hämatopoese

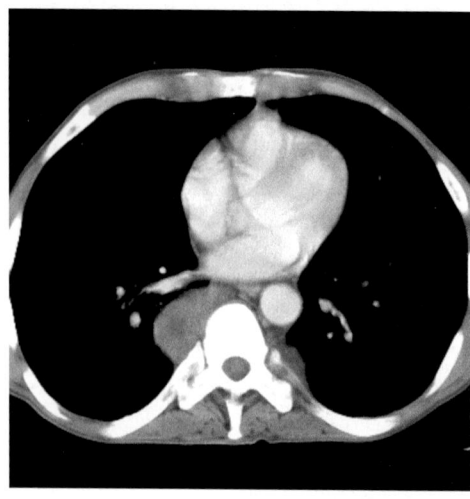

Extramedulläre Hämatopoese. Beidseitige kostovertebrale Raumforderungen liegen zumeist gegen die Wirbelkörper hin zentriert. Die Raumforderungen sind scharf begrenzt und können auch leicht gelappt sein.

Grundlagen
- Entsteht selten durch Knochenmarkexpansion bei schweren Anämien: Thalassämie, hämolytische Anämien, Sichelzellenanämie
- Asymptomatisch
- Ein- oder beidseitige Raumforderung des hinteren Mediastinums, meist Höhe BWK 8–12
- Knochenveränderungen: Vergrößerter Markraum, betonte Trabekel
- Können im CT Fett enthalten
- Können bei der CT Kontrastmittel aufnehmen

Bildgebung

Typische Zeichen
- Schlüsselzeichen: Zahlreiche lobulierte Raumforderungen im hinteren Mediastinum; dabei zeigen die Wirbelkörper betonte Trabekel

Thoraxröntgenaufnahme
- Raumforderung im hinteren Mediastinum
- Ein- oder beidseitig gelegen
- Beliebige Lage längs der Wirbelsäule, zumeist in Höhe BWK 8–12
- Scharf begrenzt, lobuliert, gegen die Wirbelkörper zentriert
- Knochenveränderungen
  - Knochenmarkraum vergrößert
  - Betonte Trabekel
  - Knochen können normal sein
- Man findet auch subkostal gelegene Raumforderungen
- Da sie blutbildende Organe sind, können auch Leber und Milz vergrößert sein
  - Bei der Sichelzellenanämie ist die Milz dagegen klein (Infarkte)

Extramedulläre Hämatopoese

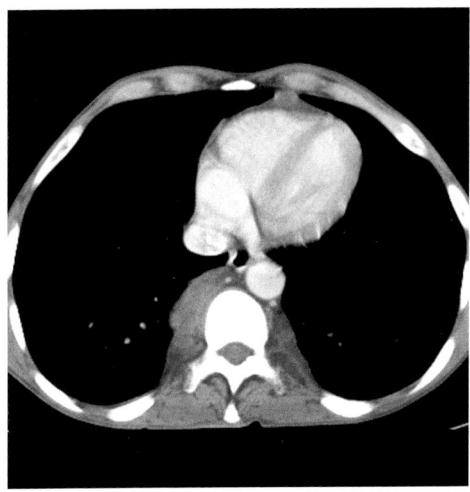

Extramedulläre Hämatopoese. Die Herde sitzen im Allgemeinen im Bereich der unteren Brustwirbelsäule. Keine Knochenarrosion. Diese Raumforderungen können Kontrastmittel aufnehmen

CT-Befunde
- Herde können Fett enthalten
- Keine Verkalkungen
- Herde nehmen Kontrastmittel auf
- Keine Knochenarrosion
- 5 mm bis 5 cm groß
- Sehr langsames Wachstum
- Häufigster Ort: Längs der Kostovertebralgelenke

Szintigraphiebefunde
- Aufnahme von Tc^{99m}-Schwefelkolloid
- Skelettszintigraphie kann normal ausfallen

Empfehlungen
- CT reicht bei Patienten mit entsprechender Anamnese meist bereits zur Diagnose

Differenzialdiagnose

Neurofibrome
- Können multipel sein, dann meist diskret; unterscheiden sich von den länglichen Raumforderungen der extramedullären Hämatopoese; Druckerosion des benachbarten Wirbelkörpers; Knochenmarkraum nicht vergrößert

Paragangliome
- Intensive Kontrastmittelaufnahme; extramedulläre Hämatopoese zeigt ein sprenkelartiges Enhancement; Markräume nicht erweitert

Ösophagusvarizen
- Zahlreiche kleine Kontrastmittel aufnehmende Gefäße; Markräume nicht erweitert

Pathologie

Allgemein
- Benigne Knochenmarkelemente außerhalb des Markraums bei Patienten mit schwerer Anämie
- Ätiologie/Pathogenese
  - Vordringen von Mark durch Kortexdefekte oder
  - Wachstum heterotoper oder multipotenter Zellen

Makropathologische und intraoperative Befunde
- Lobulierte Raumforderungen aus blutbildendem Mark

Klinik

Klinisches Bild
- Asymptomatisch
  - Keine Therapie erforderlich
- Bewirkt nur selten eine Rückenmarkskompression

Therapie
- Spricht bei einer Myelonkompression bereits auf kleine Strahlendosen an

Prognose
- Hängt von der Anämie ab

Literaturauswahl
Papavasiliou C et al (1986): The marrow heterotopia in thalassemia. Eur J Radiol 6:92–96
Korsten J et al (1970): Extramedullary hematopoiesis in patients with thalassemia anemia. Radiology 95:257–263

Zystische Malformationen des Vordarms

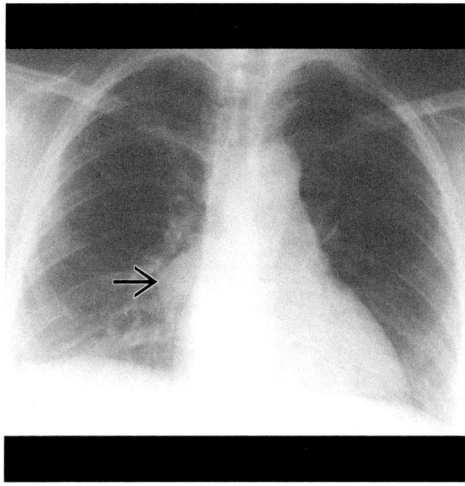

Beschwerdefreier Patient. Rechtsseitige mediastinale Raumforderung (Pfeil). Die Ränder sind scharf. Zur Differenzialdiagnose zählen Aneurysmen von Gefäßen sowie bronchogene oder Perikardzyste, Lymphadenopathie, Pleura- oder Lungentumor

Grundlagen
- 10% aller Mediastinaltumoren
- Angeborene abnorme Ausknospung aus dem ventralen Vordarm
- Meist asymptomatisch
- Runde scharf begrenzte Raumforderung
- Im CT dünnwandige zystische Strukturen
- Ösophageale und neuroenterale Zysten sind röhrenförmig
- Zysten mit Magen- oder Pankreasgewebe können bluten oder ulzerieren

Bildgebung
Typische Zeichen
- Schlüsselzeichen: Im CT dünnwandige infrakarinale Zyste

Thoraxröntgenaufnahme
- Runde, scharf begrenzte 2–10 cm große Raumforderung
- Sitz im mittleren Mediastinum: Rechts paratracheal oder infrakarinal
  - Können an beliebigem Ort des Mediastinums liegen
  - 10% liegen in der Lunge
- Ösophagus- und neuroenterale Zysten sind eher röhrenförmig und vertikal längs der Speiseröhre und Wirbelsäule ausgerichtet

CT-Befunde
- Bronchogene Zyste
  - Dünnwandig
  - Zyste mit unterschiedlichem Dichtewert
    - Niedrige bis hohe Dichte (Blut, Kalzium oder Eiweiß)
  - Sind weich formbar, verursachen nur selten Obstruktion
  - Keine Kontrastmittelaufnahme

Zystische Malformationen des Vordarms

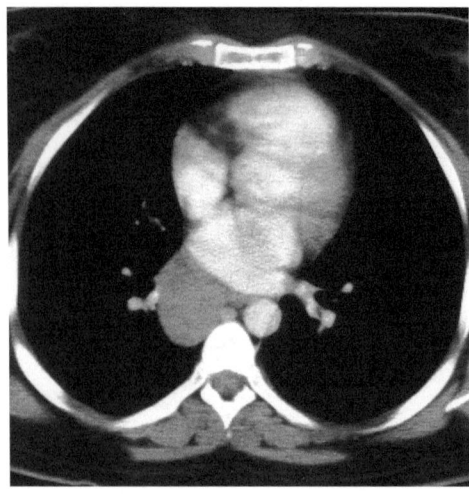

CT. Scharf begrenzte, homogen hypodense Raumforderung im Recessus azygo-oesophagealis. Diagnose: Bronchogene Zyste

- Duplikationszyste der Speiseröhre
  - Rechts gelegen
  - Neben der Speiseröhre
  - Vertikal röhrenförmig
  - Kann in die Speiseröhre oder in die Atemwege hinein ulzerieren (Flüssigkeitsspiegel)
- Neuroenterale Zyste
  - Rechtsseitig
  - Hinteres Mediastinum
  - Vertikal langgezogene Läsion
  - Kombiniert mit Wirbelanomalien
    - Halbwirbel
    - Sagittale Spalten
  - Wirbelanomalien oberhalb der Zyste
  - Meist in Höhe der oberen Brustwirbelsäule gelegen

MRT-Befunde
- Bei unklarem CT-Befund hinsichtlich der Zyste kann die MRT den zystischen Charakter nachweisen
- Wegen Flüssigkeit und Eiweiß unterschiedlich hohes Signal in T1w
- Hohes Signal in T2-Gewichtung

Empfehlungen
- CT ist Methode der Wahl, eine mediastinale Raumforderung zu charakterisieren

Differenzialdiagnose

Malignes Lymphom
- Zahlreiche knotige Raumforderungen, aber nicht zystisch

Bronchialkarzinom
- Älterer Raucher; bei knotiger oder breiter Zystenwand denke man an ein Karzinom

Nervenscheidentumor oder sympathischer Gangliontumor
- Im Allgemeinen nicht zystisch

Pathologie

Allgemein
- Muskulär oder fibrös begrenzte Zystenwände, ausgekleidet durch Bronchial- oder Darmepithel
- Embryologie/Anatomie
  - Angeborene abnorme Ausknospung aus dem ventralen Vordarm
  - Dem Vordarm liegt Notochord an und kann zu neuroenteralen Zysten führen
  - Frühe Duplikation
    - Mediastinal
  - Späte Duplikation
    - Lage in der Lunge
    - 10% aller bronchogenen Zysten

Makropathologische und intraoperative Befunde
- Die ungekammerte Zyste enthält Schleim, wässrige Flüssigkeit oder Eiter

Mikroskopische Befunde
- Bronchogene Zyste
  - Auskleidung durch respiratorisches Epithel; enthält Knorpel
- Duplikationszyste der Speiseröhre
  - Enthält Magenschleimhaut oder Pankreasgewebe
    - Höhere Wahrscheinlichkeit der Ulzeration oder Blutung
- Neuroenterale Zyste
  - Beimischung von Magen- und Nervengewebselementen

Klinik

Klinisches Bild
- 10% aller Mediastinaltumoren
- Zufallsbefund bei jungen Erwachsenen < 35 Jahren
- Meist asymptomatisch
- Thoraxschmerz, Husten, keuchende Atmung

Therapie
- Operative Resektion bei symptomatischen Tumoren
- Nadelaspiration
- Beobachtung

Prognose
- Heilung durch operative Resektion

Literaturauswahl
Strollo DC et al (1997): Primary mediastinal tumors. Part II. Tumors of the middle and posterior mediastinum. Chest 112:1344–1357
Panicek DM et al (1987): The continuum of pulmonary developmental anomalies. Radiographics 7:747–772

Lungensequestrierung

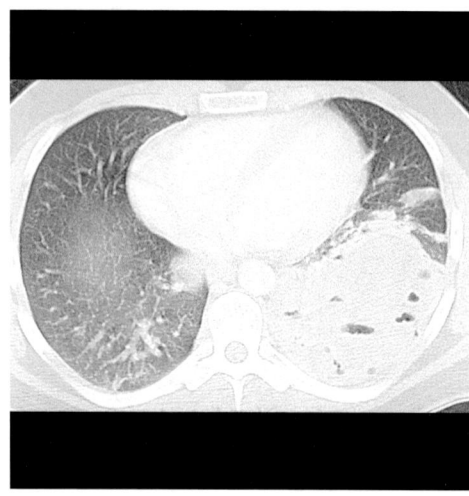

Junger Erwachsener mit Pneumonie. Ausgedehnte Verdichtung des linken Lungenunter-lappens mit zahlreichen Spiegeln. Diese Spiegel beruhen entweder auf einer nekrotisie-renden Pneumonie oder der Entzündung abnormer zystischer Lungenteile

Grundlagen
- Linksseitige basal gelegene paravertebrale Raumforderung
- Einzelne oder zahlreiche Zysten sind häufig und können mit Luft gefüllt sein
- Im CT bei 80% arterielle Speisung aus der Aorta sichtbar
- Die der Sequestrierung angrenzende Lunge kann überbläht sein
- Lungengewebe: Keine Bronchusverbindung; systemische arterielle Versorgung
- Intralobär: 75%, kann angeboren oder erworben sein
- Extralobär meist im Verein mit anderen Anomalien; klinisch früher manifest
- Operative Resektion bei chronischer Infektion oder bei Hämoptysen

Bildgebung

Typische Zeichen
- Schlüsselzeichen: Chronische links paravertebral basal gelegene Raumforderung

Thoraxröntgenaufnahme
- Basale paravertebrale Raumforderung oder Verschattung
- Begrenzung scharf oder unscharf
- Kontur glatt bis unregelmäßig
- Ein Drittel enthält Gas oder Flüssigkeitsspiegel
- „Chronische Pneumonie"
  - Kann unter antibiotischer Therapie kleiner werden
- Pleuraerguss selten
- Intralobärer Sitz: Linksseitig (60%)
- Extralobärer Sitz: Linksseitig (80%)

CT-Befunde
- Komplexe Läsion, die solides Material, Flüssigkeit und zystische Anteile beinhaltet
- Zu 80% Nachweis einer systemischen arteriellen Versorgung aus der Aorta
- Einzelne oder zahlreiche Zysten

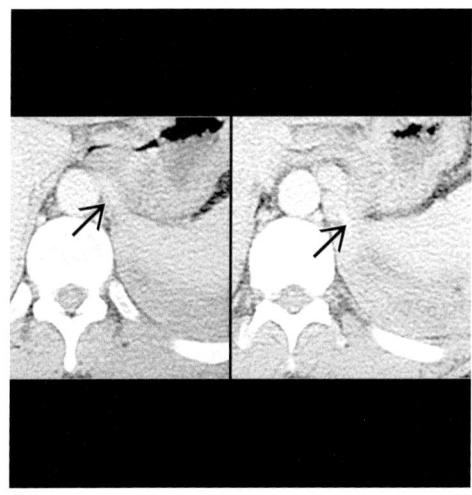

Lungensequestrierung. Aufeinander folgende Bilder nach i.v. Kontrastmittelgabe: Die versorgende Arterie kommt aus der Pars descendens aortae und verläuft in die seque-strierte Lunge hinein (Pfeile). Die arterielle Versorgung verläuft oft über das Lig. pulmo-nale inferius

- Der Rand aus normaler Lunge kann emphysematöse oder überblähte Lunge enthalten
- Inhomogenes Kontrast-Enhancement
- Kann Verkalkungen enthalten

Angiographiebefunde
- Identifikation der die Sequestrierung speisenden Arterie
  - Aorta thoracica 75%
  - Aorta abdominalis 20%
  - Interkostalarterie 5%
  - Eine oder mehrere zuführende Arterien möglich
  - Die versorgende Arterie kann auch normales Lungengewebe speisen
- Durch Einführung der CT heute seltenerer Einsatz
  - Misslingt in der CT der Nachweis, liegen meist zahlreiche kleine die Sequestrierung speisenden Arterien vor

Differenzialdiagnose

Neurogener Tumor
- Meist nicht zystisch, keine den Tumor speisende Arterie

Pleuratumor
- Nicht inhomogen, keine den Tumor speisende Arterie

Bronchialkarzinom
- Wachstum; keine den Tumor speisende Arterie

Pneumonie
- Keine die Veränderung speisende Arterie; Wandel unter der Therapie

Abszess
- Keine die Veränderung speisende Arterie

Pathologie

Allgemein
- Intralobäre Form
  - 75% aller Sequestrierungen
  - Kein getrennter Pleuraüberzug
  - Arterielle Versorgung aus der Aorta
    - Meist Eintritt in die Lunge über das untere Lig. pulmonale
  - Venöse Drainage: Pulmonalvene
  - Kommunikation mit dem Vordarm: Selten
  - Begleitanomalien: Selten
    - Ösophagobronchiale Fistel
    - Bronchogene Zyste
    - Zystische adenomatoide Malformation
- Extralobäre Form
  - 25% aller Sequestrierungen
  - Gesonderter Pleuraüberzug
  - Arterielle Versorgung aus Pulmonalarterie oder kleiner Arterie des großen Kreislaufs
  - Venöse Drainage: V. azygos/V. hemiazygos
  - Kommunikation mit Vordarm: Häufiger
  - Begleitanomalien: Häufig
- Ätiologie/Pathogenese
  - Angeborene oder erworbene entzündliche Läsionen

Mikroskopische Befunde
- Chronische Entzündung, Zysten und Fibrose
- Keine Verbindung mit Bronchien
- Atherosklerotische Veränderungen in der zuführenden Arterie, selbst bei jungen Menschen

Klinik

Klinisches Bild
- Intralobäre Form
  - Kein Geschlecht bevorzugt
- Extralobäre Form
  - Männliches Geschlecht bevorzugt
  - Neugeborene; oft tödliche weitere Anomalien
- Asymptomatisch; Zufallsbefund (20%)
- Chronischer Husten, rezidivierende Pneumonien, Hämoptysen, Thoraxschmerz
  - Die Hämoptysen können lebensbedrohend sein
- Bei Säuglingen chronische Herzinsuffizienz

Therapie
- Operative Resektion bei symptomatischen Läsionen

Literaturauswahl
Frazier AA et al (1997): Intralobar sequestration: Radiologic-pathologic correlation. Radiographics 17:725–745
Panicek DM et al (1987): The continuum of pulmonary developmental anomalies. Radiographics 7:747–772
Savic B et al (1979): Lung sequestration: Report of seven cases and review of 540 published cases. Thorax 34:96–101

Zwerchfellhernien

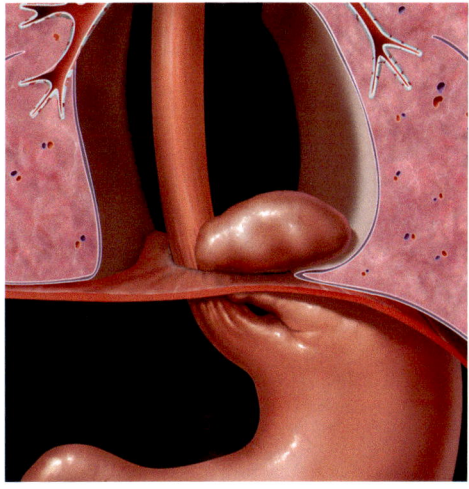

Paraösophageale Hernie. Der ösophagogastrale Übergang verbleibt in seiner normalen Position, während der Magenfundus durch den Hiatus oesophageus herniiert

Grundlagen
- Die Hiatushernie ist als retrokardiale Raumforderung häufiger Zufallsbefund
- Man vermute ein Magenulkus in einer Hiatushernie, wenn ein unerklärlicher Pleuraerguss neu auftritt
- Die angeborene Zwerchfellhernie ist Ursache der Atemnot des Neugeborenen
- Magenvolvulus: Doppelter Flüssigkeitsspiegel, ober- und unterhalb Zwerchfell
- Morgagni-Hernie: Ventral, meist rechts gelegen
- Bochdalek-Hernie: Dorsal, meist links gelegen
- Hernien des Erwachsenen sind zumeist asymptomatisch
- Komplikationen: Reflux, Ulzeration, Blutung, Striktur

Bildgebung
Typische Zeichen
- Schlüsselzeichen: Intrathorakale lufthaltige Raumforderung neben dem Zwerchfell

Thoraxröntgenaufnahme
- Gleithernie
  - Glatt begrenzte, halbkugelige, retrokardiale Raumforderung
  - Enthält meist Luft oder einen Luft-Flüssigkeits-Spiegel
  - Pleuraerguss
    - Ein neuer, ansonsten unerklärlicher Pleuraerguss ist verdächtig auf ein Magenulkus im Herniensack
- Paraösophageale Hernie
  - Magenvolvulus
    - Gedoppelter Luft-Flüssigkeits-Spiegel oberhalb (retrokardial) und unterhalb des Zwerchfells (normale, links infradiaphragmale Lage)
    - Organo-axiale Drehung (um Längsachse des Magens)
    - Die abführende Schlinge kann verlegt sein
- Morgagni-Hernie
  - Rechts ventral parakardial gelegene Raumforderung

Zwerchfellhernien

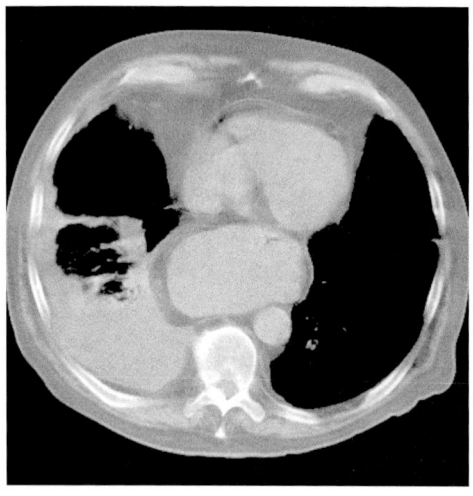

Hiatushernie. Der große mit Flüssigkeit gefüllte Magenanteil kann mit einer Raumforderung verwechselt werden. Mäßig großer Pleuraerguss rechts. Bei ungeklärtem Erguss denke man auch an ein Ulkus im intrathorakalen Magenanteil

- Kann Darm beinhalten
- Bochdalek-Hernie
  - Dorsolateraler Zwerchfelldefekt
  - Angeboren
    - Zu 85% linksseitig
    - Enthält Fett, Darm, Milz
    - Mediastinalverschiebung zur Gegenseite

Ösophagographiebefunde
- Von Nutzen, um Anatomie und Beweglichkeit zu bestimmen
- Schleimhautkomplikationen, Ösophagitis, Ulzera und Strikturen

CT-Befunde
- Gleithernie: Komplexe Raumforderung mit Weichteilen, Fett, Luft und oralem Kontrastmittel
- Morgagni-Hernie: Enthält meist nur Fett
- Bochdalek-Hernie: Enthält meist Fett, manchmal Niere oder Darm

Empfehlungen
- Hiatushernie: Thoraxröntgenaufnahme; manchmal Ösophagographie; CT bei anderen Hernien nützlich

Differenzialdiagnose

Bronchogene Zyste
- Liegt infrakarinal; enthält bei Verbindung mit dem GI-Trakt oder Bronchien Luft

Neurogene Tumoren
- Liegen im hinteren Mediastinum; keine Luft

Duplikationszyste
- Enthält bei Ulzeration in den GI-Trakt Luft

Lungensequestrierung
- Links paravertebral gelegen; systemische arterielle Versorgung

Perikardzyste
- Keine Luft; rechts gelegen

Pathologie
Allgemein
- Zwerchfelldefekte durch angeboren ausgebliebene Fusion des Septum transversum oder der pleuroperitonealen Membranen
- Embryologie
  - Angeborene Hernien
    - Auftreten etwa in der 10. Schwangerschaftswoche
    - Lungenhypoplasie
    - Die Lungenentwicklung bestimmt das Überleben
    - Enthält die Hernie Magen, dann schlechtere Prognose wegen der in utero früheren Herniation
- Epidemiologie
  - Häufig (Gleithernie) bis selten (paraösophageale Hernie)
  - Gleithernie: 10% bei über 50-Jährigen

Makropathologische und intraoperative Befunde
- Hiatusgleithernie
  - Atrophie der Zwerchfellmuskelschenkel
  - Der Hiatus oesophageus weitet sich durch erhöhten intraabdominalen Druck auf
  - Magendrehung und -beweglichkeit können zu Magenvolvulus führen
- Morgagni-Hernie
  - Entwicklungsbedingter Defekt zwischen Zwerchfellmuskel und Rippen (Larrey-Spalte)
  - Meist rechtsseitig
  - Selten
- Bochdalek-Hernie
  - Entwicklungsbedingter oder erworbener Defekt des Hiatus pleuroperitonealis
  - Links häufiger
  - Inzidenz < 1%

Klinik
Klinisches Bild
- Prädisposition für Gleithernie: Alter und Adipositas
- Meist asymptomatisch
  - Reflux: Regurgitieren unter „Herzschmerzen" und Dysphagie
  - Okkulte Blutung
  - Schmerzübertragung täuscht ein Herzleiden vor
  - Große Hernien können die Atmung beeinträchtigen
- Magenvolvulus
  - Borchardt-Trias
    - Schmerz
    - Erfolgloses Erbrechen
    - Magenschlauch kann nicht platziert werden

Therapie
- Bei symptomatischer Krankheit Operation
- Antirefluxive Therapie

Literaturauswahl
Panicek DM et al (1988): The diaphragm: Anatomic, pathologic, and radiologic considerations. Radiographics 8:385–425

Goodfellow T et al (1987): Congenital diaphragmatic hernia: The prognostic significance of the site of the stomach. Br J Radiol 60:993–995

Menuck L et al (1976): Plain findings of gastric volvulus herniating into the chest. AJR 126:1169–1174

Fibrosierende Mediastinitis

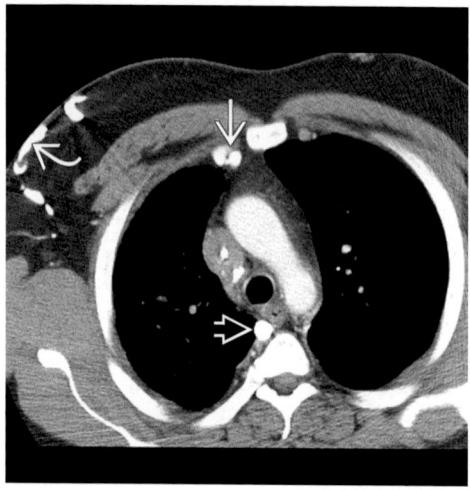

Fibrosierende Mediastinitis. Eine rechts gelegene paratracheale Raumforderung verlegt die V. cava superior. Die Raumforderung enthält Verkalkungen. Man beachte die Kollateralvenen: Rechte vordere Thoraxwand (gebogener Pfeile), rechte V. mammaria interna (Pfeil) und rechte V. intercostalis superior (offener Pfeil)

Grundlagen

- Umschriebene oder diffuse mediastinale Raumforderung oder Verbreiterung
- Bei der fokalen Krankheit häufig Verkalkungen
- Die fokale Krankheit ist meist Folge einer Immunreaktion gegen Histoplasmose
- Die diffuse Krankheit ist meist idiopathisch oder mit einer Autoimmunkrankheit vergesellschaftet
- Die fokale Krankheit verlegt der Reihe nach obere Hohlvene, Atemwege und Pulmonalvenen
- Therapie: Vor allem Stents der Atemwege und Gefäße

Bildgebung

Typische Zeichen

- Schlüsselzeichen: Verkalkte Raumforderung mit Kompression der oberen Hohlvene

Thoraxröntgenaufnahme

- Umschriebene Raumforderung oder Verbreiterung von Hili oder Mediastinum
- Fokale Raumforderungen können verkalken
- Lappenatelektase bei Atemwegsverlegung
- Obere Einflussstauung bei Verlegung der oberen Hohlvene
- Pulmonalvenöse Hypertonie und interstitielles Ödem durch verlegte Lungenvenen

CT-Befunde

- 80% der fokalen Raumforderungen sind verkalkt
- Die diffuse Form zeigt meist keine Verkalkungen
- CT ist Methode der Wahl, um anatomische Beziehungen zu umgebenden Venen und Atemwegen aufzuzeigen
- Kein Kontrastmittel-Enhancement

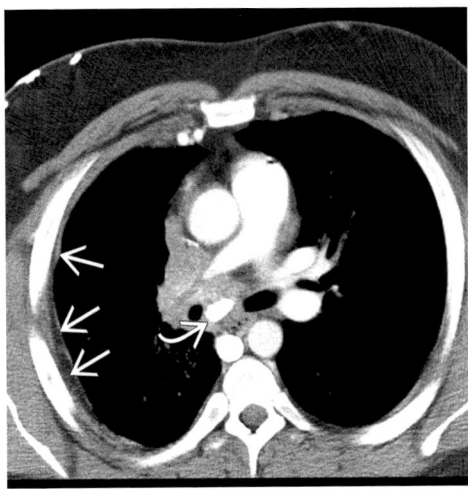

Fibrosierende Mediastinitis. Obstruktion der V. cava superior. Weiter kaudal engt die Raumforderung die rechte A. pulmonalis principalis ein. Der rechte Hemithorax ist geringfügig kleiner. Extrapleurale Weichteile durch interkostale Kollateralvenen verbreitert (Pfeile). Verkalkter subkarinaler Lymphknoten (gebogener Pfeil)

- Weitere Zeichen einer granulomatösen Infektion
  - Verkalkte Lungengranulome

Empfehlungen
- CT am besten geeignet, um Raumforderung und Beziehung zu Nachbarstrukturen zu charakterisieren

Differenzialdiagnose

Malignes Lymphom
- Der nodulär sklerosierende M. Hodgkin kann pathologisch schwer unterscheidbar sein
  - M. Hodgkin meist im vorderen Mediastinum
  - Die fibrosierende Mediastinitis liegt meist hilär, infrakarinal und paratracheal
  - Vor der Therapie sind die Hodgkin-Lymphome unverkalkt

Bronchialkarzinom
- Keine Verkalkung

Bronchogene Zyste
- Die fibrosierende Mediastinitis ist nicht zystisch

Pathologie

Allgemein
- Es sind große Biopsiezylinder erforderlich, um ein malignes Lymphom auszuschließen
- Ätiologie/Pathogenese
  - Man hält die fokale Form für die Folge einer abnormen Immunreaktion dafür empfänglicher Patienten auf ein Histoplasminantigen
  - Ursache der diffusen Form ist unbekannt

Fibrosierende Mediastinitis

Makropathologische und intraoperative Befunde
- Fokale Krankheit (bekannt als mediastinales Granulom)
  - Verkalkte verflochtene Knoten, die reichlich Fasergewebe enthalten
- Diffuse Krankheit
  - Fibröses Gewebe ersetzt des mediastinale Fett
  - Muss vom nodulär sklerosierenden M. Hodgkin differenziert werden

Morbus Erdheim-Chester (selten; Nicht-Langerhans-Zellhistiozytose)
- Aorta und große Gefäße diffus ummauert
- Pleura verbreitert und perirenale Weichteile ummauert
- Sklerosierende Knochenveränderungen (v. a. Femurschaft)

Mikroskopische Befunde
- Benigne Entzündungszellen, granulomatöse Antwort

Klinik

Klinisches Bild
- Erwachsene jeglichen Alters, kein Geschlecht bevorzugt
- Husten, Dyspnoe, wiederholte Pneumonien
- Symptome beruhen in absteigender Häufigkeit auf einer Obstruktion folgender Strukturen
  - Obere Hohlvene
  - Atemwege
  - Pulmonalvenen
  - Pulmonalarterien
  - Große Gefäße (durch hohen arteriellen Druck geschützt)
- Diffuse Krankheit kommt bei anderen Autoimmunkrankheiten vor
  - Retroperitonealfibrose
  - Methysergidbehandlung

Therapie
- Antimykotika und Steroide sind wirkungslos
- Operation ist schwierig und bringt wenig Nutzen
- Palliation
  - Intravaskuläre und endotracheale/endobronchiale Stents

Prognose
- Langwieriger Verlauf, Atemwegsstenosen oder respiratorische Insuffizienz

Literaturauswahl

Rossi SE et al (2001): Fibrosing mediastinitis. Radiographics 21:737–757
Sherrick AD et al (1994): The radiographic findings of fibrosing mediastinitis. Chest 106: 484–489

Intrathorakale Struma

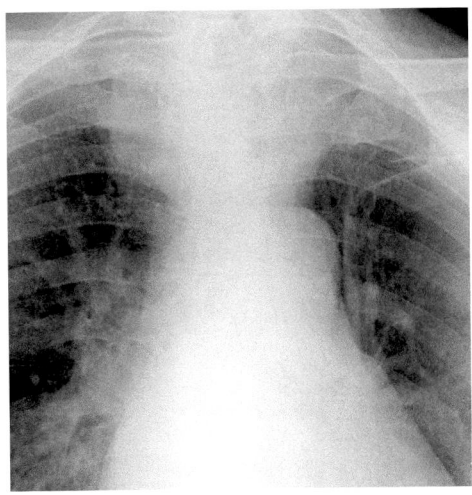

Struma. Durch eine Raumforderung in der oberen Thoraxapertur verbreitertes oberes Mediastinum mit nach links abgedrängter Trachea

Grundlagen
- Häufigste Ursache der Trachealabdrängung
- Eine zervikale Struma kann ventral (75%) oder dorsal (25%) in das Mediastinum eintauchen
- Hohe Dichte der Struma durch natürliches Jod
- Häufig Verkalkungen (grob, punkt- oder ringförmig)
- Bei Hypothyreose großer Perikarderguss möglich
- Andere Raumforderungen des oberen Mediastinums drängen Luftröhre seltener ab
- Meist asymptomatisch; Beschwerden durch Tracheal- oder Venenkompression

Bildgebung
Typische Zeichen
- Schlüsselzeichen: Trachea wird in Höhe der oberen Thoraxapertur abgedrängt

Thoraxröntgenaufnahme
- Trachea wird in Höhe der oberen Thoraxapertur abgedrängt
- Raumforderung im vorderen oberen oder hinteren oberen Mediastinum
- 25% enthalten Verkalkungen
- Bei Hypothyreose großer Perikarderguss möglich

CT-Befunde
- Scharf begrenzte heterogen dichte Raumforderung
- Hohe Dichte der Strumaweichteile durch natürliches Jod
- 75% enthalten Verkalkungen
  - Muster
    - Grob
    - Punktförmig
    - Ringartig
- Nach i.v. Kontrastmittelgabe starkes Enhancement
- Steht direkt mit zervikaler Schilddrüse/Struma in Verbindung

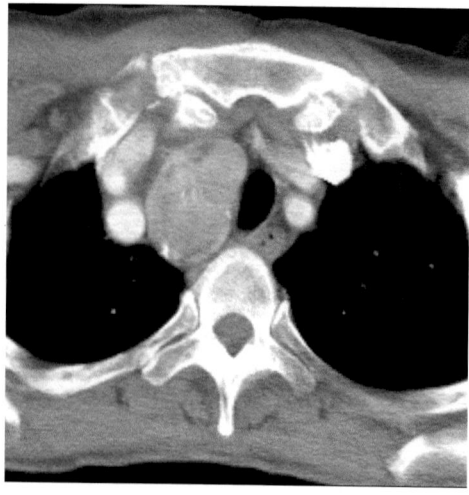

Struma. Die rechtsseitige Raumforderung enthält eine Verkalkung und mehrere unterschiedlich große hypodense Läsionen. Andere Areale sind dichter als Weichteile, was mit Jod enthaltendem Schilddrüsengewebe vereinbar ist

- Ventral der Luftröhre gelegen (75%)
  - Linke Seite überwiegt
- Dorsal der Luftröhre (25%)
  - Rechte Seite überwiegt

Nuklearmedizinische Befunde
- Diagnose durch J^{123}-Szintigraphie
- Meist nicht nötig

Empfehlungen
- Thoraxaufnahme meist ausreichend; CT charakterisiert die Raumforderung

Differenzialdiagnose

Vorderes Mediastinum
- Thymom
  - Weniger stark verkalkt, tiefer im Mediastinum, geringere Dichte
- Teratom
  - Kann grobe Verkalkungen enthalten, weniger hohe Dichte, weiter kaudal gelegen
- Malignes Lymphom
  - Vor Therapie unverkalkt; meist zahlreiche Knoten

Hinteres Mediastinum
- Bronchogene Zyste
  - Kann durch Kalziummilch hyperdens sein; kein Enhancement
- Leiomyosarkom der Speiseröhre
  - Nicht hyperdens; keine Verkalkungen
- Bronchialkarzinom
  - Keine Verkalkungen, unscharfe Begrenzung

Pathologie

Allgemein
- Hyperplasie der Schilddrüse mit großen kolloidgefüllten Follikeln
- Ätiologie/Pathogenese
  - Jodmangel in Nahrung bedingt unzureichende Produktion von Schilddrüsenhormonen
  - Exzessiv ausgeschüttetes Thyreoidea-stimulierendes Hormon (TSH)
  - Die zunächst einförmige Vergrößerung geht evtl. in unterschiedlich starkes Wachstum über

Makropathologische und intraoperative Befunde
- Vergrößerte Schilddrüse, inhomogene zystische Degeneration, Einblutung, Verkalkung

Mikroskopische Befunde
- Unregelmäßig vergrößerte Follikel mit abgeflachtem Epithel und reichlich Kolloid

Klinik

Klinisches Bild
- Meist Frauen
- Häufig; 25% der zervikalen Strumen deszendieren intrathorakal
- Meist asymptomatisch
- Tracheakompression
  - Dyspnoe
  - Keuchende Atmung
  - Stridor
- Pemberton-Zeichen
  - Halsvenen werden bei extremer Armhebung breit

Therapie
- Bei symptomatischer Krankheit Operation
- Jodgabe
- Hormonsubstitution gegen Hypothyreose

Literaturauswahl
Buckley JA et al (1999): Intrathoracic mediastinal thyroid goiter: Imaging manifestations. AJR 173:471–475
Bashist B et al (1983): Computed tomography of intrathoracic goiters. AJR 140:455–460

Pneumomediastinum

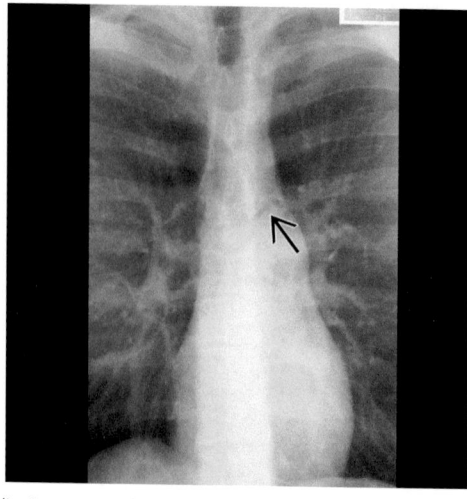

Pneumomediastinum. Die Luftansammlung kann in der p.-a. Aufnahme recht subtil sein (Pfeil). Anamnestisch Asthma bronchiale

Grundlagen

- Intrathorakale (Valsalva) und extrathorakale Ursachen (Nebenhöhlen, Zähne, Duodenum)
- Trauma: Stumpfes Thoraxtrauma, Bronchus(ab)riss, Ösophagusruptur
- Am besten in der seitlichen Aufnahme sichtbar
- Unterscheidung von anderer Luft: Keine Umverteilung bei Aufnahme in rechter oder linker Seitenlage
- Hamman-Zeichen (präkordiales Knirschen)
- Kann bei Neugeborenen tödlich enden: Spannungspneumomediastinum

Bildgebung

Typische Zeichen

- Schlüsselzeichen: Luft konturiert Herz und Mediastinalgefäße in der seitlichen Aufnahme

Thoraxröntgenaufnahme

- Zeichen
  - Thymussegel
  - Ring um eine Arterie
  - Zeichen der tubulären Arterie
  - Zeichen der gedoppelten Bronchuswand
  - Zeichen des (unter dem Herzen) durchgängig erkennbaren Zwerchfells
  - Extrapleurales Zeichen
  - V-Zeichen nach Naclerio
    - Kostovertebrale Luft neben Zwerchfellhälfte und Wirbelsäule
  - Subkutanes Emphysem
- Am besten in seitlicher Aufnahme sichtbar

CT-Befunde

- CT sensitiver; identisch zur Thoraxaufnahme

Pneumomediastinum

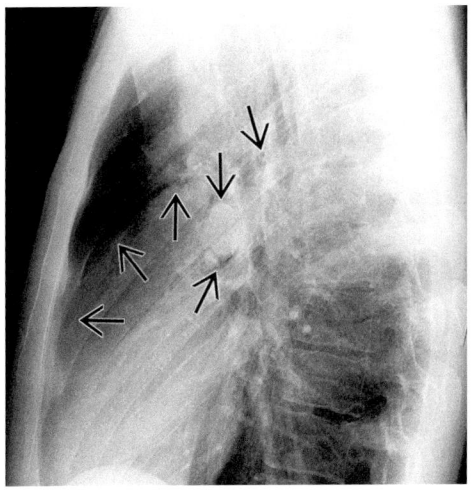

Das Pneumomediastinum ist oft in der seitlichen Aufnahme leichter nachweisbar. Die Luft konturiert Herz und große Gefäße (Pfeile); sie kann auch Bronchien umgeben

Empfehlungen
- Thoraxaufnahme für Nachweis nützlich; CT mitunter hilfreich

Differenzialdiagnose

Pneumothorax
- Luft verteilt sich je nach Lagerung; die Linie der Pleura visceralis ist glatt; eine extrapleurale Linie ist nicht glatt und meist breiter
- Meist einseitig; extrapleurale Luft ist oft beidseitig verteilt

Pneumoperikard
- Bei Erwachsenen seltener; Luft innerhalb des Perikards eingeschlossen

Mach-Band
- Durch Retinainhibition; verdeckt man einen Rand mit Finger oder Hand, so verschwindet das Mach-Band
- Konvexer Weichteilschatten gegen konkave Lungengrenze: Schwarzes Mach-Band, z. B. Herzrand
- Konvexe Lungengrenze gegen konkaven Weichteilschatten: Weißes Mach-Band, z. B. paraösophagealer Streifen

Pathologie

Allgemein
- Keine Diagnose im pathologischen Sinne
- Ätiologie/Pathogenese
  - Macklin-Effekt
    - Eine Alveolenruptur führt zu
    - interstitiellem Emphysem: Peripheres interstitielles Emphysem bei Säuglingen; führt bei Erwachsenen nur selten sichtbar zu einem Pneumomediastinum

- Ursachen
  - Kräftiges Valsalva-Mänover: Asthma, Husten, Gewichtheben, Anstrengung, Marihuanakonsum
  - Stumpfes Thoraxtrauma
  - Bronchusfraktur: Bei zunehmender Verschlechterung daran denken!
  - Ösophagusruptur: V-Zeichen nach Naclerio
  - Spontan
  - Nasennebenhöhlenfraktur
  - Zahnextraktion
  - Überdruckbeatmung
  - Duodenalulkus; Sigmadivertikulitis

Klinik

Klinisches Bild
- Bei Neugeborenen ernstes Krankheitsbild
  - Gefäßkollaps durch Venenobstruktion
    - Erwachsene „dekomprimieren" in Halsweichteile oder Retroperitoneum
  - Peripheres interstitielles Emphysem: Luftblockade
    - Interstitielle Gefäßkompression
- Thoraxschmerz
- Dyspnoe
- Hamman-Zeichen
  - Bei der Auskultation präkordiales „Knirschen"
    - Wie das Geräusch von Erbsen, die gegen Segeltuch rasseln
- Kann zu Pneumothorax, Pneumoperitoneum oder Pneumoretroperitoneum führen

Therapie
- Keine; auf Pneumothorax hin kontrollieren
- Behandlung der zugrunde liegenden Ursache

Prognose
- Gut, außer bei Neugeborenen
- Morbidität und Letalität hängen von der Ätiologie ab

Literaturauswahl
Zylak et al (2000): Pneumomediastinum revisited. Radiographics 20:1043–1057
Bejvan SM et al (1996): Pneumomediastinum: Old signs and new signs. AJR 166:1041–1048
Cyriak D et al (1984): Pneumomediastinum: A diagnostic problem. Crit Rev Diagn Imaging 23:75–117

Krankheiten der Speiseröhre

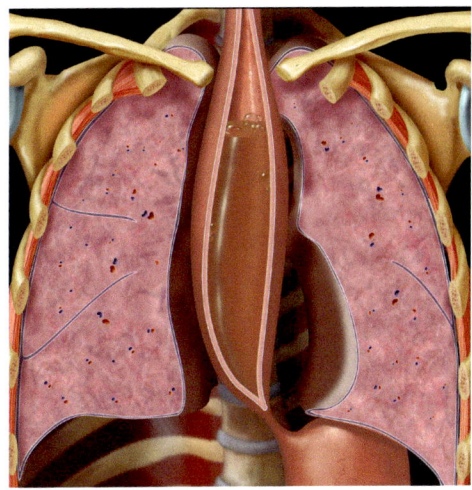

Achalasie. Deutlich aufgeweitete Speiseröhre mit Luft-Flüssigkeits-Spiegel im oberen Ösophagusbereich und Schnabelform am ösophagogastralen Übergang. Ganz typisch: Man sieht in einer Aufnahme im Stehen keinen Flüssigkeitsspiegel im Magen

Grundlagen

- Verbreiterter dorsaler Trachealstreifen ist Schlüsselzeichen einer Speiseröhrenkrankheit
- Diffus verbreitertes Mediastinum mit Flüssigkeitsspiegel legt Achalasie nahe
- Ösophagustumoren sind nur selten groß genug, um im Thoraxbild sichtbar zu werden
- Ösophagographie klärt Motilität, Reflux und Aspiration

Bildgebung

Typische Zeichen
- Schlüsselzeichen: Verbreiterter dorsaler Trachealstreifen

Thoraxröntgenaufnahme
- Verbreiterter dorsaler Trachealstreifen (normal < 4,5 mm Stärke)
  - Die Lymphgefäße verlaufen longitudinal, so dass krankhafte Veränderungen des unteren Ösophagus durch Entzündung oder Neoplasie den dorsalen Trachealstreifen verbreitern
- Achalasie
  - Diffus verbreitertes Mediastinum; Flüssigkeitsspiegel im oberen Mediastinum dorsal der Trachea
  - Fehlende Magengasblase
- Ösophagusvarizen
  - Bei bis zu 30% der Patienten mit portalvenöser Hypertonie sichtbar
  - Kleine Leber, vergrößerte Milz
  - Ausgelöschter Rand der Pars descendens aortae
- Sklerotherapie von Ösophagusvarizen
  - Pleuraerguss bei 30%, verbreitertes Mediastinum bei 35%
  - Links basale Verschattung 5%, Pneumomediastinum < 1%

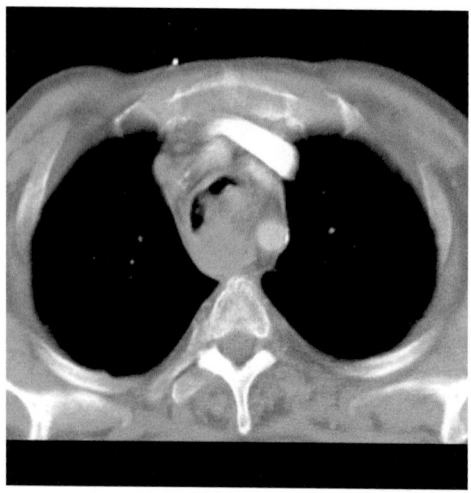

Großes Ösophaguskarzinom in Höhe der A. subclavia sinistra, das die Luftröhre infiltriert

- Perforation; Boerhaave-Syndrom
  - Pneumomediastinum des linken kostovertebralen Winkels (V-Zeichen nach Naclerio)
  - Mediastinum verbreitert, Pneumo- oder Fluidopneumothorax
  - Pleuraerguss
    - Riss des mittleren Ösophagus: Vorwiegend rechter Hemithorax
    - Riss des unteren Ösophagus: Vorwiegend linker Hemithorax
- Raumforderungen der Speiseröhre
  - Karzinom oder Leiomyom sind selten groß genug, um sichtbar zu sein
  - Ein Karzinom kann den Ösophagus verlegen und zur Dilatation führen, aber nie so stark wie bei der Achalasie
  - Divertikel können Luft-Flüssigkeits-Spiegel tragen; sie neigen zur Ausdehnung in den rechten Hemithorax

CT-Befunde
- CT von Nutzen, um Ösophagustumoren und deren Ausdehnung in die Umgebung zu beurteilen

Ösophagographiebefunde
- Methode der Wahl, um Ösophagusmotilität, Reflux und Aspiration zu beurteilen
- Eine mögliche Perforation kläre man mit Barium oder nicht-ionischem Kontrastmittel ab; Gastrografin sollte man wegen des Aspirationsrisikos meiden
- Achalasie: Fehlende primäre Peristaltik, glattwandig sich verjüngender distaler Ösophagus; „schnabelartig" dilatierte sigmaförmige Speiseröhre

Differenzialdiagnose

Neurogene Tumoren
- Kurze Läsion; der dilatierte Ösophagus ist eine langgestreckte Läsion; keine Luft in neurogenen Tumoren

Aortendissektion und -aneurysma
- Langgestreckte Läsion; keine Luft; Randverkalkung

Bronchogene Zysten
- Können bei Verbindung mit GI-Trakt oder Bronchus Luft enthalten; infrakarinal gelegen

Pathologie

Achalasie
- Ätiologie unbekannt
- Pathophysiologie: Neuropathie des Plexus myentericus mit unvollständiger Relaxation des unteren Ösophagussphinkters
- Ösophagitis infolge der Stase des Speiseröhreninhalts
- Sekundäre Ursachen: Ösophaguskarzinom, Metastasen, malignes Lymphom, Chagas-Krankheit, Vagotomie

Ösophagusvarizen
- Durch portalvenöse Hypertonie dilatierte paraösophageale Venen

Boerhaave-Syndrom
- Links dorsolateral reißt die Ösophaguswand oberhalb des ösophagogastralen Übergangs

Ösophagusdivertikel
- Proximal: Zenker'sches Pulsionsdivertikel durch Membrana cricooesophagealis
- Mittlere Höhe: Traktionsdivertikel durch benachbarte granulomatöse Lymphknoten
- Unteres Drittel: Epiphrenisches Pulsionsdivertikel

Ösophaguskarzinom
- 95% Plattenepithelkarzinome
- 5% Adenokarzinome

Klinik

Allgemein
- Dysphagie, Thoraxschmerz, Hämoptysen

Achalasie
- Mittleres Alter; Männer = Frauen
- Dysphagie (90%)
- Rezidivierende Pneumonie

Ösophagusvarizen
- Chronische Leberkrankheit, ursächlich für portalvenöse Hypertonie
- Blutungskontrolle durch Sklerosierung
- Zu den Komplikationen der Varizensklerosierung zählen Perforation, Aspiration und ARDS durch embolisierte Sklerotherapiepartikel

Perforation
- Ursachen
  - Boerhaave-Syndrom folgt auf Erbrechen oder stumpfes Thoraxtrauma
  - Instrumentierung, Endoskopie, nach Ösophagusdilatation wegen Achalasie oder Ballontamponade bei Varizenblutung
- Subkutane Krepitationen im Halsbereich

Ösophaguskarzinom
- Bei Diagnosestellung meist schon fortgeschrittenes Stadium

Ösophagusdivertikel
- Pulsionsdivertikel entstehen als Komplikation durch gestörte Motilität
- Traktionsdivertikel sind das Ergebnis einer benachbarten Entzündungskrankheit, meist geheilte Lymphknoten nach Tuberkulose/Histoplasmose

Therapie
- Achalasie: Pneumatische Dilatation; Perforationsrisiko
- Perforation: Drainage, Antibiotika, operativer Verschluss
- Karzinom: Strahlentherapie, totale Ösophagusresektion, meist über rechtsseitige laterale Thorakotomie (Zugang nach Ivor-Lewis)

Prognose
- Unterschiedlich; Divertikel meist benigne; beim Karzinom schlecht
- Perforation: Verspätete Diagnose bedingt hohe Morbidität und Letalität

Literaturauswahl

Stark P e al (1990): Manifestations of esophageal disease in plain chest radiographs. AJR 155:729–734

Gedgaudas-McClees RK et al (1984): Thoracic findings in gastrointestinal pathology. Radiol Clin North Am 22:563–589

Nervenscheidentumoren

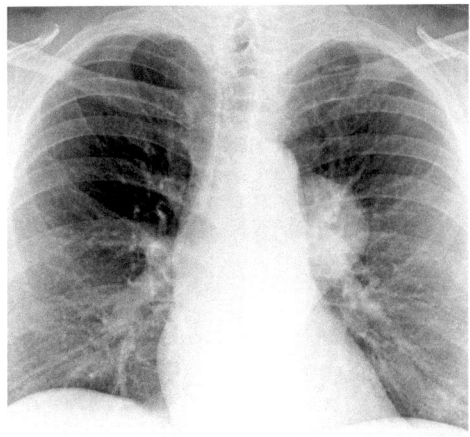

Scharf begrenzte Raumforderung im hinteren Mediastinum (seitliche Aufnahme hier nicht abgebildet). Zur Differenzialdiagnose zählen Aneurysma, bronchogene Zyste und neurogene Tumoren. Ansonsten normaler Thoraxbefund

Grundlagen
- Häufigste Ursache einer Raumforderung im hinteren Mediastinum
- Auf das Zwischenwirbelloch hin zentriert
- Rundlich geformt, Längsachse verläuft horizontal
- Im CT hypodens wegen Lipiden oder zystischer Degeneration
- Neurofibrome ähneln in der MRT einer Zielscheibe und nehmen Gadolinium auf
- Neurofibrome sind mit dem Morbus von Recklinghausen assoziiert

Bildgebung
Typische Zeichen
- Schlüsselzeichen: Runde Raumforderung im hinteren Mediastinum mit aufgeweitetem Foramen intervertebrale

Thoraxröntgenaufnahme
- Form: Rund und scharf begrenzt
- Länge: Über 1–2 Interkostalräume hinweg
- Längsachse: Horizontal; folgt den Interkostalnerven
  - Sanduhr- oder Hanteltumoren reichen in den Spinalkanal hinein (10%)
  - Zentriert auf das Foramen intervertebrale; aufgeweitetes Foramen
- Skoliose der oberen Brustwirbelsäule

CT-Befunde
- Geringe Absorptionswerte durch Lipide/zystische Degeneration
- Unterschiedliches Enhancement (homogen/inhomogen) nach Kontrastmittel i.v.

MRT-Befunde
- Wertvoll, um die intraspinale Ausdehnung zu beurteilen
- Neurofibrom
  - Zentral im Nerven gelegen
  - Schießscheibenbild, peripher hyperintens in T2w
  - Nimmt Gadolinium auf
- Meist in T1w hypointens und in T2w hyperintens

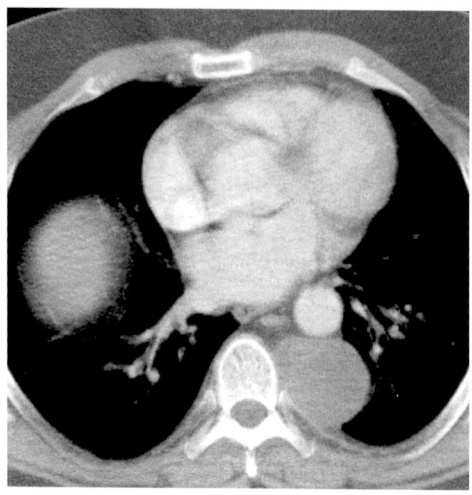

CT nach i.v. Kontrastmittel. Scharf begrenzte hypodense Raumforderung im hinteren Mediastinum. Benachbarter Wirbelkörper und Rippen normal. CT zeigt, dass diese Läsion nicht-vaskulären Ursprungs ist. Operativ entfernt; Diagnose: Neurofibrom

Degeneration zu malignem Tumor (mit Ausgang von der Nervenscheide)
- Weder CT noch MRT können sicher einen benignen von einem malignen Tumor unterscheiden
  - Plötzliche Größenzunahme verdächtig auf malignen Tumor
  - Unscharfer Rand bei malignen Tumoren häufiger

Differenzialdiagnose

Tumor eines Sympathikusganglions
- Ovale Form und vertikale Längsachse
- Ausdehnung über 3–5 Wirbelhöhen
- Häufiger verkalkt

Paragangliom
- Starke Kontrastmittelaufnahme

Duplikationszyste der Speiseröhre
- Diese liegt weiter ventral, ist weniger dicht und zeigt in der MRT Flüssigkeit

Pathologie

Allgemein
- 90% aller Tumoren im hinteren Mediastinum sind neurogen
  - Davon sind 40% Nervenscheidentumoren
  - Schwannome : Neurofibrome = 3 : 1
- Genetik
  - 30% mit Morbus von Recklinghausen vergesellschaftet (Neurofibromatose vom Typ I); Deletion in Chromosom 17
  - Neurofibromatose vom Typ II: Deletion in Chromosom 22q
- Epidemiologie
  - Alter 30–40 Jahre
  - Männer = Frauen

- Neurofibrome sind zu 90% Einzeltumoren; nur selten Entartung zu malignem Tumor
- Degeneration zu Malignom bei 4% der Neurofibromatosen
- Schwannome entarten nur selten
- Neurofibromatose I: Prävalenz 1 : 3 000
  - Andere Tumoren: Phäochromozytom, CML
- Neurofibromatose Typ II: Prävalenz 1 : 1 000 000

Makropathologische und intraoperative Befunde
- Schwannome
  - Kapseltragende Nervenscheidentumoren, die den Nerven exzentrisch komprimieren
  - Oftmals zystische Degeneration und Einblutung
- Neurofibrom
  - Keine Kapsel; desorganisierte Proliferation aller Nervenelemente, zentral im Nerv gelegen

Mikroskopische Befunde
- Neurofibrom: Myelinisierte und unmyelinisierte Axone, Kollagen, Retikulin
- Schwannom: Antoni A (sehr zellreich) oder B (locker myxoid)

Klinik

Klinisches Bild
- Meist asymptomatisch
- Symptome gehen unterschiedlich stark auf raumfordernde Wirkung oder Nerveneinklemmung zurück

Therapie
- Operation bei symptomatischen oder malignen Läsionen
- Strahlentherapie nicht indiziert, kann Entartung zu einem malignen Tumor auslösen

Prognose
- Bei malignen Tumoren 5-Jahres-Überlebensrate von 35%

Literaturauswahl
Strollo DC et al (1997): Primary mediastinal tumors. Part II: Tumors of the middle and posterior mediastinum. Chest 112:1344–1357
Reed JC et al (1978): Neural tumors of the thorax: Subject review from the AFIP. Radiology 126:9–17

Tumoren sympathischer Ganglien

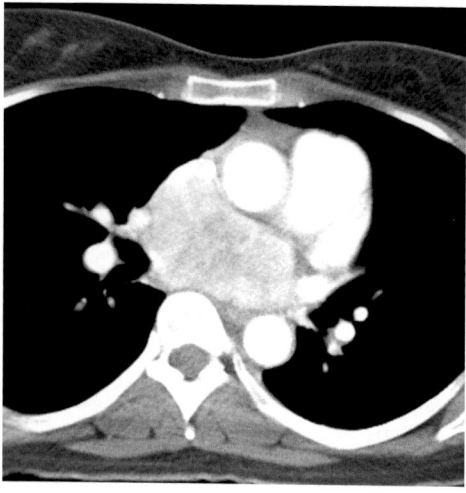

Paragangliom; CT nach Kontrastmittel. Große infrakarinale Kontrastmittel aufnehmende Raumforderung. Zur Differenzialdiagnose zählen Karzinoid, Nebenschilddrüsentumor und granulomatös veränderte Lymphknoten

Grundlagen
- Häufige Raumforderung im hinteren Mediastinum
- Oval geformt, Längsausdehnung über 3–5 Wirbel hinweg
- Maligne Tumoren sind meist verkalkt
- Altersbezogen: Neuroblastom < 3, Ganglioneuroblastom 3–10, Ganglioneurom > 10 Jahre
- Das Neuroblastom ist mit paraneoplastischen Syndromen vergesellschaftet
- Paragangliome entstehen aus den parasympathischen Ganglien (können Katecholamine produzieren)

Bildgebung

Typische Zeichen
- Schlüsselzeichen: Vertikale längliche Raumforderung im hinteren Mediastinum

Thoraxröntgenaufnahme
- Form: Oval und scharf begrenzt
- Länge: Ausdehnung über 3–5 Interkostalräume
- Längsachse: Vertikal, folgt dem sympathischen Grenzstrang
  - Arrodiert Rippen und Wirbelkörper
  - Spreizt Rippen auseinander
- Verkalkungen: Bei Neuroblastomen 80%
  - Maligne Tumoren weisen häufiger Verkalkungen auf als benigne Tumoren

CT-Befunde
- Heterogen durch Einblutung, zystische Degeneration und Nekrose
- Je maligner der Tumor, desto wahrscheinlicher ist eine starke Inhomogenität
- Unterschiedliches Enhancement (homogen, inhomogen) nach i.v. Kontrastmittel-Gabe
- Paragangliome nehmen stark und einheitlich Kontrastmittel auf

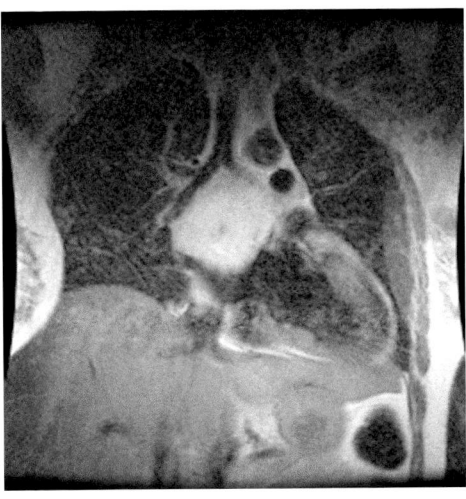

Paragangliom. T1-gewichtete Sequenz nach Gadoliniumgabe i.v. Der Tumor nimmt diffus Kontrastmittel auf. Der linke Herzvorhof wird komprimiert und die Karina aufgespreitet

- Weitere häufige Orte: Intraperikardial (schwer gegen den Ventrikelkontrast abzugrenzen) und Aortenbogen/supraaortale große Gefäße

MRT-Befunde
- MRT hilft die intraspinale Ausdehnung abklären
- Ganglioneurom
  - Wirbelartiges Aussehen in T1-Gewichtung
  - Nimmt Gadolinium auf
- Signal meist in T1w schwach, in T2w stark
- Paragangliome nehmen sehr stark Gadolinium auf

Empfehlungen
- CT, um Tumor zu charakterisieren; MRT klärt die intraspinale Ausdehnung

Differenzialdiagnose

Nervenscheidentumor
- Neurofibrome können zahlreich sein
- Nervenscheidentumoren bei älteren Menschen
- Horizontale Längsachse, rund, auf das Zwischenwirbelloch zentriert

Duplikationszyste der Speiseröhre
- Duplikationszysten der Speiseröhre liegen weiter ventral und sind hypodenser; in MRT oder CT Nachweis von Flüssigkeit

Pathologie

Allgemein
- Spektrum von malignen bis zu benignen Ganglienzellen
- Epidemiologie
  - 90% aller hinteren Mediastinaltumoren sind neurogenen Ursprungs
  - 65% davon sind Ganglientumoren
  - Das Paragangliom ist extrem selten (< 0,5% der Mediastinaltumoren)

Makropathologische und intraoperative Befunde
- Neuroblastom
  - Nicht kapseltragend
  - Inhomogen: Einblutung, Nekrose, zystische Degeneration
- Ganglioneuroblastom
  - Homogener, zwischen Neuoblastom und Ganglioneurom
- Ganglioneurom
  - Kapseltragend
  - Homogen weichteildicht
- Paragangliom
  - Entsteht aus der Neuralleiste; oft stark vaskularisiert
  - Produziert Katecholamine (dann Phäochromozytom genannt)

Mikroskopische Befunde
- Neuroblastom: Kleine scheidenartig angeordnete Rundzellen
- Ganglioneurom: Gruppierte reife Ganglienzellen
- Ganglioneuroblastom: Anteile von Neuroblastom und Ganglioneurom
- Paragangliom: Gefäßräume durchmischt mit APUD-Zellen

Stadieneinteilung der Tumoren der Sympathikusganglien
- Stadium 1: Gleichseitig, nicht-invasiv
- Stadium 2: Gleichseitig, lokal invasiv
- Stadium 3: Ausdehnung über Mittellinie und/oder regionale Lymphknoten
- Stadium 4: Ausgedehnte Metastasen (Leber, Haut, Knochen)

Klinik

Klinisches Bild
- Meist asymptomatisch
- Neuroblastom
  - Kinder unter 3 Jahren
  - Am häufigsten extraadrenaler Sitz
- Ganglioneuroblastom
  - Kinder unter 10 Jahren
- Ganglioneurom
  - Heranwachsende und junge Erwachsene
- Neuroblastom kann paraneoplastische Syndrome bieten
  - VIP-induzierte wässerige Diarrhöen
  - Achlorhydrie
  - Hypokaliämie
  - Opsomyoklonus
    - Zerebelläre Ataxie
    - Nystagmus
    - Myoklonus
- Paragangliom
  - Erwachsene; Erröten und Kopfschmerz bei Katecholaminsekretion

Klinischer Verlauf
- Das Neuroblastom kann zu einem Ganglioneuroblastom und dann zu einem Ganglioneurom reifen

Therapie
- Chirurgische Resektion
- Adjuvante Chemotherapie und Bestrahlung bei fortgeschrittenen Fällen

Literaturauswahl

Strollo DC et al (1997): Primary mediastinal tumors: Part II. Tumors of the middle and posterior mediastinum. Chest 112:1344–1357

Reed JC et al (1978): Neural tumors of the thorax: Subject review from the AFIP. Radiology 126:9–17

PocketRadiologist™
Thorax
Die 100 Top-Diagnosen

BRONCHIALKARZINOM

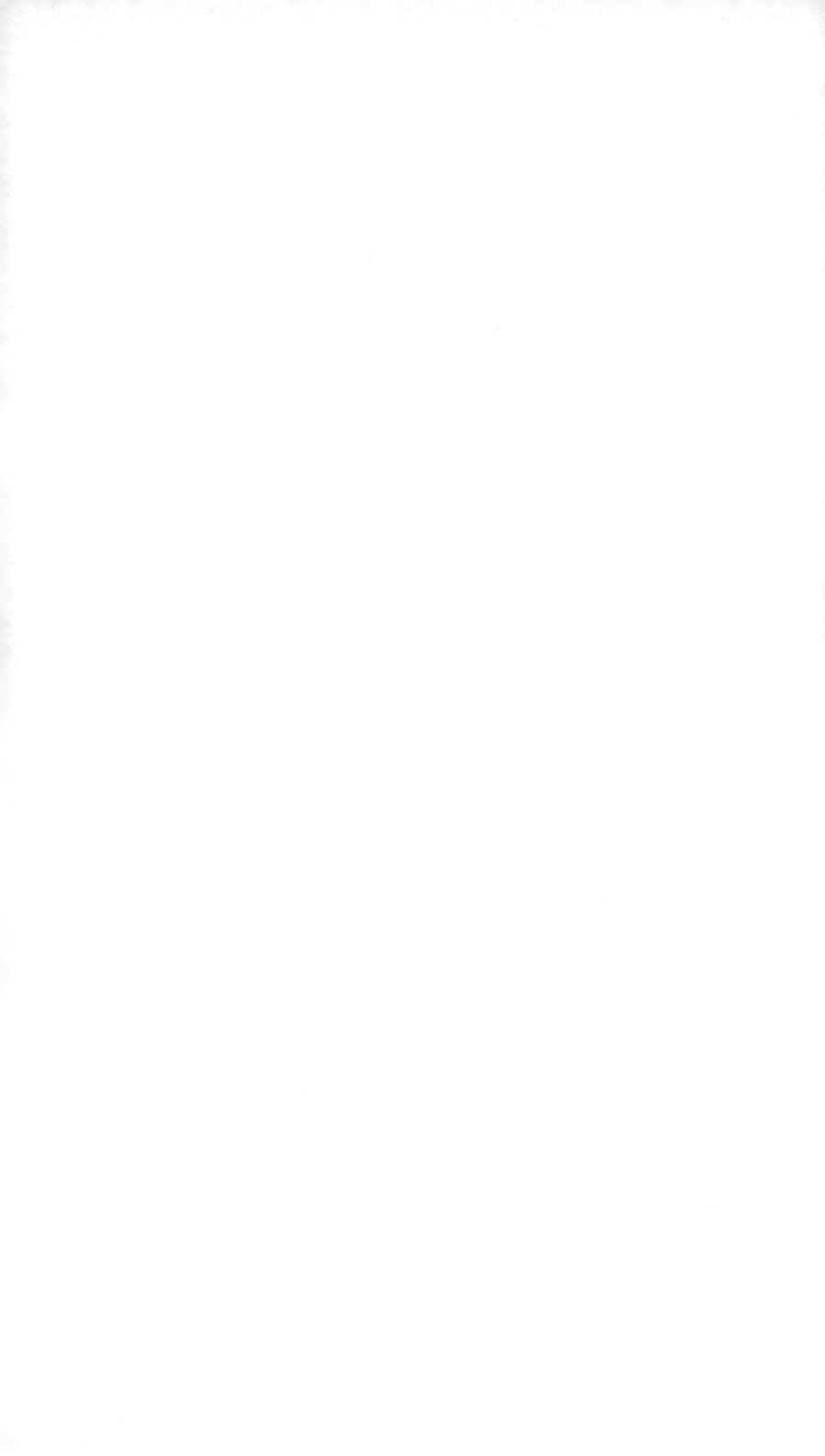

Staging des Bronchialkarzinoms

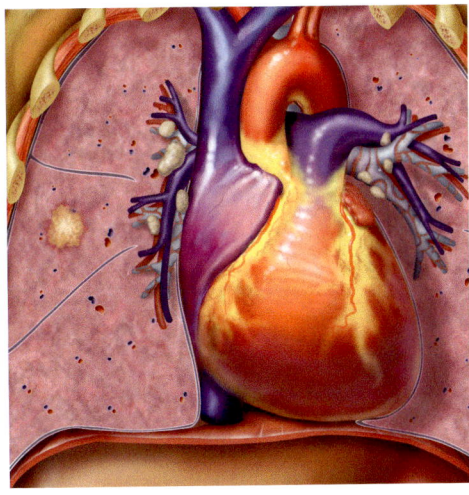

Ein unverkalkter unregelmäßiger Knoten in der rechten Lunge misst weniger als 3 cm. Die gleichseitigen Hiluslymphknoten sind durch Metastasen vergrößert. Kleinzelliges Bronchialkarzinom im Stadium IIa

Grundlagen
- Die Stadieneinteilung bestimmt anatomische Ausdehnung, Therapie und Prognose
- Stellenwert der CT hierbei
  - Vermindert die Zahl offener/geschlossener Thorakotomien
  - Vermindert die Zahl von Resektionen bei Patienten mit okkulten Metastasen
  - Verbessert die Planung von Operation und Strahlentherapie
- Bis zu einem Drittel der Patienten mit Resektionsbehandlung haben wahrscheinlich Metastasen
- Lymphknoten-Staging in der CT: Je 20% falsch positiv und falsch negativ
- Prävalenz von Metastasen in normal großen Lymphknoten: 15%

Bildgebung
Typische Zeichen
- Schlüsselzeichen: Mediastinale Lymphknoten > 4 cm sind Metastasen

CT-Befunde
- Abnorme Lymphknoten haben als kleinsten der drei Durchmesser > 1 cm
  - Normale Lymphknoten variieren in ihrer Größe je nach Mediastinalregion
    - Infrakarinale Lymphknoten dürfen in ihrem kleinsten Durchmesser bis zu 12 mm betragen
- Genauigkeit des Lymphknoten-Staging mittels CT
  - 20% falsch positive, 20% falsch negative Ergebnisse
  - Häufigkeit von Lymphknotenmetastasen (20–50%)
  - Häufigkeit von Lymphknotenmetastasen in Lymphknoten über 3 cm: 66%
  - Häufigkeit von Lymphknotenmetastasen in Lymphknoten über 4 cm: 100%
  - Häufigkeit von Lymphknotenmetastasen in normal großen Lymphknoten 15%
- Genauigkeit der CT bei T4-Tumoren
  - Einfacher Kontakt zu Thoraxwand oder Mediastinum
    - Genauigkeit 50% (wie Münze werfen)
    - Die Patienten können heilbar sein, T4 sollte operativ gesichert werden

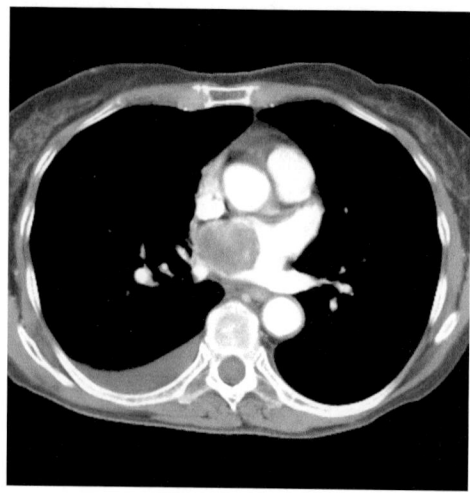

Der Tumor ist durch die rechte obere Pulmonalvene in das linke Atrium vorgewachsen. Kleiner Pleuraerguss rechts. T4-Tumor (Invasion des Herzens) und mindestens Stadium IIIb, somit nicht mehr resezierbar

- Wert des Stagings auf M1 extrathorakal bei Beschwerdefreiheit
  - CT des Kopfes: 3% Metastasenhäufigkeit
  - CT der Nebennieren: 5% Metastasenhäufigkeit
  - Knochenszintigramm: 9% Metastasenhäufigkeit
  - Leberbildgebung: 2% Metastasenhäufigkeit
- Beurteilung der Nebennieren
  - 5% der Normalbevölkerung haben Inzidentalome der Nebennieren
  - CT ohne Kontrastmittel
    - Adenome < 10 HE (durch Lipide)
    - Region of interest sollte ein Drittel bis die Hälfte der Tumorgröße umfassen
    - 98% spezifisch, 70% sensitiv für Adenome
  - CT mit Kontrastmittel (KM)
  - % Kontrastmittel-Washout = (Dichtewert nach KM früh – Dichtewert nach KM spät)/(Dichtewert nach KM früh – Dichtewert nativ) * 100
    - Adenome > 60% Washout
    - Sensitivität 86%, Spezifität 92%
  - % relativer Washout = (Dichtewert nach KM früh – Dichtewert nach KM spät)/Dichtewert nach KM früh x 100
    - Adenome: > 40% Washout
    - Sensitivität 82%, Spezifität 92%

MRT-Befunde
- Genauigkeit ähnlich CT
- Bei Thoraxwandinvasion der CT leicht überlegen
- Die Koronarebene ist vorteilhaft bei Tumoren des Sulcus superior (Pancoast)

Differenzialdiagnose
- Keine

Pathologie

Allgemein

- Nichtkleinzellige Karzinome in der Reihenfolge ihrer Häufigkeit
  - Adenokarzinom > Plattenepithelkarzinom > großzelliges Karzinom
- Prävalenz von Metastasen in normal großen Lymphknoten: 15%
- Das Adenokarzinom metastasiert im Vergleich zum Plattenepithelkarzinom mit doppelter Wahrscheinlichkeit in Lymphknoten oder Gehirn

TNM-Staging des nichtkleinzelligen Bronchialkarzinoms

- T1: Solitärer Lungenrundherd < 3 cm im Durchmesser
- T2
  - Tumor > 3 cm
  - Jeder die Pleura visceralis infiltrierender Tumor
  - Jeder Tumor, der eine endobronchiale Atelektase (weniger als eine ganze Lunge) verursacht
    - Muss > 2 cm von der Carina entfernt sein
- T3
  - Jeder Tumor, der in Thoraxwand, Zwerchfell, Mediastinalfett oder Perikard infiltriert
  - Atelektase einer gesamten Lunge
  - < 2 cm von Carina entfernt
- T4
  - Jeder Tumor, der Herz, große Gefäße, Luft- oder Speiseröhre, Wirbelkörper oder Carina infiltriert
  - Maligner Pleuraerguss
- N0: Keine Lymphknotenmetastasen
- N1: Gleichseitige Hiluslymphknoten inklusive subkarinaler Lymphknoten
- N2: Gleichseitige Mediastinallymphknoten
- N3: Kontralaterale Mediastinal-, ipsilaterale Skalenus- oder supraklavikuläre Lymphknoten befallen

Kleinzelliges Bronchialkarzinom

- Staging nach Kriterium limited disease oder extensive disease
  - Limited: Beschränkt auf Thorax (behandelbar durch ein Strahlenfeld)
  - Extensive: Weit ausgedehnte Krankheit

Überlebensraten

- Stadium Ia (T1N0) 65% 5-Jahres-Überlebensrate
- Stadium Ib (T2N0) 40% 5-Jahres-Überlebensrate
- Stadium IIa (T1N1) 35% 5-Jahres-Überlebensrate
- Stadium IIb (T2N1, T3N0) 25% 5-Jahres-Überlebensrate
- Stadium IIIa (T1–3N2, T4N0–3) 10% 5-Jahres-Überlebensrate
- Stadium IIIb (T1–4, N3, T4N0–3) 5% 5-Jahres-Überlebensrate
- Stadium IV (M1) 1% 5-Jahres-Überlebensrate

Klinik

Klinisches Bild

- Meist bis zum fortgeschrittenem Stadium keine Symptome
- Nicht resezierbar: T4, N3, M1 (> Stadium IIIb)
- Dem Patient sollte die Chance der Probethorakotomie gegeben werden, da derzeit die Verweigerung der Operation eine Heilungschance ausschließt
- Ohne Screening stellen sich die meisten Patienten mit Symptomen und fortgeschrittener Krankheit im Stadium III vor (grenzwertig resezierbar)

Therapie
- Operation bei $\leq$ Stadium IIIb
- Nicht resezierbarer Tumor: Palliative Strahlen- und Chemotherapie

Literaturauswahl

Ellis SM et al (2001): Computed tomography screening for lung cancer: Back to basics. Clin Radiol 56:691–699

Strauss GM (2000): Randomized population trials and screening for lung cancer: Breaking the cure barrier. Cancer 89:2399–2421

Henschke CI et al (1999): Early Lung Cancer Action Project: Overall design and findings from baseline screening. Lancet 354:99–105

Strahlentherapie

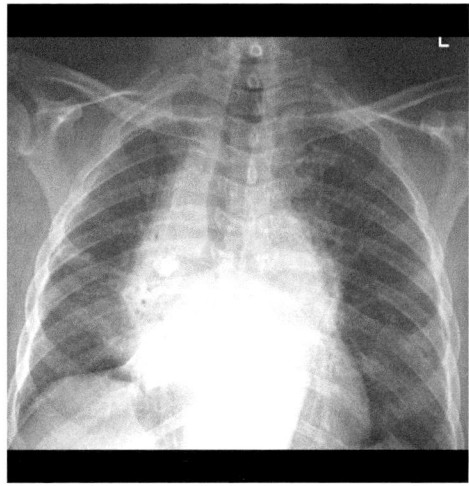

Global verbreitertes Mediastinum mit geradlinigen, aber unscharfen Rändern, die sich in die Lunge hinein auszudehnen scheinen. Anamnestisch Strahlentherapie eines M. Hodgkin. Die paramediastinale Fibrose entspricht dem Mantelfeld. Differenzialdiagnostisch kommt ein Tumorrezidiv in Frage

Grundlagen

- Strahlenpneumonitis tritt nahezu konstant bei über 40 Gy GHD auf
- Pathologie: Unspezifische diffuse Alveolenschädigung
- Radiologischer Verlauf: 1–12 Monate nach Therapieende
- Strahlenwirkung wird durch Chemotherapie potenziert
- Symptome werden durch Steroide gelindert

Bildgebung

Typische Zeichen
- Schlüsselzeichen: Nicht-anatomische Verdichtung der Lunge und auf das Strahlenfeld begrenzter Volumenverlust

Thoraxröntgenaufnahme
- Chronologische Abfolge (Vierer-Regel)
  - 4 Wochen nach Verabreichung von 40 Gy GHD
  - 4 Wochen nach Ende der Strahlentherapie
    – Früheste Manfestation im Röntgenbild: Unscharfe Gefäßränder in der bestrahlten Lunge
  - 4 Monate nach Therapieende
    – Höhepunkt der Pneumonitis: Herdförmige Verdichtung der Lunge, die nicht unbedingt das gesamte Volumen der bestrahlten Lunge erfassen muss
  - 12 (4 × 3) Monate nach Behandlungsende
    – Allmähliches Aufklaren der verdichteten Lunge
    – Zunehmender Volumenverlust der bestrahlten Lunge
    – Scharfe, nicht-anatomische Grenzen, die das Strahlenfeld nachzeichnen
    – Stabilisierung nach 12–18 Monaten
    – Jegliche Dichte- oder Größenzunahme ist verdächtig auf Metastasierung
  - Die Abfolge beschleunigt sich pro 10 weitere Gy um je eine Woche

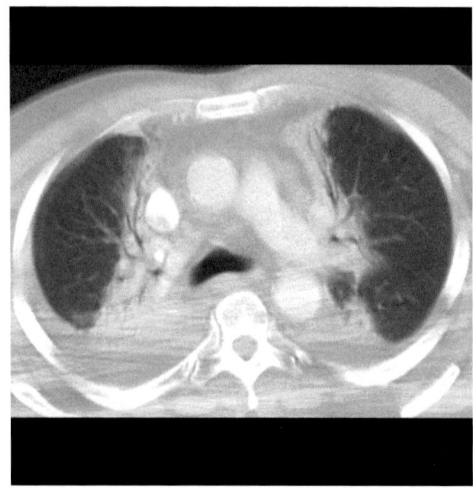

Radiogene Fibrose im CT. Die Verdichtung der Lungen hat dem Strahlenfeld (Mantelfeld) entsprechend keine anatomisch vorgegebene Begrenzung. Kleiner Pleuraerguss beidseits. Keine vergrößerten Lymphknoten

- Behandelter M. Hodgkin
  - Entstehung intrathorakaler Zysten möglich
  - Abnorme Lymphknoten können nach der Therapie verkalken
  - Eierschalen- oder Maulbeerentyp der Verkalkung
- Knochen
  - Kortexverbreiterung nach 12 Monaten
  - Frakturen 2–3 Jahre nach Therapie
  - Aseptische Nekrosen
  - Osteochondrome (bis zu 10% bei Kindern)
  - Osteosarkom: Durchschnittliche Latenzperiode von 15 Jahren

CT-Befunde
- CT für Strahlentherapieveränderungen sensitiver als die Thoraxröntgenaufnahme
  - Gleiche Kriterien wie Röntgenbild
  - Fleckige Verschattungen, die über das Strahlenfeld hinaus reichen (BOOP)
  - Pleura- oder Perikarderguss
  - Bronchiektasen innerhalb des Strahlenfelds
  - Hypertransparente oligämische Lunge außerhalb des Strahlenfelds
  - Volumenverlust in betroffener Lunge; Architektur verzogen
- Modalität der Wahl zum Nachweis eines Rezidivs

Empfehlungen
- Röntgenthoraxaufnahme für Nachweis und Verlaufskontrolle; CT nützlich bei fraglichem Rezidiv

Differenzialdiagnose

Infektion
- Bestrahlungseffekt im Allgemeinen auf Strahlenfeld begrenzt; Kenntnis der Strahlengeometrie wesentlich

Medikamenteninduzierte Toxizität
- Bestrahlungseffekt im Allgemeinen auf Strahlenfeld begrenzt; Kenntnis der Strahlengeometrie wesentlich

Rezidiv oder Metastase eines Neoplasmas
- Jegliche Kontur- oder Dichteveränderung nach 12 Monaten ist rezidivverdächtig
- Narbige Fibrose enthält Luftbronchogramm
  - Der Verlust des Luftbronchogramms spricht für ein Rezidiv

Pathologie

Allgemein
- Unspezifische diffuse Alveolenschädigung, die meist auf Strahlenfeld begrenzt ist
- Ablauf
  - Phasen
  - Akut exsudativ
    – Verdickte Alveolenwände
    – Proteinreiches Ödem
    – Infiltration durch einkernige Zellen
    – Proliferation von Pneumozyten vom Typ II
    – Ausbildung hyaliner Membranen
  - Proliferation in Organisation
    – Inkorporation hyaliner Membranen
    – Kollagenablagerung
    – Regeneration des Alveolenepithels
  - Chronische Fibrose
    – Narbige Atelektase
    – Honigwabenlunge
- Ätiologie/Pathogenese
  - Dosisabhängigkeit
    – Selten bei Dosen < 20 Gy
    – Regelmäßig bei > 40 Gy
    – Erhebliche individuelle Variation
    – Weitere Faktoren: Gesamtdosis, Dauer, Fraktionierungsschema, bestrahltes Volumen, Potenzierung durch Chemotherapie

Mikroskopische Befunde
- Unspezifisch; diffuse Alveolenschädigung mit Entzündungszellen in der Akutphase; nach Ausheilung Fibrose im Endstadium

Klinik

Klinisches Bild
- Symptome hängen von Schwere der Pneumonitis und Volumen der bestrahlten Lunge ab
- Symptome sind unspezifisch: Dyspnoe, unproduktiver Husten, Fieber

Therapie
- Bei symptomatischen Fällen kurzzeitig Steroide

Prognose
- Abhängig vom zugrunde liegenden Malignom

Literaturauswahl
Logan PM (1998): Thoracic manifestations of external beam radiotherapy. AJR 171:569–577
Libshitz HI et al (1974): Complications of radiation therapy: The thorax. Semin Roentgenol 9:41–49

Übersehenes Bronchialkarzinom und Screening

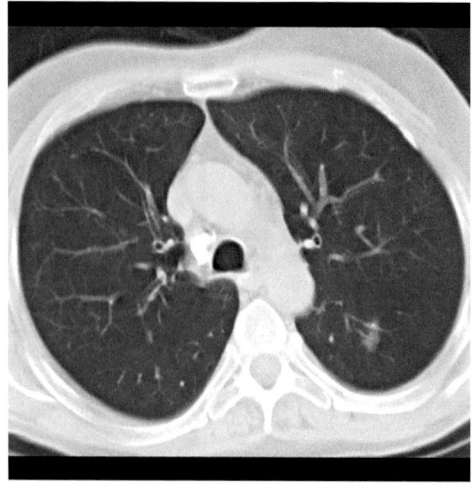

Screening-CT. Ätiologisch unklares, 7 mm großes Knötchen im linken Unterlappen. Die Wahrscheinlichkeit, ein solches Knötchen im Thoraxbild zu entdecken, beträgt weniger als 50%

Grundlagen
- In den USA ist das übersehene Bronchialkarzinom der zweithäufigste Grund von Kunstfehlerprozessen (Nr. 1 ist das übersehene Mammakarzinom)
- Wichtigste Methode, die Irrtumsrate zu senken, ist der Vergleich mit Voraufnahmen
- Die Sensitivität der Röntgenaufnahme des Thorax für Bronchialkarzinome des Stadiums I liegt nur bei 15%
- Endpunkt von Screening-Studien ist die Verringerung der Letalität, nicht die Steigerung der 5-Jahres-Überlebensrate
- Das Screening mittels Sputumzytologie oder Thoraxröntgenaufnahme ergab bislang keine verringerte Letalität
- Das Screening auf Bronchialkarzinom mit Hilfe der CT ist vielversprechend

Bildgebung
Typische Zeichen
- Schlüsselzeichen: Die meisten übersehenen Karzinome sitzen in den Oberlappen

Thoraxröntgenaufnahme
- Häufigster Sitz des Bronchialkarzinoms ist der Oberlappen
- Häufigster Ort des übersehenen Bronchialkarzinoms ist der Oberlappen
- Der Beobachter hat eine 50%-Chance, einen Knoten von 1 cm Durchmesser zu entdecken
  - Faktoren, die den Nachweis beeinflussen
    - Filmqualität, Größe und Sichtbarkeit der Läsion, Überlagerung durch Gefäße und Thoraxwandstrukturen, unscharfe Ränder
  - Genügend intensive Suche
- Hierarchie der Irrtümer
  - 45% schlechte Entscheidungsfindung: Läsion gesehen, aber als unbedeutend übergangen

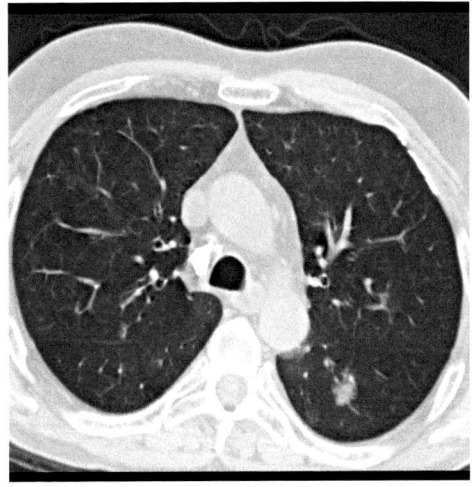

Kontrolle nach 3 Monaten. Das Knötchen ist gewachsen und wurde operativ entfernt. Nichtkleinzelliges Bronchialkarzinom im Stadium I. Die CT als Screening-Methode hat eine reine Suchfunktion und kann die Mortalität wohl nicht senken

- 35% Erkennungsirrtum: Läsion fixiert, aber nicht bis ins Bewusstsein des Beobachters gedrungen
- 20% Absuchfehler: Der Beobachter fokussierte zu keinem Zeitpunkt eine Anomalie

Screening
- 5-Jahres-Überlebensrate des Bronchialkarzinoms seit 40 Jahren unverändert 15%
- Patienten, die bereits Symptome haben (die Mehrzahl), haben eine fortgeschrittene Krankheit
- Das Screening mittels Sputumzytologie oder Thoraxröntgenaufnahme erreichte bislang keine verringerte Letalität
  - Frühere Ergebnisse randomisierter Studien sind umstritten
- Die Sensitivität der Röntgenthoraxaufnahme für Bronchialkarzinome des Stadium I liegt nur bei 15%
- Endpunkt von Screening-Studien ist die Verringerung der Letalität, nicht die Steigerung der 5-Jahres-Überlebensrate; das Überleben ist Prüfkriterium in nicht-randomisierten Studien

Lead time bias
- Beispiel: 2 identische Raucher – einer im Screening, der andere nicht, beide entwickeln zur gleichen Zeit ein Karzinom
- Das Bronchialkarzinom des Rauchers im Screening wird diagnostiziert; er stirbt 6 Jahre später an Metastasen – Überlebenszeit 6 Jahre
- Beim Raucher ohne Screening wird ein (symptomatisches) Bronchialkarzinom 5 Jahre nach dem des anderen Rauchers entdeckt; er stirbt ein Jahr danach: Überlebenszeit ein Jahr.
- Der Unterschied der Überlebenszeit ist die so genannte lead time; die Mortalität ist die gleiche

Überdiagnose-Bias
- Falsch positiver pathologischer Karzinombefund
  - „Reseziertes" Bronchialkarzinom entspricht Langzeitüberleben
- Klinisch unwichtige Tumoren (length time bias)
  - Wachstum so langsam oder indolent, dass es die Gesundheit des Individuums nicht beeinträchtigt
    - Dokumentiert für Prostata- und Schilddrüsenkarzinom
    - Autoptisch Zeichen eines okkulten Bronchialkarzinoms (1%)
    - Dagegen fanden sich im Karzinomentdeckungsprogramm des NCI 45 nicht resezierte Stadium-I-Karzinome; nur 2 dieser Patienten überlebten 5 Jahre (4,4%)

Programme des National Cancer Institute zur Entdeckung des Bronchialkarzinoms
- Johns Hopkins (JH), Memorial Sloan Kettering (MSK), Mayo Clinic (MC)
- 6-Jahres-Screening
- JH und MSK: Sowohl bei der Kontroll- wie auch bei der Interventionsgruppe wurden Röntgenthoraxaufnahmen angefertigt; einzige Variable war die Sputumzytologie
- MC: Die Interventionsgruppe hatte alle 4 Monate eine Thoraxaufnahme, der Kontrollgruppe wurde angeraten, sich eine Thoraxaufnahme machen zu lassen
- Etwa 50% aus der Kontrollgruppe folgten dem Rat, eine Thoraxaufnahme anfertigen zu lassen, und verfälschten so den Effekt des Screenings mittels Thoraxaufnahme
- Bei keiner Gruppe wurde die Mortalität in der Interventionsgruppe verringert (aktuell stieg sie sogar, wenn auch nicht statistisch signifikant)

CT-Screening
- Screening des Bronchialkarzinoms mit Niedrigdosis-CT (low dose CT)
  - Low dose
    - 40 mA bei Multislice-CT, 80 mA bei Single slice
    - Dosis entspricht einem Zehntel der konventionellen CT
- Im Vergleich mit Thoraxröntgenaufnahme
  - Durchschnittsgröße des Primärtumor um 50% verringert
  - Anteil der Karzinome im Stadium I nahezu verdoppelt
  - Im Vergleich zur Thoraxaufnahme 4-mal so viele Tumoren entdeckt
- Early Lung Cancer Action Project (ELCAP)
  - 1 000 Raucher im Alter über 60 Jahren
  - 85% (23/27) Bronchialkarzinome im Stadium I
  - Zweitereignis-CT 70% (5/7) Karzinom im Stadium I
  - Nicht-randomisiert; Ergebnisse können gebiast werden
  - 13% (4/30) der Karzinome wurden in früherer CT übersehen
    - Es muss betont werden, dass falsch negative Ergebnisse möglich sind
  - Mayo Clinic: Nicht-randomisierte Studie
    - 50% der Untersuchten hatten undefinierbare Knötchen
    - Falsch positive sind nur teuer weiter zu verfolgen
    - Einige unterziehen sich unnötiger Operation

Differenzialdiagnose

Allgemeines
- Ein solitärer Lungenrundherd ist zu 90% durch Granulom, Bronchialkarzinom, Metastase, Hamartom oder Karzinoid bedingt
- Falsch positive Ergebnisse beruhen meist auf einem Granulom; die Verteilung von Pilzen, die Granulome verursachen, variiert weltweit beträchtlich

Pathologie

Allgemein

- Die durchschnittliche Verdopplungszeit eines Bronchialkarzinoms beträgt 100 Tage (40–400 Tage)

Klinik

Allgemeines

- Das übersehene Bronchialkarzinom ist ein wesentliches medikolegales Problem
- Das CT-Screening auf Bronchialkarzinom durchläuft derzeit eine randomisierte Prüfung

Literaturauswahl

Ellis SM et al (2001): Computed tomography screening for lung cancer: Back to basics. Clin Radiol 56:691–699

Strauss GM (2000): Randomized population trials and screening for lung cancer: Breaking the cure barrier. Cancer 89:2399–2421

Henschke CI et al (1999): Early Lung Cancer Action Project: Overall design and findings from baseline screening. Lancet 354:99–105

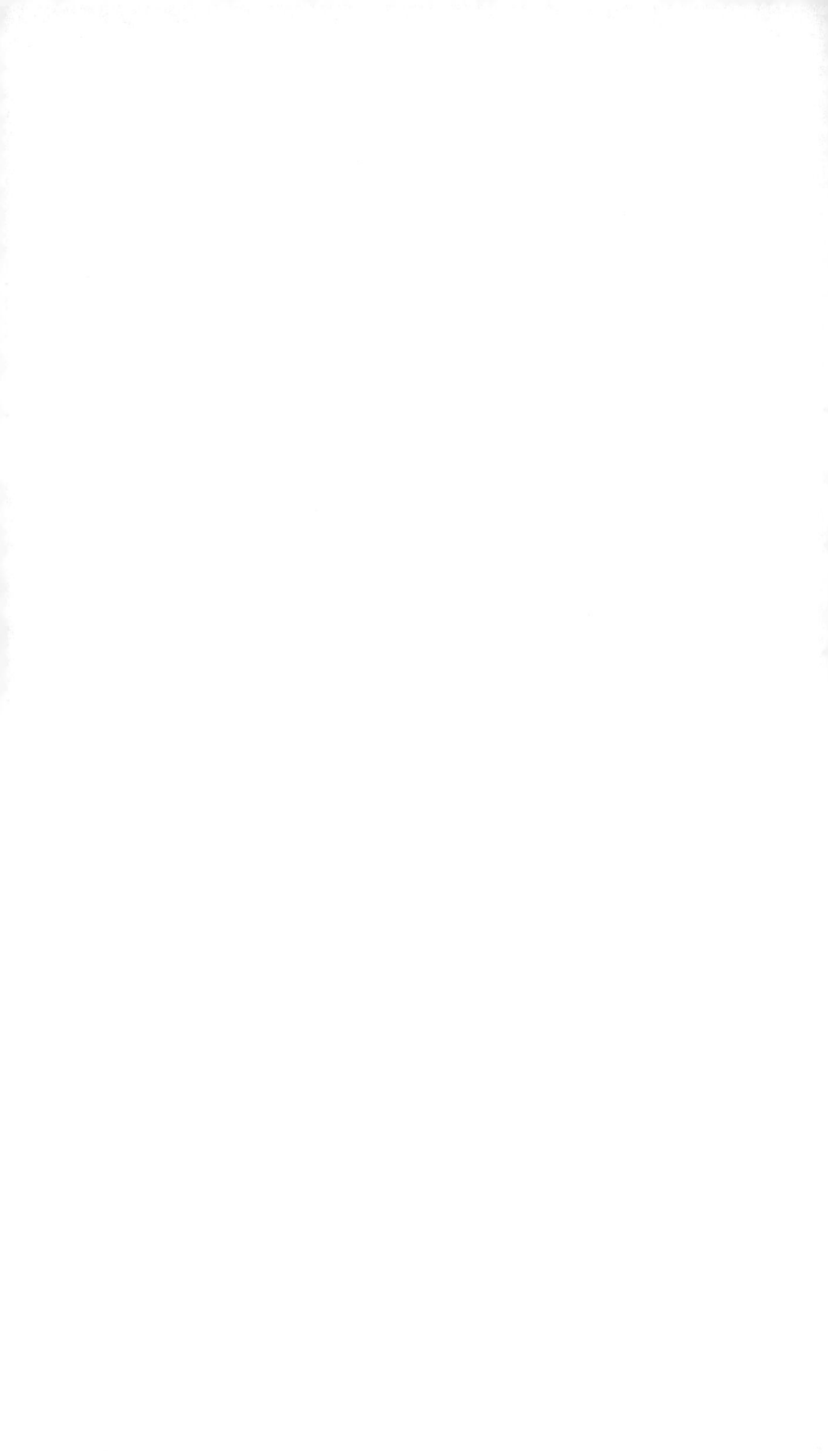

PocketRadiologist™
Thorax
Die 100 Top-Diagnosen

LUNGENRUNDHERD(E)

Solitärer Lungenrundherd (SLR)

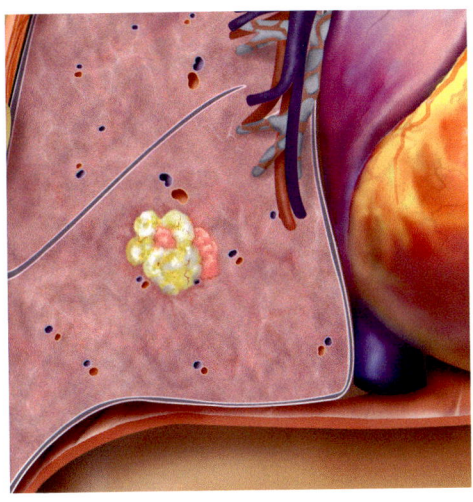

Hamartom. Der Nachweis von Fett und Popcorn-Verkalkungen in einem gelappten Weichteilknötchen mit einem Durchmesser < 2,5 cm im CT legt die Diagnose nahe. Hamartome wachsen langsam und werden meist im 4. oder 5. Lebensjahrzehnt entdeckt

Grundlagen

- Häufiges Problem der Röntgendiagnostik – Ziel ist die Abgrenzung benigne/maligne
- Bis zu 40% der SLR können ein noch heilbares Bronchialkarzinom sein!
- 90% sind (in abfallender Häufigkeit) Granulom, Bronchialkarzinom, Hamartom, Solitärmetastase, Karzinoid
- Fallgruben einer „benignen" Verkalkung: Osteosarkom, Karzinoid
- Das Kontrastmittel-Enhancement eines SLR ist sensitiv, aber wenig spezifisch
- PET-Fallgruben: Kleiner Herd (< 7 mm), Karzinoid, bronchioloalveoläres Karzinom
- Hamartome enthalten mit größerer Wahrscheinlichkeit Fett als Kalzium

Bildgebung

Typische Zeichen
- Schlüsselzeichen: Die Chance, einen 7 mm großen unverkalkten Rundherd zu entdecken, liegt bei 50%

Thoraxröntgenaufnahme
- Definition: Isolierte runde Lungenverdichtung < 3 cm im Durchmesser
- Oft übersehen
  - Bis zu 90% sind retrospektiv bei Screening-Studien zum Bronchialkarzinom sichtbar
    - Sichtbarkeit (überlagerte Strukturen)
    - Fehlerhaftes Suchmuster
  - Verkalkung vom benignen Muster
    - Zentraler Nidus, geschichtet, diffus, „popcornartig"
  - Verkalkung als Fallgrube
    - Ein Drittel der Karzinoide zeigt Verkalkungen; zentrale Läsionen können einen zentralen Nidus aufweisen
    - Osteosarkommetastasen können diffus verkalken

Solitärer Lungenrundherd (SLR)

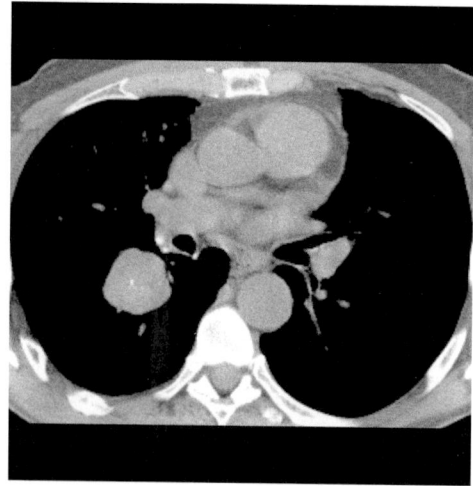

Hamartom. Großer gelappter Lungenrundherd mit einem winzigen Kalkherd. Hamartome enthalten zweimal häufiger Fett als Kalk. Zu Differenzialdiagnose zählen Granulom, Bronchialkarzinom und Karzinoid. Letzteres entsteht oft neben einem Lappen- oder Segmentbronchus und kann einen Verkalkungsherd haben

- Wachstum
    - Benigne: Keines oder Verdoppelungszeit > 2 Jahre
    - Typischer Wert bei Malignom: 100 Tage Verdoppelungszeit
    - Alte Voraufnahmen sind **wichtig und entscheidend**
- Charakteristika der Benignität (in Klammern der Malignität)
    - Scharfer Rand (unscharfer Rand)
    - Runde Gestalt (Spiculae, Corona radiata)
    - Sitz im Unterlappen (Sitz im Oberlappen)
    - Satellitenläsionen (solitär)
- Hamartom
- Popcorn-Verkalkungen
    - Carney-Trias: 1. Multiple Chondrome, 2. Leiomyo(sarko)m des Magens, 3. extraadrenales Paragangliom

CT-Befunde
- Nutzen der CT
  - Echter Knoten oder Artefakt
  - Einzelläsion oder multipel
  - Bei Bronchialkarzinom Staging
- Kalziumnachweis durch CT zehnmal sensitiver
  - Dichtewert > 200 HE gilt als verkalkte Läsion
- Kontrastmittelaufnahme
  - Densitometrie nach i.v. Kontrastmittelbolus
  - Abhängig von Angiogenese und Durchblutung
  - 15 HE Schwellenwert; < 15 HE benigne; > 20 HE maligne
    - Sensitivität 98%, Spezifität 60%
- Fett
  - Benigner Befund, Vorkommen bei Hamartomen und Lipom
- Hamartom
  - Ein Drittel der Hamartome enthält Fett (ein Viertel enthält Kalzium)

- Karzinoid
  - Zentrale Läsion neben einem Lappen- oder Segmentbronchus, kann zentralen verkalkten Nidus besitzen
  - Kann auffällig stark Kontrastmittel aufnehmen

PET-Befunde
- Messung des Glukosemetabolismus
- Falsch negativ: Karzinoid, bronchioloalveoläres Karzinom oder Tumoren < 7 mm
- Sensitivität 95%, Spezifität 90%

Differenzialdiagnose
Vorgetäuschter SLR
- Kostochondraler Übergang der ersten Rippe
  - Unterrand der ersten Rippe, rechts häufiger (Rechtshänder)
- Zusammenfluss von Lungenvenen
  - Am rechten oberen Herzrand
- Mamillenschatten
  - Beidseits, äußerer Rand scharf, innerer Rand unscharf

Pathologie
Allgemein
- Ätiologie/Pathogenese
  - Granulome verkalken bei jüngeren Menschen früher
- Epidemiologie
  - Mit zunehmendem Alter wird eine maligne Läsion wahrscheinlicher
  - Die Prävalenz von Granulomen hängt von einheimischen Pilzen ab
  - Zigarettenrauchen: Direkte (Teer-)Dosisbeziehung mit Bronchialkarzinom
  - Bronchialkarzinom: Das häufigste als SLR imponierende Bronchialkarzinom ist das Adenokarzinom

Makropathologische und intraoperative Befunde
- Die Charakteristika des SLR helfen, benigne und maligne Läsion zu unterscheiden

Mikroskopische Befunde
- Abhängig von Pathologie

Klinik
Klinisches Bild
- Asymptomatisch, meist Zufallsbefund
- Solitärmetastase: Kolon-, Mamma-, Nierenzellkarzinom, malignes Melanom, Osteosarkom, Hodentumor

Therapie
- Bei Beobachtung zu bedenken
  - Kontrolle: Im ersten Jahr alle 3 Monate, im zweiten Jahre alle 6 Monate
  - Die Tumoren dürfen nicht konstant wachsen
  - Geringe Wachstumsveränderungen in kleinen Knötchen können schwer nachweisbar sein
- Benigner Rundherd: Keine
- Nadelbiopsie
  - Von Nutzen bei unklarem Knoten; guter Zytopathologe nötig (bei Feinnadel)
  - Pneumothoraxrate 30%

- Maligner Herd
  - Resektion: Stadium I des Bronchialkarzinoms bis zu 70% 5-Jahres-Überlebensrate

Literaturauswahl

Erasmus JJ et al (2000): Solitary pulmonary nodules: Part I. Morphologic evaluation for differentiation of benign and malignant lesions. Radiographics 20:43–58

Erasmus JJ et al (2000): Solitary pulmonary nodules: Part II. Evaluation of the indeterminate nodule. Radiographics 20:59–66

Swensen SJ et al (1990): An integrated approach to evaluation of the solitary pulmonary nodule. Mayo Clin Proc 65:173–186

Lungenmetastasen

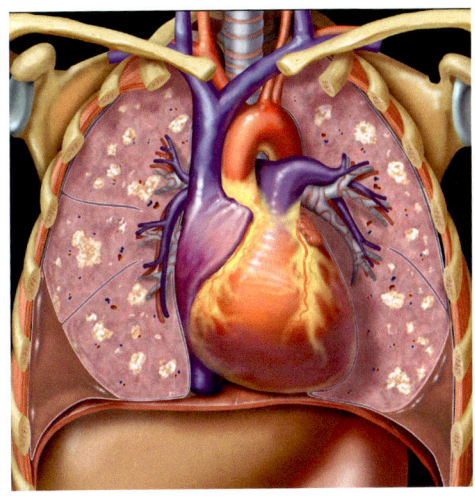

Disseminierte, beidseitige, unterschiedlich große Knötchen stellen meist Metastasen dar. Zur Differenzialdiagnose zählen M. Wegener, rheumatoide Knötchen und Pilzpneumonie

Grundlagen
- Die Lunge ist der häufigste Ort von Metastasen: Bei Autopsien 50%
- Thorakale Befallsorte von Metastasen: Lunge, Pleura, Bronchien
- Ausbreitungsrouten: Hämatogen, endobronchial, lymphogen, bronchogen
- Multiple unterschiedlich große, scharf begrenzte Lungenrundherde
- CT für Metastasen sensitiv, aber nicht spezifisch

Bildgebung
Typische Zeichen
- Schlüsselzeichen: Multiple unterschiedlich große, scharf begrenzte Lungenrundherde

Thoraxröntgenaufnahme
- Hämatogenes Muster
  - Scharf begrenzte unterschiedlich große Lungenknoten
  - Unscharfer Rand bei eingebluteten Chorionkarzinommetastasen
  - Vorzugsweise aufgrund der Durchblutung mehr in den Unterlappen verteilt (Schwerkraft)
  - Einschmelzung bei Plattenepithelkarzinomen oder Sarkomen
  - Miliares Muster bei medullärem Schilddrüsenkarzinom, malignem Melanom, Nierenzell- und Ovarialkarzinom
  - Metastasen von Knochentumoren können verkalken (Osteosarkom, Chondrosarkom; Schilddrüsenkarzinom) und folglich als Granulome verkannt werden
  - Manchmal Pneumothorax als Komplikation, v. a. bei Sarkommetastasen
  - Solitärmetastase: Nierenzell-, Kolon- und Mammakarzinom, Sarkome, malignes Melanom
- Lymphogenes Muster
  - Asymmetrische noduläre interstitielle Mehrzeichnung

Lungenmetastasen

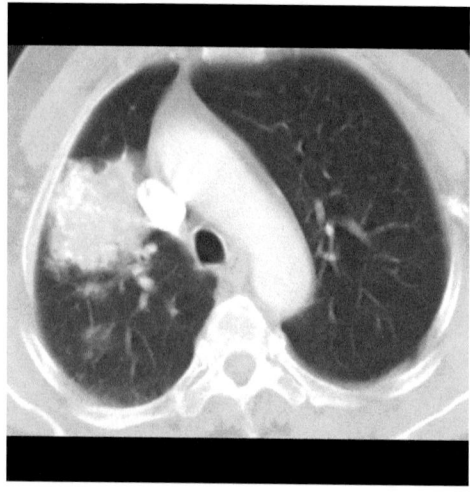

Chondrosarkommetastasen. Typische Metastasen sind unterschiedlich große, scharf begrenzte Lungenknötchen. Diese Metastase ist untypisch: Sie ist unregelmäßig begrenzt und enthält Herde chondrogener Verkalkung. Knochen oder Knorpel bildende Tumoren können verkalken

- Pleurales Muster
  - Pleuraerguss; kann massiv, frei auslaufend oder gekammert sein
  - Klar erkennbare solide Raumforderungen in der Pleura eher selten
- Endobronchiales Muster
  - Atelektase von Lappen oder ganzer Lunge
  - Poststenotische Pneumonie
- Verdichtungsmuster
  - Imitiert Pneumonie; periphere Verdichtung der Lunge mit positivem Luftbronchogramm
  - Lipidwachstum, ähnlich dem bronchioloalveolärem Karzinom
- Muster wie Lungenembolie
  - Perlschnurartig verbreiterte Gefäße
  - Lungeninfarkte
- Bronchogene Streuung
  - Atelektase
  - Multifokale oder diffuse Verdichtung der Lunge
- Mediastinale Ausbreitung: Mediastinale oder hiläre Masse

CT-Befunde

- Hämatogene Knötchen haben oft eine sie versorgende Arterie („Kirsche-am-Stiel"-Aspekt)
- Charakteristisch für Lymphangiosis carcinomatosa sind peribronchiale Verbreiterung oder perlenartige Septen
- Halo-Zeichen bei hämorrhagischen Metastasen
- Perlenkettenartige verbreiterte Gefäße bei intravaskulärem Wachstum; dies ist eine seltene Ursache des „Musters des knospenden Baums" (tree-in-bud)
- Die meisten Metastasen entwickeln sich im äußeren Lungendrittel

Empfehlungen

- Die CT ist die sensitivste Untersuchung; besser als andere charakterisiert sie Muster und Ausmaß der Krankheit

Differenzialdiagnose

Arteriovenöse Malformationen (AVM)
- Die Veränderung speisende Arterien und Drainagevenen

Granulome
- Verkalkt

Amyloidose
- Verkalkt

Idiopathische interstitielle Pneumonie
- Die Septen erscheinen nicht perlenkettenartig; Honigwabenlunge

Pathologie

Allgemein
- Die Pathologie spiegelt den Metastasierungsweg wider
- Epidemiologie
  - Hämatogenes Muster: Typisch für Karzinome (Bronchus, Mamma, GI-Trakt) und Sarkome
  - Lymphangiosis carcinomatosa: Typisch für Adenokarzinome
  - Pleurales Muster typisch für Adenokarzinome, v. a. Bronchial- und Mammakarzinom
  - Verdichtungsmuster: Typisch für Adenokarzinome des GI-Trakts und maligne Lymphome
  - Lungenembolische Muster: Typisch für Leberzell-, Mamma-, Nierenzell- und Chorionkarzinom sowie Angiosarkom
  - Bronchogenes Muster: Typisch für bronchioloalveoläres Karzinom (Verdichtung), laryngotracheales Papillom (zahlreiche einschmelzende Knötchen), Basalzellkarzinom von Kopf und Hals (endobronchial)
  - Mediastinale Streuung: Typisch für Nasopharynx-, Urogenital- (Niere, Prostata, Hoden) und Mammakarzinome
- Ätiologie/Pathogenese
  - Metastasenmodelle
    - Mechanisch-anatomisches Modell: Metastasen werden im ersten Drainageorgan herausgefiltert, das meist die Lunge ist
    - Umgebungsmodell: Die Metastasen suchen wegen geeigneter molekularer oder zellulärer Umgebung bevorzugte Zielorte – bekannt unter der Bezeichnung „Saat-und-Boden"-Hypothese

Makropathologische und intraoperative Befunde
- Lipidwachstum: Charakteristisch für das bronchioloalveoläre Karzinom, das die Lunge als Gerüst für sein Wachstum verwendet
- Hiläres Wachstum, charakteristisch für hämatogene Metastasen; verdrängen die Lunge durch ihr Wachstum

Klinik

Klinisches Bild
- Unterschiedlich, hängt vom Streuungsmuster ab; Symptome können fehlen

Klinischer Verlauf
- Metastasen von Keimzelltumoren können sich zu benignen Teratomen wandeln, die dann aber auch wachsen

Therapie
- Ist die Lunge einziger befallener Ort, dann Resektion in Erwägung ziehen, v. a. wenn der Zeitraum von der Erstresektion des Tumors bis zur Metastase länger als ein Monat ist

Prognose
- Hängt von der Histologie des Primärtumors ab; meist palliative Bestrahlung oder Chemotherapie

Literaturauswahl

Seo JB et al (2001): Atypical pulmonary metastases: Spectrum of radiologic findings. Radiographics 21:403–417

Davis SD (1991): CT evaluation for pulmonary metastases in patients with extrathoracic malignancy. Radiology 180:1–12

Septische Embolie, venöse Luftembolien

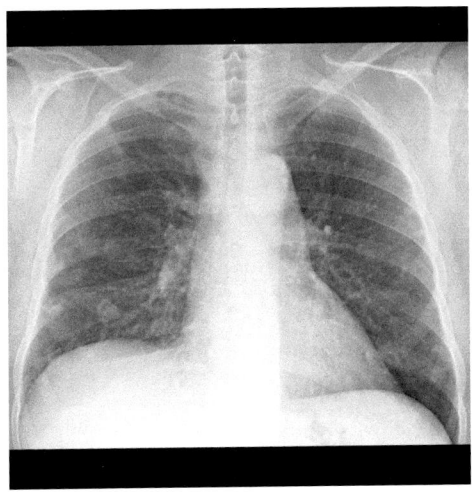

Bei einem septischen Patienten mit M. Crohn traten nach der Drainage eines Becken-abszesses zahlreiche periphere Knötchen auf

Grundlagen
- Septische Emboli
  - Quelle: Trikuspidalendokarditis, Verweilkatheter
  - Periphere keilförmige Verschattungen durch Infarkte
  - Sehr rasche Entstehung und Einschmelzung
- Venöse Luftembolie
  - Quelle: Ärztliche Katheterisierung
  - Glockenförmige Luftblase im Truncus pulmonalis
  - Therapie: Linksseitenlage

Bildgebung
Typische Zeichen
- Schlüsselzeichen: Zahlreiche fleckige, sich rasch zu Zerfallshöhlen umwandelnde Verdichtungsbezirke

Thoraxröntgenaufnahme
- Septische Emboli
  - 1–3 cm große, periphere, noduläre oder keilförmige Verschattungen
  - Meist basal gelegen (durch Schwerkraft und Blutfluss)
  - Sehr rasche Entwicklung, häufig Einschmelzung (50%)
    - Höhlenwand meist schmal
    - Keine Luft-Flüssigkeits-Spiegel
  - Oft durch Empyem kompliziert
- Venöse Luftembolie
  - Glockenförmige Luftansammlung im Truncus pulmonalis
  - Ödem

CT-Befunde
- Septische Emboli
  - CT sensitiver als die Thoraxröntgenaufnahme
  - Luftbronchogramm (25%)

Septische Embolie, venöse Luftembolien

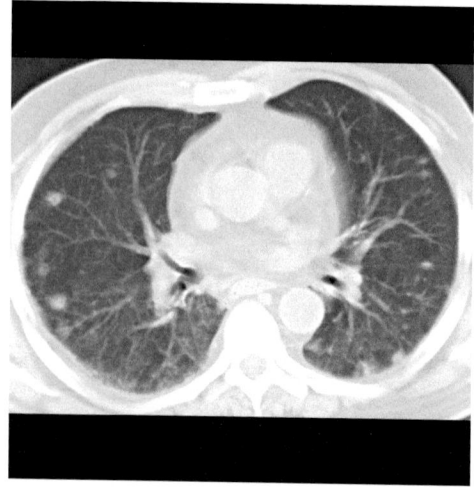

Zahlreiche periphere subpleurale Knötchen, von denen viele ein pulmonalarterielles, sie speisendes Gefäß haben (Kirschenstiel). Keiner der Knoten schmilzt ein. Diagnose: Septische Emboli. Blutkulturen ergaben Candida. Septische Emboli mit diesem Keim zeigen nur selten Einschmelzungen

- Zeichen des die Veränderung speisenden Gefäßes (66%)
- Keine intravaskulären Gerinnsel
- Venöse Luftembolie
  - CT sensitiver als die Thoraxröntgenaufnahme
  - Luft in den Vv. brachiocephalicae bei 25% nach intravenöser Kontrastmittelgabe

Empfehlungen
- Thoraxröntgenaufnahme reicht meist zur Diagnosestellung; CT kann bei septischen Emboli nützlich sein

Differenzialdiagnose

Throbembolien
- Venöse Embolien zerfallen nur selten

Metastasen
- Entwickeln sich nicht rasant schnell

Pathologie

Allgemein
- Septische Emboli aus infiziertem embolischem Material
- Venöse Luftembolien sind meist unschädlich; sind sie aber massiv, führen sie zum ARDS
- Ätiologie/Pathogenese
  - Venöse Luftembolie
    - Schaum aus Blut, das durch Luft pulsiert, leitet Gerinnung ein

Makropathologische und intraoperative Befunde
- Septische Emboli: Nekrotische infizierte Lunge
- Venöse Luftemboli: Zahlreiche Fibringerinnsel in Lungenarterien

Mikroskopische Befunde
- Keine besonderen Merkmale

Klinik

Klinisches Bild
- Septische Emboli
  - Quelle septischer Emboli
    - Venöse Verweilkatheter
    - Trikuspidalendokarditis bei i.v. Drogenabhängigen
    - Selten Herzschrittmacherkabel
  - Lemierre-Syndrom
    - Infekt der oberen Atemwege, immunsupprimierter Patient
    - Anaerobierinfektion
    - Septische Phlebitis der Drosselvene
    - Septische Emboli
    - ARDS
  - Staphylococcus aureus ist häufigster Erreger
  - Fieber, Husten, Hämoptysen
  - Abnorme Röntgenbefunde können positiven Blutkulturen vorangehen
  - Oft Einbruch in den Pleuraraum und nachfolgend Empyem
- Venöse Luftembolie
  - Quelle
    - Ärztliche Katheterisierung oder i.v. Kontrastmittelgabe
    - Neurochirurgische Operationen (bei sitzendem Patienten)
    - Thoraxtrauma
    - Tauchen
    - Nadelbiopsie der Lunge
  - Tödliche Dosis 100–300 ml bei einer Injektionsgeschwindigkeit von 100 ml/sec
  - Lufthunger, Gefühl des drohenden jüngsten Gerichts
  - Mahlendes („Mühlstein"-)Geräusch

Therapie
- Septische Emboli
  - Therapie mit Breitspektrumantibiotika
- Venöse Luftembolie
  - Therapie, um die Luft mechanisch aus dem Truncus pulmonalis abzuhalten
    - Lagerung des Patienten in Kopftief- und Linksseitenlage
    - Sauerstoffgabe
    - In schweren Fällen hyperbare Oxygenierung

Literaturauswahl
Rossi SE et al (2000): Nonthrombotic pulmonary emboli. AJR 174:1499–1508
Kizer KW et al (1982): Radiographic manifestations of venous air embolism. Radiology 144:35–39

Wegener-Granulomatose

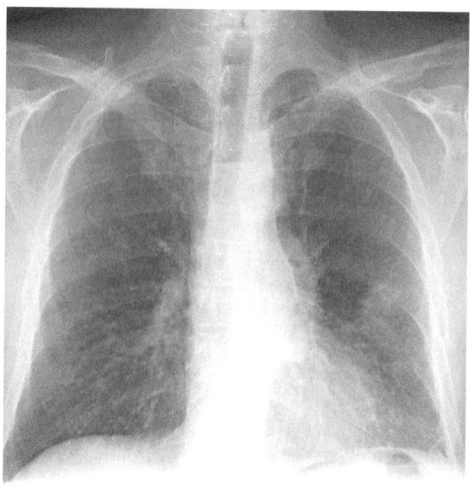

Wegener-Granulomatose. Unscharfes Knötchen im linken Lungenmittelgeschoß. Vermehrte Dichte des linken Hilus. Ein charakteristisches Merkmal ist aber in diesem Fall nicht abgebildet, die subglottische Stenose

Grundlagen

- Vaskulitis-Trias: Krankheit von Nasennebenhöhlen, Lunge, Nieren
- Muster: Einschmelzende Knötchen, fokale Verdichtung der Lunge und diffuses Ödem
- Befall der oberen Atemwege kann zur Subglottisstenose führen, die in Thoraxaufnahmen erkennbar ist, aber oft übersehen wird
- Therapie mit Kortikosteroiden und Cyclophosphamid
- Rezidiv mit gleichem oder neuem Muster möglich, im typischen Fall Atemwegsstenose oder Verdichtung der Lunge

Bildgebung

Typische Zeichen

- Schlüsselzeichen: Zahlreiche einschmelzende Knötchen und Subglottisenge

Thoraxröntgenaufnahme

- Einzelrundherd oder zahlreiche Knötchen
  - Scharf oder unscharf begrenzt (hängt von Hämorrhagie in die Umgebung ab)
  - Häufig breitwandige Kavernen (50%)
  - Sehr rasches Wachstum spricht für Superinfektion oder Einblutung
  - Unterschiedliche Größe, kann auch zu großen Raumforderungen konfluieren
  - Vorzugsweise Unterlappen erkrankt
  - Kann auch einseitig sein (15%)
  - Falls multipel, dann < 10 Knötchen
  - Kann Spontanremission zeigen
- Fokale oder multifokale Verdichtung der Lunge, auch Einschmelzung möglich
- Diffuse Verdichtung der Lunge durch Einblutung (25%)
- Interstitielles Muster selten, meist Folge von Einblutung oder Ödem bei Patienten mit Herz- oder Nierenbeteiligung; kann aber auch auf Granulomen beruhen
- Pleuraerguss
- Hilus- oder Mediastinallymphknoten vergrößert

Wegener-Granulomatose

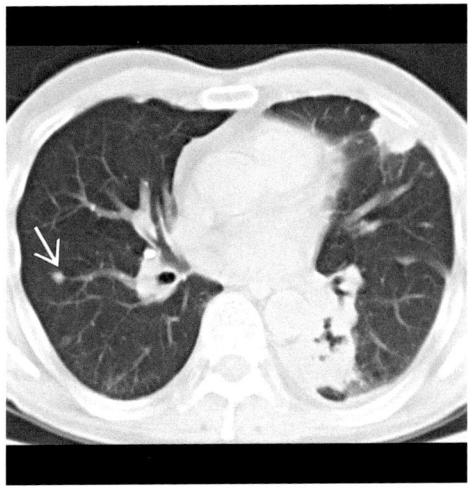

Wegener-Granulomatose. Zahlreiche unterschiedlich große Knötchen. Die unregelmäßig geformte Läsion medial in der linken Lungenbasis ist teilweise eingeschmolzen. Man beachte den Gefäßanschluss des Knötchens in der rechten Lunge (Pfeil)

- Im späteren Krankheitsverlauf Subglottisstenose (am häufigsten bei Frauen)
- Eine weiter peripher gelegene Bronchusstenoe kann zur Lappen- oder Segmentatelektase führen
- Nach Therapie
  - Die Parenchymbefunde sollten binnen einer Woche anfangen zu schwinden
    - Vollständige Normalisierung nach durchschnittlich 1 Monat (2–6 Wochen)
- Rezidiv
  - 50% bieten gleiches Muster und gleichen Ort
  - Ansonsten typisch für Rezidiv: Atemwegsstenose oder Lungenverdichtung

CT-Befunde
- Die Knötchen liegen bevorzugt peripher subpleural
- Wie Metastasen können auch diese Knoten ein sie speisendes Gefäß aufweisen
- Periphere keilförmige Infiltrate beruhen wahrscheinlich auf Infarkten
- Die Knötchen können durch Einblutung in die Umgebung ein Halo-Zeichen aufweisen
- Die Bronchien sind entweder umschrieben oder langstreckig konzentrisch verdickt

Empfehlungen
- CT ist sensitiver, Thoraxröntgenaufnahme reicht meist für Diagnose und Therapiekontrolle

Differenzialdiagnose

Metastasen
- Anamnestisch Plattenepithelkarzinom oder Sarkom

Infektionen, Pilze, Tuberkulose
- Identische Röntgenbefunde; Kultur zum Ausschluss erforderlich

Septische Emboli
- Die Knötchen entstehen sehr rasch

Lymphomatoide Granulomatose (Non-Hodgkin-Lymphom)
- ZNS- oder Hautbefall, ansonsten identisch zahlreiche einschmelzende Knötchen

Rheumatoide nekrobiotische Knötchen
- Anamnestisch Gelenkleiden

Pulmorenale Syndrome
- Goodpasture-Syndrom
- Hämosiderose
- Panarteriitis nodosa
- Churg-Strauss-Syndrom
- Lymphomatoide Granulomatose
- Systemischer Lupus erythematodes

Pathologie

Allgemein
- Pulmonale Vaskulitis: Entzündung und Nekrose von Blutgefäßen
  - Die Lunge ist wegen ihres großen Gefäßbetts und der Exposition gegenüber Inhalationsantigenen bei systemischen Vaskulitiden häufig betroffen
- Ätiologie/Pathogenese: Unbekannt; vermutet werden Inhalationsantigene
- Epidemiologie
  - Prävalenz 3 : 100 000; Männer erkranken gering häufiger, Alter 40–50 Jahre

Mikroskopische Befunde
- Vaskulitis kleiner und mittelgroßer Gefäße, Nekrose, häufig Einblutung
- Nicht-nekrotisierende Granulome (Infektion muss ausgeschlossen werden)

Klinik

Klinisches Bild
- Meist bezogen auf die oberen Atemwege: Sinusitis und Rhinitis
- Die pulmonalen Symptome sind unspezifisch
  - Husten, Fieber, Dyspnoe, Hämoptysen, Thoraxschmerz
  - Patienten mit Knötchen haben weniger wahrscheinlich Symptome
- Häufigkeit des systemischen Befalls
  - Lunge (95%), obere Atemwege (85%), Niere (80%), Haut (50%), Gelenke (50%), Herz (30%), ZNS (20%), Auge (20%)
- Begrenzte Form: Nur Lungen, geht meist in systemische Form über
- Serum:
  - C-ANCA (cytoplasmatische antineutrophile cytoplasmatische Autoantikörper)
  - Wichtig bei Diagnose: Werte korrelieren mit Krankheitsaktivität
- Lungen- oder Nierenbiopsie zur Diagnosestellung

Klinischer Verlauf
- Diagnose wird oft verspätet gestellt, die Verdichtung der Lunge wird oft einer Infektion zugeschrieben; diffuse Hämorrhagie ist unspezifisch; das Erkennen hängt von der systemischen Natur dieser Krankheit ab

Therapie
- Steroide und Immunsuppressiva (insbesondere Cyclophosphamid)
- Eine Zytostatikabehandlung prädisponiert zur Superinfektion

Prognose
- Häufige Todesursache ist der Nierenbefall

Literaturauswahl
Frazier AA et al (1998): Pulmonary angiitis and granulomatosis: Radiologic correlation. Radiographics 18:687–710
Aberle DR et al (1990): Thoracic manifestations of Wegener granulomatosis: Diagnosis and course. Radiology 174:703–709

Arteriovenöse Malformationen (AVM)

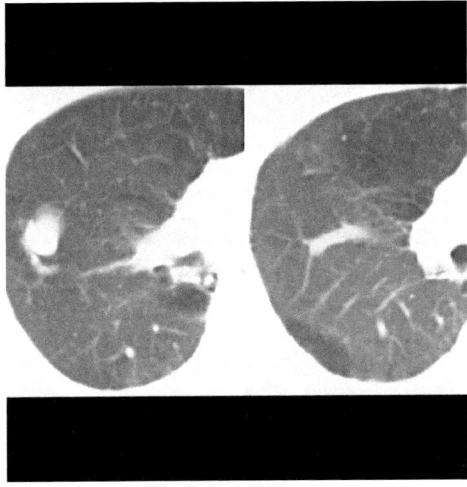

Arteriovenöse Malformation (AVM). Aufeinander folgende CT-Bilder durch einen Knoten im rechten Oberlappen. Das lobulierte Knötchen hat eine große, es speisende Arterie, die sich bis in den Hilus verfolgen lässt

Grundlagen
- Die Mehrzahl der Fälle ist mit der hereditären hämorrhagischen Teleangiektasie (HHT) assoziiert (M. Osler-Rendu)
- Ein einziges oder zahlreiche Lungenknötchen mit zuführender Arterie und Drainagevene
- Die CT ist die sensitivste Untersuchung bei der Fahndung nach pulmonalen arteriovenösen Malformationen
- Therapie empfehlenswert bei AVM, bei der der Durchmesser der sie speisenden Arterie > 3 mm beträgt
- Therapie ist die intravaskuläre Embolisation (Coil oder Ballon)
- Persistiert eine AVM einen Monat nach Embolisation, deutet dies auf ein Therapieversagen hin

Bildgebung

Typische Zeichen
- Schlüsselzeichen: Lobuliertes Knötchen mit zuführender Arterie und Drainagevene

Thoraxröntgenaufnahme
- Lobulierter scharf begrenzter Lungenrundherd, verbunden mit den Herd speisender(n) Arterie(n) und Drainagevene
- Können zahlreich sein
- Können Randsaumverkalkung zeigen
- 70% sind in den Unterlappen gelegen
- Nehmen beim Valsalva-Manöver an Größe zu
- Nach Embolisationstherapie können sich Infarkte entwickeln
  - Häufiger bei peripheren AVM
  - Oft angezeigt durch Pleuritis und Pleuraerguss

Arteriovenöse Malformationen (AVM)

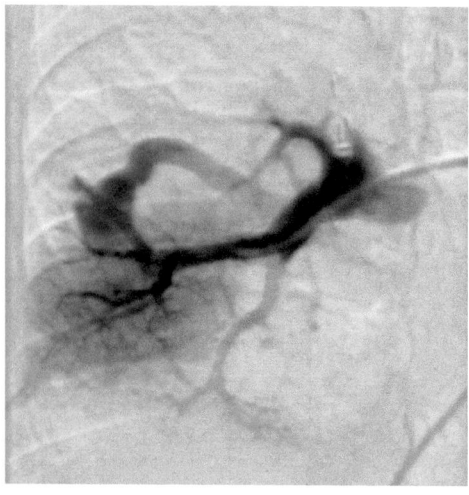

Digitales Subtraktionsangiogramm. Eine einfache AVM wird jeweils nur durch eine einzige Arterie und Drainagevene versorgt. Heute werden Angiographien kaum mehr zur Diagnose, sondern vielmehr zur Ballonokklusion durchgeführt

CT-Befunde
- Verfahren der Wahl zur Suche nach AVM
- Sensitiver als die Pulmonalisangiographie
- Von Nutzen zur Therapieplanung
- Nach Embolisation vor weniger als einem Monat
  - verschwinden oder schrumpfen zwei Drittel der AVM
  - ist ein Drittel in seiner Größe unverändert
    - da sie entweder thrombosieren oder aber weiter durchströmt werden
- Nach Embolisation vor mehr als einem Monat
  - vermute man bei gleicher Größe ein Therapieversagen bei persistierender Durchströmung

MRT-Befunde
- MR-Angiographie ähnlich wie bei der CT zum Nachweis der Läsion(en)
- Man kann mit ^{99m}Tc markierte Makroaggregate verwenden, um die Größe des Rechts-links-Shunts abzuschätzen, indem man die Aktivitätsakkumulation in der Niere misst (normalerweise passieren Makroaggregate das Kapillarsystem der Lungen nicht)

Empfehlungen
- Die CT ist die sensitivste Nachweisuntersuchung und hilft bei der Therapieplanung

Differenzialdiagnose
Karzinoid
- Kann im CT eine Kontrastmittelaufnahme zeigen; kein zuführendes/ Drainagegefäß

Metastasen
- Können in der CT zuführende Gefäße zeigen, die aber in der Thoraxaufnahme nicht nachweisbar und viel kleiner sind als bei einer AVM; darüber hinaus besitzen Metastasen keine großen Drainagevenen

Solitärer Lungenrundherd (SLR)
- Im Gegensatz zu diesem besitzen nur AVM zuführende Arterien und Drainagevenen

Pathologie

Allgemein
- Angeborene Verbindungen zwischen Arterie und Vene
- Ätiologie/Pathogenese
  - Rechts-links-Shunt
  - Auch unter 100% Sauerstoff nicht korrigierbare Hypoxämie
- Epidemiologie
  - Multiple AVM sind stark mit HHT (M. Osler) assoziiert (90%)
  - Umgekehrt haben 10% der Patienten mit HHT AVM

Makropathologische und intraoperative Befunde
- Einfache und komplexe Form
  - Einfach: Eine die Malformation speisende Arterie, ein Aneurysma, eine drainierende Vene
  - Komplex: Mehr als eine zuführende Arterie

Klinik

Klinisches Bild
- Werden meist erst im Alter von 40–60 Jahren symptomatisch
- Epistaxis als Leitzeichen beruht auf einer HHT mit Teleangiektasien der Nase
- Abhängig von der Größe des Shunts asymptomatisch bis zu Dyspnoe, Zyanose und Trommelschlegelfingern
- Neurologische Zeichen: TIA und Schlaganfall bei 20–40% durch den Verlust des Lungenfilters
- Die Hypoxämie wird in aufrechter Position durch vermehrten Shunt in die Unterlappen hinein verschlimmert (Orthodeoxie)
- Kann zu chronischer Herzinsuffizienz durch hohes Minutenvolumen führen

Therapie
- Intravaskuläre Coils (Spiralen) oder Ballons
  - Man behandle alle AVM, die von einer Arterie mit einem Durchmesser > 3 mm gespeist werden
- Komplikationen
  - Paradoxe Embolisation der Coils oder Ballons
    – Bei der einfachen AVM häufiger als bei der komplexen
  - Infarkt
    – Bei der distalen Okklusion häufiger als bei der zentralen

Prognose
- Rezidiv möglich, aber selten; periodisches Screening (alle 5 Jahre)
- Familienmitglieder sollten auf HHT untersucht werden

Literaturauswahl
Remy J et al (1992): Pulmonary arteriovenous malformations: Evaluation with CT of the chest before and after treatment. Radiology 182:809–816

Remy-Jardin M et al (1991): Transcatheter occlusion of pulmonary arterial circulation and collateral supply: Failures, incidents, and complications. Radiology 180:699–705

PocketRadiologist™
Thorax
Die 100 Top-Diagnosen

PLEURAERKRANKUNGEN

Pleuraerguss

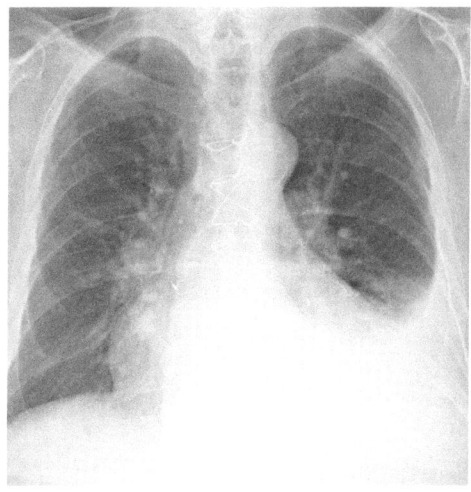

Mäßig großer Pleuraerguss mit stumpf gewordenem kostophrenischem Winkel. Freie Flüssigkeit hat einen glatten meniskusförmigen Rand

Grundlagen
- Pleuraergüsse sind häufig; wichtig zur Differenzierung ist die Flüssigkeitsanalyse
- Normale Menge an Pleuraflüssigkeit 5 ml; eine Aufnahme in Seitenlage weist Flüssigkeit ab 10 ml nach
- Ein großer Erguss kann das Hemidiaphragma invertieren (nach kaudal konvex) und die Atmung behindern
- Radiologische Methoden taugen wenig, Transsudat und Exsudat zu unterscheiden

Bildgebung

Typische Zeichen
- Schlüsselzeichen: Verschatteter Randsinus (nach oben konkav)

Thoraxröntgenaufnahme
- Reihenfolge der Verschattung in der Aufnahme im Stehen: Subpulmonal > dorsaler Randsinus > lateraler Randsinus
- Subpulmonal
  - Abgeflachte und „angehobene" Zwerchfellhälfte
  - Seitliches Auswandern der Zwerchfellkuppel
  - Distanzierung von Magengasblase und Zwerchfall (normal < 1,5 cm)
  - In der seitlichen Aufnahme: Zwerchfell ventral flach, dann steiler Abstieg an großer Fissur
- Dorsaler Randsinus (nur in seitlicher Aufnahme)
  - Stumpfer kostophrenischer Sulkus
  - Für Verschattung mindestens erforderliche Menge: 50 ml
- Lateraler Randsinus (nur in p.-a. Aufnahme sichtbar)
  - Stumpfer Randsinus
  - Durchschnittlich für Verschattung erforderliche Menge: 200 ml
- Invertierte Zwerchfellhälfte
  - Magengasblase nach medial verschoben
  - Sichtbar bei großen Ergüssen > 2000 ml

Pleuraerguss

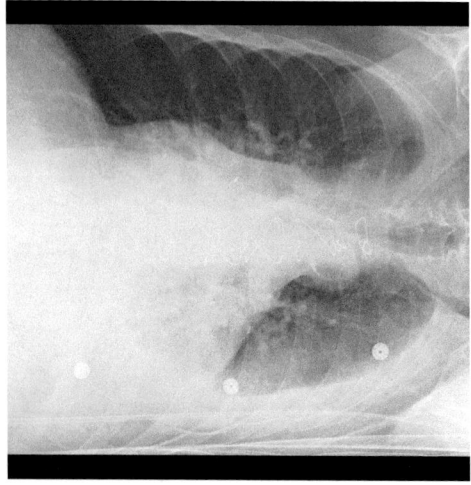

Die Aufnahme in Seitenlage ist die sensitivste Röntgenuntersuchung für den Nachweis von Pleuraflüssigkeit; mit ihr lassen sich bereits 10 ml (Normalwert 5 ml) nachweisen. Die Ergusspunktion lässt sich zumeist gefahrlos durchführen, wenn der Flüssigkeitssaum > 1 cm stark ist

- Thoraxdurchleuchtung zum Nachweis paradoxer Atmung („Pendelluft")
  - Inspiration: Invertiertes Zwerchfell steigt auf
  - Exspiration: Invertiertes Zwerchfell tritt tiefer
- Die Aufnahme in Rückenlage taugt am ehesten zum Ergussnachweis
  - Sensitivität 70%, für zuverlässigen Nachweis mindestens 500 ml erforderlich
  - Generalisierte Dichtezunahme eines Hemithorax, oft kein Meniskus fassbar
  - Apical cap (in Rückenlage ist die Apex der tiefste Punkt)
- Ein interlobärer (fissuraler) Erguss ist ein hilfreicher Hinweis auf einen kleinen Erguss
  - In Lappenspalten kann sich bevorzugt Luft oder Flüssigkeit bei Patienten mit COPD ansammeln
  - Der Pseudotumor der Fissura minor kann mit einer Raumforderung der Lunge verwechselt werden
  - Flüssigkeit in einer inkompletten großen Fissur ist beim Pneumothorax oder Pneumomediastnum eine Fallgrube
    - Flüssigkeit hat einen bogigen Rand, der zum Hilus hin konkav ist
- Sehr rasche Ergusszunahme spricht für Ruptur des Ductus thoracicus, Venenperforation durch zentralvenösen Katheter, Ösophagusruptur, Trauma, Malignom

CT-Befunde
- Keine zuverlässige Unterscheidung zwischen Exsudat und Transsudat
- Pleuraerguss versus Aszites
  - Pleuraerguss peripher, Aszites zentral gelegen
  - Pleuraerguss verlagert Zwerchfellschenkel nach ventral
  - Pleuraerguss dorsal der Pars affixa der Leber sichtbar, dort nie Aszites
  - Grenzfläche Pleuraflüssigkeit mit Leber oder Milz unscharf, Grenzfläche Aszites zu diesen Organen scharf

- Fallgrube: Die Befunde können bei invertiertem Zwerchfell umgekehrt sein
  - Pleuraflüssigkeit zentral, Aszites peripher
  - Pleuraerguss wird nach kaudal zu immer schmaler

Sonographie
- Bei Exsudaten meist Erguss mit Schallreflexen
- Ein echoloser Erguss kann Transsudat oder Exsudat sein (50%)

Empfehlungen
- Sagittale Aufnahme in Seitenlage weist Flüssigkeit ab 10 ml nach
- CT hilft bei der Planung der Ergusspunktion (Pleurozentese)
- CT bei komplexen Krankheiten

Differenzialdiagnose

Zwerchfellhochstand
- Randsinus bleibt spitz, Zwerchfellkuppel wandert nicht nach lateral

Pathologie

Allgemein
- Pleuraerguss ist ein häufiges Zeichen bei kardiopulmonalen Krankheiten oder Reaktion auf Krankheiten mit Sitz direkt neben dem Hemidiaphragma (Pankreas, Leber etc.)
- Ätiologie/Pathogenese
  - Starling-Kräfte (Transsudat) oder Entzündung (Exsudat)
  - Einfaches Exsudat
    - Protein Pleuraflüssigkeit/Protein Serum > 0,5 oder LDH Pleuraflüssigkeit/LDH Serum > 0,6
    - LDH in Pleuraflüssigkeit > 200 IU oder Protein > 3 g/dl
  - Kompliziertes Exsudat
    - pH-Wert < 7,2; LDH > 1000 IU, Glukose < 60 mg/dl
    - Positive Gramfärbung
  - Transsudat häufig durch chronische Herzinsuffizienz, Urämie, Hypalbuminämie (< 1,5 g/dl) oder Myxödem
  - Exsudat häufig durch Infektion, Infarkt, malignes Leiden
  - Chylothorax, milchiges Aussehen (50%), kann auch blutig sein
    - 2000 ml; wolkig trüb, geruchlos und steril
    - Triglyzeride > 100 mg/dl; Chylomikronen vorhanden
    - Ursachen: Trauma oder Operation, malignes Lymphom, Lymphangioleiomyomatose, angeboren, idiopathisch

Makropathologische und intraoperative Befunde
- Normales Volumen der Pleuraflüssigkeit insgesamt 5 ml (2,5 ml pro Hemithorax)
- Normale Pleuraoberfläche 2000 cm^2
- Normalerweise keine Verbindung zwischen rechtem und linkem Pleuraraum

Klinik

Klinisches Bild
- Unspezifische Symptome; falls vorhanden: Husten, Thoraxschmerz, Dyspnoe
- D'Amato-Zeichen
  - Träge, vom Wirbelsäulenbereich zur Herzregion wandernde Verschattung beim Lagewechsel des Patienten vom Sitzen zur Seitenlagerung (durch frei auslaufenden Pleuraerguss

Pleuraerguss

- Asymptomatische Pleuraergüsse häufig durch chronische Herzinsuffizienz, postoperativ, durch malignen Tumor; benigner Erguss bei Asbestose, Urämie und Tuberkulose

Therapie
- Pleurapunktion
  - Blindpunktion sicher bei Flüssigkeit > 1 cm Breite in Seitenlagerung
- Pleuradrainage bei komplizierten Exsudaten oder symptomatischen Ergüssen
- Ruptur des Ductus thoracicus
  - Diät mit mittelkettigen Triglyzeriden (werden ins Pfortadersystem absorbiert)
  - Operative Ligatur des Ductus thoracicus zur dauerhaften Drainage (> 2 Wochen)

Literaturauswahl
Müller NL (1993): Imaging of the pleura. Radiology 186:297–309
Raasch BN et al (1982): Pleural effusion: Explanation of some typical appearances. AJR 139:899–904

Pleuraverbreiterung

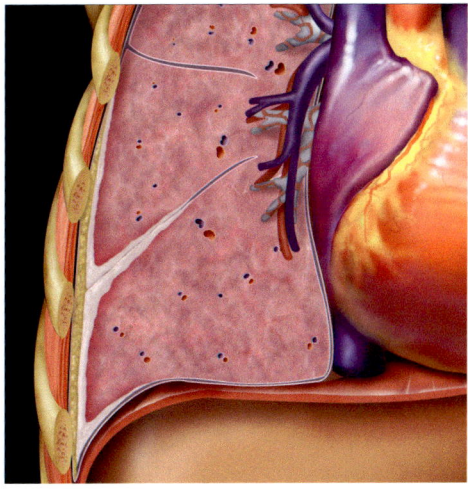

Großflächige glatte Pleuraschwiele bei Asbestexposition. Zur Differenzialdiagnose zählen Mesotheliom, Pleurametastasen und Fibrothorax nach früherer Infektion oder einem Hämatothorax

Grundlagen

- Ein Fibrothorax kann die Folge von Trauma, Pleuraempyem oder Asbestexposition sein
- Ein Fibrothorax kann eine Rundatelektase oder gefangene Luft verursachen
- Das Split-pleura-Zeichen mit Verkalkung kann ein ruhendes Empyem darstellen
- Bei Pleuraverdickungen über präexistenten Höhlen denke man an eine Aspergillose
- Die aggressive Fibromatose führt zu einer lokal invasiven großen Raumforderung der Thoraxwand
- Pleurakuppelschwielen sind ein normales Zeichen des Alterns

Bildgebung

Thoraxröntgenaufnahme

- Diffus verbreiterte Pleura
  - Ausdehnung größer als ein Viertel der Thoraxwand
  - Die Ränder sind im Profil scharf, en face unscharf
  - Kann auch nur in einer einzigen Projektion sichtbar sein (p.-a. oder lateral)
- Fibrothorax
  - Diffus oder herdförmig verbreiterte Pleura
  - Im Verein mit Anomalien der Oberlappen denke man an ein tuberkulöses Empyem
  - Bei Kombination mit beidseitigen Pleuraanomalien denke man an eine asbestgebundene Krankheit
  - Gleichzeitige Frakturen zahlreicher Rippen sprechen für einen traumatischen Hämatothorax
  - Komplikationen
    - Rundatelektase: Periphere Raumforderung neben Pleuraverbreiterung
    - Rindenförmig verbreiterte Pleura fesselt die Lunge und verhindert deren Entfaltung

Pleuraverbreiterung

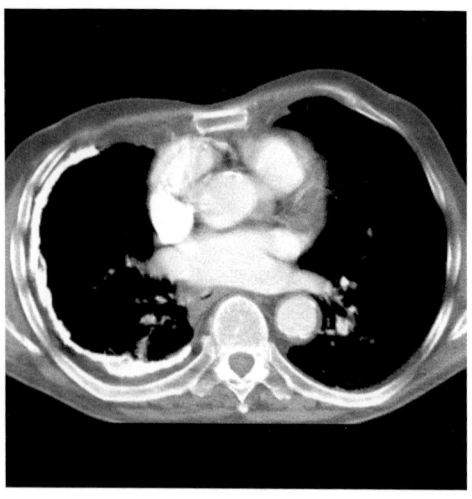

Eine Pleurosis calcarea kann auf einem altem Empyem, einer Einblutung oder Infektion (insbesondere Tuberkulose) beruhen. Der Pleuraprozess bedingt eine Restriktion und mindert das Volumen des betroffenen Hemithorax. Man beachte die Proliferation von extrapleuralem Fett neben der Verkalkung. Dieser Befund bedeutet sowohl langes Bestehen als auch Benignität

- „Schlafendes" tuberkulöses Empyem
  - Linsenförmig
  - Verkalkung sowohl von Pleura parietalis als auch Pleura visceralis
  - Septen zwischen den verkalkten Schichten > 2 cm
  - Benachbarte Rippen sind durch chronische Periostitis oft vergrößert
  - Kann zu einem Empyema necessitatis oder einer bronchopleuralen Fistel führen
- Aspergillussuperinfektion
  - Neue Pleuraverdickungen neben präexistenten Höhlen
  - Das Aspergillom kann im Röntgenbild nicht sichtbar sein
  - Im CT lässt sich ein Aspergillom identifizieren
- Asbestbezogene Pleurakrankheit
  - Stumpfer Randsinus
    - Pleuraplaques sind an dieser Stelle selten
  - Folge eines benignen Pleuraergusses durch Asbest
- Pleurakuppelschwiele
  - Der Rand ist scharf begrenzt, glattrandig oder wellig
  - Meist breiter als 5 mm
  - Ein- oder beidseitig
    - Rechts > links
  - Inzidenz steigt mit dem Alter
- Aggressive Fibromatose
  - Große Raumforderung der Thoraxwand
  - Kann Rippen zerstören

CT-Befunde

- CT zum Nachweis einer Pleuraverbreiterung und -verkalkung sensitiver als die Thoraxröntgenaufnahme
- Untersuchung der Wahl, um eine komplexe Krankheit der Pleura abzuklären

Pleuraverbreiterung

- Extrapleurales Fett hypertrophiert oft durch ein chronisches Pleuraleiden
- Die fehlende Überlagerung ist für den Nachweis gleichzeitiger Parenchymveränderungen ideal
- Die aggressive Fibromatose kann Kontrastmittel aufnehmen
- Bogig in eine Rundatelektase hinein verlaufende Blutgefäße (Kometenschweifzeichen) zeigt die CT besser auf

Differenzialdiagnose

Metastasen oder Mesotheliom
- Zirkuläre Verbreiterung
- Nodulär verbreiterte Pleura
- Pleura parietalis auf > 1 cm verbreitert
- Befall der Pleura mediastinalis

Fibröser Pleuratumor
- Kann den Ort bei Lagewechsel des Patienten ändern

Askin-Tumor
- Junge Erwachsene; oft Infiltration von Rippen oder Thoraxwand

Lipom oder extrapleurales Fett
- Im CT Dichtewerte von Fett

Pathologie

Allgemein
- Der Fibrothorax ist eine unspezifische Heilungsreaktion auf Infektion oder Entzündung
- Ätiologie/Pathogenese
  - Aggressive Fibromatose
    - Ortsgebunden an frühere Verletzung oder Operation
    - Damit gekoppelt: Gardner-Syndrom, Schwangerschaft, Östrogeneinnahme
  - Pleurakuppelschwiele
    - Normaler Alterungsvorgang
    - Kann auf Ischämie beruhen
    - Der normale pulmonalarterielle Druck reicht gerade für eine genügende Durchblutung der Lungenspitzen aus
    - Im Alter von 40 Jahren bei 5%
    - Im Alter von 70 Jahren bei 50%

Makropathologische und intraoperative Befunde
- Die Lungenapex ist normalerweise von einer dickeren Faszie (Sibson-Faszie) überzogen

Mikroskopische Befunde
- Fibrothorax: Unspezifisches Kollagen und Fibrose
- Asbestfasern bei der asbestbezogenen Pleurakrankheit
- Aggressive Fibromatose
  - Gut differenzierte Fibroblasten in einer Kollagenmatrix
  - Keine Zeichen der Malignität

Klinik

Klinisches Bild
- Schlafendes Empyem: Meist asymptomatischer Zufallsbefund in Thoraxaufnahme

Therapie
- Ruhendes Empyem
  - Antituberkulöse Antibiose; operative Resektion erwägen
- Aggressive Fibromatose: Großzügige Resektion, lokales Rezidiv häufig (50%)
- Gefesselte Lunge
  - Langzeitdrainage eines Empyems
  - Operative Dekortikation

Literaturauswahl
Müller NL (1993): Imaging of the pleura. Radiology 186:297–309
Leung AN et al (1990): CT in differential diagnosis of diffuse pleural disease. AJR 154:487–492

Asbestbedingte Pleurakrankheit

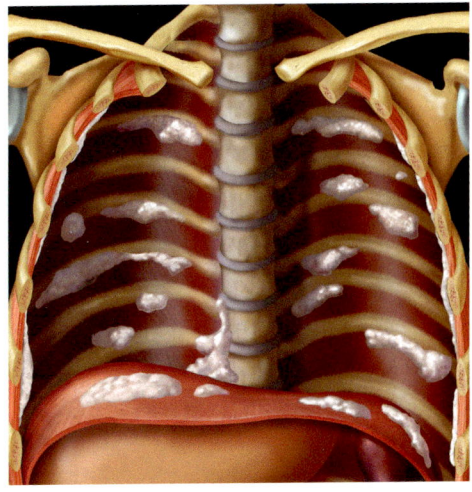

Asbestbedingte Pleuraplaques entstehen primär in der Pleura parietalis und der Pleura diaphragmatica und verschonen Randsinus und mediastinale Pleura. Sie sind weniger als 10 mm stark, verkalken oft und verursachen keine restriktive Lungenkrankheit

Grundlagen
- Der Pleuraerguss ist die früheste Manifestation einer Asbestexposition
- Der Pleuraplaque ist ein Marker früherer Asbestexposition
- Kurze Asbestfasern wandern von der Lunge in die Pleura und werden in Stomata der Pleura parietalis gefangen
- Latenzzeit bis zum Pleuraplaque 20–30 Jahre
- Eine diffus verbreiterte Pleura kann auf einen früheren benignen Pleuraerguss zurückgehen

Bildgebung

Typische Zeichen
- Schlüsselzeichen: Zahlreiche verkalkte Plaques der Pleura diaphragmatica

Thoraxröntgenaufnahme
- Benigner Pleuraerguss
  - Klein bis mäßig groß, ein- oder beidseitig
  - Häufig Rezidive; evtl. spontane Auflösung über 6 Monate Dauer
- Pleuraplaque
  - Ort
    - Dorso- und ventrolaterale Thoraxwand (Schrägaufnahmen stellen diese mit höherer Wahrscheinlichkeit im Profil dar)
    - Zentraler tendinöser Zwerchfellanteil
  - Relativ symmetrische Verteilung
    - Linker Hemithorax ist häufiger als der rechte betroffen
  - 2–15 mm stark
  - Im Profil scharfer Rand und wie eine Spitzkuppe geformt
  - Erstrecken sich nur selten über mehr als 4 Interkostalräume
  - Sparen Lungenapex und Randsinus aus
  - Im Profil linienförmige, en face stechpalmenförmige Verkalkung
  - Sensitivität der Thoraxröntgenaufnahme für Plaques 30%, falsch positiv 40%

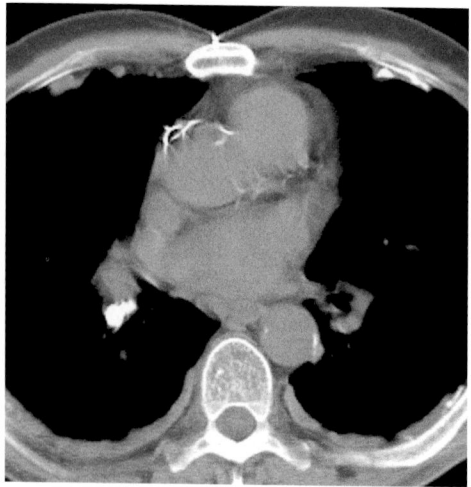

Asbestinduzierte Pleuraplaques. Zahlreiche Pleuraplaques. Die einzelnen Plaques sind geformt wie Tafelberge. Die Verkalkung kann weit ausgedehnt, geradlinig oder punktförmig sein. Typischerweise findet man an der rückseitigen Fläche des Hemithorax und über das Pars tendinea des Zwerchfells mehr Plaques

- Diffus verbreiterte Pleura
  - Vorausgehender benigner Asbesterguss (50%)
  - Bedeckt mehr als ein Viertel der Thoraxwand
  - Kann auch zahlreiche konfluierende Einzelplaques darstellen
  - Betrifft zumeist den Randsinus
  - Ein- oder beidseitig
  - Kann sich zunehmend verschlimmern

CT-Befunde
- CT sensitiver für Pleuraplaques; unterscheidet Plaque von Fett, Muskel oder bloßer Vortäuschung

Empfehlungen
- CT ist sensitiver, um eine fokale Pleuraanomalie abzuklären

Differenzialdiagnose

Subpleurales Fett
- Symmetrisch in mittlerer Thoraxhöhe lateral (4.–8. Rippe)
- Kann auf Lappenspalte übergehen
- Kombiniert mit Fettablagerung andernorts: Perikardfettpolster; Mediastinal- und Thoraxwandverbreiterung
- Keine Verkalkung

Musc. serratus anterior
- Symmetrisch in mittlerer Thoraxwandhöhe
- Zwischen Interkostalräumen
- Dreiecksförmig
- Ränder werden nach kaudal unscharf
- Keine Verkalkung

Rippenfrakturen
- Abnorme Rippenkontur; dorsolateral gelegen

Mesotheliom
- In Kombination mit Pleuraplaques
- Einseitige rindenartige Pleuraverbreiterung führt dazu, dass der Hemithorax schrumpft

Adenokarzinommetastase
- Wellige, einseitig verbreiterte Pleura bei einem Patienten mit bekanntem Malignom

Früherer Hämatothorax
- Einseitig; zahlreiche geheilte Rippenbrüche

Früheres Empyem
- Neben normaler Lunge gelegen; Vernarbung aus früherer Pneumonie

Pathologie

Allgemein
- Pleuraplaques zeigen keine Neigung, zu malignem Tumor zu entarten
- Ätiologie/Pathogenese
  - Kurze Fasern werden von der Lunge in die Pleura transportiert
  - Wandern zu einem Stoma der Pleura parietalis
  - Werden in diesem Stoma gefangen; niedrig aktive Langzeitentzündung

Makropathologische und intraoperative Befunde
- Zellfrei, mit weißen glattrandigen subpleuralen Kollagenansammlungen
- Geographische Form
- Adhäsionen zwischen Pleura visceralis und parietalis fehlen

Mikroskopische Befunde
- Kollagen mit dem Muster eines Flechtkorbs
- Verkalkung bei 85%
- Ausdehnung und Breite korrelieren mit Asbestkörpern

Klinik

Klinisches Bild
- Benigner Pleuraerguss
  - Zwei Drittel asymptomatisch; ein Drittel Fieber, atemabhängiger Schmerz, Dyspnoe
- Pleuraplaque
  - Asymptomatisch; Lungenfunktion ungestört
  - Tritt auch bei Zigarettenrauchern auf
  - Bei Belastung durch Chrysotilasbest
  - 25% der Patienten mit Asbestose haben keine Plaques
  - 90% der Patienten mit Mesotheliom haben keine Plaques
  - Bei Rauchern leicht gesteigertes Risiko des Bronchialkarzinoms
- Diffus verbreiterte Pleura
  - Kurzatmigkeit; Belastungsdyspnoe
  - Restriktive Störung in Lungenfunktionstests

Klinischer Verlauf
- Ein benigner Pleuraerguss ist die erste Asbestmanifestation: 10 Jahre nach Exposition, Latenzperiode kann aber auch Jahrzehnte betragen; Dauer im typischen Fall 6 Monate, eventuell sogar ein Jahrzehnt
- Pleuraplaques haben 20–30 Jahre Latenzzeit

Therapie
- Rauchen einstellen
- An Screening nach Bronchialkarzinom denken

Literaturauswahl

Lynch DA et al (1989): Conventional and high resolution computed tomography in the diagnosis of asbestor-related disease. Radiographics 9:523–551

Herbert A (1986): Pathogenesis of pleurisy, pleural fibrosis, and mesothelial proliferation. Thorax 41:176–189

Pneumothorax

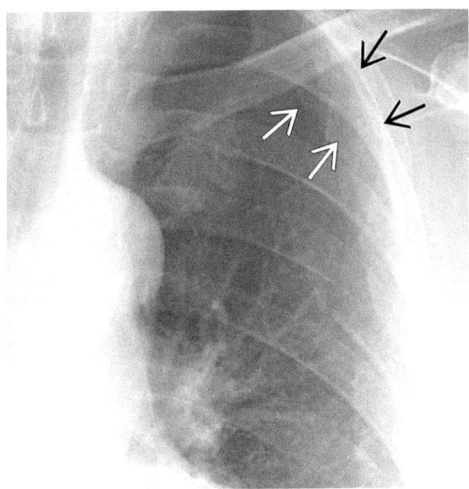

Mäßig großer Pneumothorax bei Fraktur der 5. Rippe links. Die Pleura visceralis (weiße Pfeile) ist papierdünn. Man beachte den Unterschied zwischen der Linie der Pleura visceralis (weiße Pfeile) und der normalen extrapleuralen Linie (schwarze Pfeile)

Grundlagen

- Die Körpergröße ist der größte Risikofaktor des primären (spontanen) Pneumothorax
- Der sekundäre ist an Trauma und diffuse Lungenkrankheiten gekoppelt
- Tägliche Resorptionsmenge aus Pleuraraum: 1,5% des Hemithoraxvolumens
- Die Aufnahme in Rückenlage ist beim Pneumothorax weniger sensitiv als die im Stehen
- Ein gemeinsamer Pleuraraum (rechts + links) ist selten (Büffelthorax)
- Allgemeine klinische Regel: Pneumothoraxvolumen > 25% des Hemithoraxvolumens erfordert Drainage

Bildgebung

Thoraxröntgenaufnahme

- Hohe Sensitivität; Exspirationsaufnahmen nur selten erforderlich
- Die Linie der Pleura visceralis verläuft meist parallel zur Thoraxwand
- Aufnahme in Rückenlage ist weniger sensitiv (70%)
  - Tiefer Sulcus (ventrolateraler Thoraxanteil höchster Bereich in Rückenlage)
  - Relativ hohe Strahlentransparenz eines Hemithorax
  - Mediastinal- oder Herzkontur gegen Pneumothorax schärfer als andernorts
  - Perikardiale Schwielen oder Fettpolster werden besser sichtbar und ähneln einer „Raumforderung"
  - Luft in der Fissura minor
- Spannungspneumothorax
  - Mediastinum zur Gegenseite abgedrängt
  - Zwerchfelltiefstand auf der betroffenen Seite
  - Lungenkollaps
  - Rippenspreizung (größerer Hemithorax)
  - Zumeist großer Pneumothorax
    - Ist die Lunge durch ARDS steif, kann auch ein kleiner Pneumothorax Spannung erzeugen

Pneumothorax

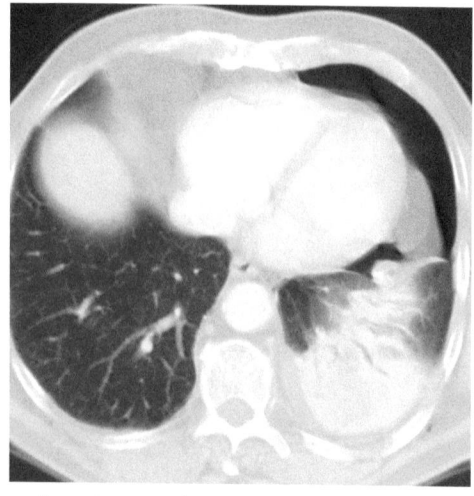

Großer Pneumothorax. Kontusion des Unterlappens. In diesem Beispiel sähe man im Thoraxröntgenbild im Liegen keine viszerale Pleuralinie, da die Lunge bis zur lateralen Thoraxwand reicht

- Subpulmonaler Pneumothorax
  - Ungewöhnlicher Ort; kommt bei COPD vor
- Pneumothorax e vacuo
  - Ansammlung von Luft im Pleuraraum neben einer Lappenatelektase
  - Kann mit wiederbelüftetem Lappen verschwinden
  - Hypothese: Mechanismus wie Vakuumphänomen in einem Gelenk
  - Umgekehrt kann ein großer Pneumothorax durch Abknicken eines Bronchus unter dem Gewicht der Lunge den Oberlappen zum Kollaps bringen; unter Thoraxdrainage entfaltet sich der Oberlappen wieder

CT-Befunde
- CT hinsichtlich freier Luft sensitiver als die Thoraxröntgenaufnahme
- CT hinsichtlich apikaler Bullae sensitiver als die Thoraxröntgenaufnahme

Differenzialdiagnose

Hautfalte, Scapula, Haare, Monitoring, Zugänge/Sonden
- Eher eine Kante als eine Linie, erstreckt sich oft über Thoraxwand hinaus
  - Kante meist breiter, klingt im Gegensatz zur Pleuralinie langsam nach medial aus

Bullae
- Keine Lageänderung der Luft bei Positionswechsel des Patienten
- Keine Pleuralinie sichtbar

Pathologie

Allgemein
- Angeboren
  - Pneumothorax bei Bindegewebskrankheiten: Marfan- oder Ehlers-Danlos-Syndrom, Cutis laxa, Pseudoxanthoma elasticum

- Ätiologie/Pathogenese
  - Die Größe des Patienten ist ein Risikofaktor des spontanen Pneumothorax: Große Lungen unterliegen größerer Schwerkraftbelastung
  - Infolge eines Grundleidens
    - COPD
    - Interstitielle Lungenkrankheit, insbesondere alveoläre Sarkoidose, Lymphangioleiomyomatose und Langerhans-Zellhistiozytose
    - Katamenial (gekoppelt an Menstruationszyklus)
    - Traumatisch
    - Neoplastisch, v. a. Sarkommetastasen
    - Postinfektiöse Pneumatozelen (Pneumozystis carinii oder Staphylococcus aureus)

Makropathologische und intraoperative Befunde
- Bei Patienten mit Spontanpneumothorax findet man häufig subpleurale apikale Blasen oder ein paraseptales Emphysem
- Die Pleuraräume sind beim Menschen in einen rechten und einen linken getrennt
  - Vorübergehende Verbindung direkt nach medianer Sternotomie
  - Langzeitverbindung bei Herz-Lungen-Transplantation
  - Eine einseitige Verletzung führt dann zu einem doppelseitigen Pneumothorax, dem so genannten „Büffelthorax" (der Büffel hat einen gemeinsamen Pleuraraum um beide Lungen)
  - Eine einzige Pleuradrainage entlastet dann „beide" Pleuraräume.

Mikroskopische Befunde
- Freie Luft führt zu Eosinophilie in der Pleuraflüssigkeit

Klinik
Klinisches Bild
- Thoraxschmerz, Dyspnoe; kann aber auch asymptomatisch sein

Therapie
- Im Allgemeinem bei Pneumothoraxvolumen > 25% des Hemithorax Pleuradrainage
  - Größe des Pneumothorax weniger entscheidend als Zustand des Patienten
  - Ein kleiner Pneumothorax ist bei Patienten mit geringer respiratorischer Reserve signifikant (COPD)
  - Ein großer Pneumothorax kann bei einem jungen Patienten mit größerer Atemreserve auch unbedeutend sein
  - Absorption der Luft aus Pleuraraum: 1,5% des Hemithoraxvolumens täglich
    - Schneller bei unterstützender Sauerstoffgabe
  - Reexpansionsödem der Lunge (< 1%)
    - Entwickelt sich binnen Stunden nach Drainageanlage
    - Vorübergehend, löst sich binnen Tagen wieder auf
    - Höhere Wahrscheinlichkeit bei großem chronischen Pneumothorax
  - Ausbleibende Lungenentfaltung kann auf Drainagefehllage, Ruptur von Trachea, Bronchien oder Ösophagus oder gefesselter Lunge bei Pleurametastasen beruhen
- Pleurodese (chemisch) bei rezidivierendem Spontanpneumothorax
- Operative Pleurodese und Bulla-/Apexresektion bei therapieresistentem oder rezidivierendem Pneumothorax

Literaturauswahl
Collins CD et al (1995): Quantification of pneumothorax size on chest radiographs using interpleural distances: Regression analysis based on volume measurements from helical CT. AJR 165:1127–1130
Greene R et al (1977): Pneumothorax. Semin Roentgenol 12:313–325

Malignes Mesotheliom

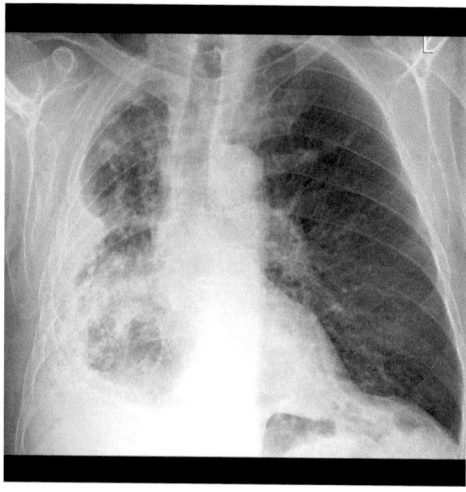

Malignes Mesotheliom. Diffuse gelappte Pleuraverbreiterung im rechten Hemithorax. Die Verbreiterung reicht bis in die kleine Fissur hinein. Der gesamte rechte Hemithorax ist klein, ein charakteristisches Zeichen des malignen Mesothelioms

Grundlagen
- Seltener, mit Asbestexposition verbundener Pleuratumor
- Lange schmale Asbestfasern lösen mit größerer Wahrscheinlichkeit ein Mesotheliom aus
- Der Pleuraerguss ist nahezu zirkulär; kann einzige Manifestation sein
- Diffus knotig verbreiterte Pleura; kleiner Hemithorax
- Schlechte Prognose: Mittlere Überlebenszeit 12 Monate

Bildgebung
Thoraxröntgenaufnahme
- Pleuraerguss (95%), kann einziger Befund sein
- Lobuliert verbreiterte Pleura
- Meist kleiner Hemithorax
  - Manchmal auch durch großen Pleuraerguss vergrößert
- Im Hemithorax der Gegenseite Pleuraplaques

CT-Befunde
- Die chirurgischen Entscheidungen hängen vom Thoraxwand-, Zwerchfell- und Mediastinalbefall ab
  - CT ist für Infiltration sensitiv, aber nicht spezifisch; Operation ist nötig, es sei denn, es wird ein grober Befall nachgewiesen
- Schwerkraftabhängige Verteilung
  - Basal ist der Tumor breiter
- Kontralaterale Pleuraplaques bei 10%
- Lymphknotenbefall nur schwer beurteilbar
- Neigt dazu, sich längs eines Punktionsstich-/Pleuradrainagekanals auszubreiten (20%)
- Bei Lebermetastasen kann eine diffuse Leberverkalkung sichtbar sein

MRT-Befunde
- Koronare Bilder helfen, die transdiaphragmale Ausdehnung zu beurteilen

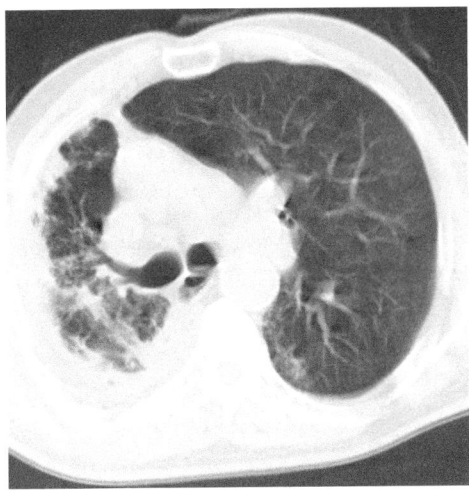

Malignes Mesotheliom. Eine lobulierte Pleuraverbreiterung umgibt und fesselt die rechte Lunge. Plattenatelektasen im rechten Lungenmittel- und -unterfeld

Empfehlungen
• CT, um Wesen und Ausdehnung der Pleurakrankheit zu beurteilen

Differenzialdiagnose

Allgemeine Unterscheidung des benignen vom malignen Mesotheliom
• Eher maligne: Zirkulärer Befall, knotig verbreiterte Pleura; Pleura parietalis > 1 cm breit, Mediastinalbefall

Adenokarzinommetastasen
• Pleuraerguss kann hier auch fehlen (50%)
• Bei Adenokarzinommetastasen seltener verkleinerter Hemithorax
• Eher Befall der Pleura visceralis als der Pleura parietalis

Empyem
• Erfasst nur selten den gesamten Pleuraraum

Thymom
• Raumforderung im vorderen Mediastinum, einzelständige Pleurametastasen

Malignes Lymphom
• Weitere Lymphknoten befallen, meist Folge einer schon bekannten Krankheit

Asbestkrankheit der Pleura
• Benigne Ergüsse; Ausschlussdiagnose

Tuberkulose
• Parenchymveränderungen in den Oberlappen

Hämangioendotheliom
• Selten; ältere Menschen
• Pleuraverbreiterung nicht so ausgedehnt

Pathologie

Allgemein
• Ätiologie/Pathogenese

- Die Asbestfaserinduktion hängt vom Faserformquotient ab (Längen-Breiten-Verhältnis)
  - Je höher der Formquotient, desto höher die Prävalenz des Mesothelioms
  - Krozidolit > Amosit > Chrysotil (letzteres verursacht nur selten Mesotheliom)
- Dosis-Antwort-Beziehung; Latenzperiode ab Exposition 30–45 Jahre
  - Die Exposition kann auch nur kurzfristig sein
- Epidemiologie
  - Seltener Tumor 10/1 000 000 Menschen, typisches Alter 50–70 Jahre
  - Prävalenz hängt von exponierter Population ab
    - 5% der Isolierarbeiter sterben an einem Mesotheliom

Makropathologische und intraoperative Befunde
- Vorwiegend Befall der Pleura parietalis; sehr schnell wird die gesamte Pleura einer Seite erfasst

Mikroskopische Befunde
- Drei histologische Typen
  - Epithelial (50%); beste Prognose
  - Sarkomatös (20%)
  - Biphasisch (beide Zelltypen) (30%)

Stadieneinteilung
- Stadien I–IV
  - I: 20%
    - Ia: Ipsilaterale Pleura parietalis, Pleura visceralis nicht befallen
    - Ib: Ipsilaterale Pleura parietalis und Pleura visceralis
  - II: 50%
    - Befall des Zwerchfellmuskels oder Lungeninfiltration
  - III: 25%
    - Jeglicher Lymphknotenbefall oder Primärtumor mit begrenztem Befall von Thoraxwand, Mediastinalfett oder Perikard
  - IV: < 5%
    - Kontralaterale Lymphknoten befallen; Einbruch des Primärtumors in vitale Mediastinalstrukturen, durch Zwerchfell oder Perikard oder ausgedehnter (nicht resezierbarer Thoraxwandbefall) bzw. Fernmetastasen
- Potenziell resezierbar: Stadien I–III

Klinik
Klinisches Bild
- Thoraxschmerz, Dyspnoe, Fieber und Gewichtsverlust
- Pleuraflüssigkeit
  - Blutig (30%)
  - Verminderter Glukosegehalt
  - Hyaluronsäuregehalt erhöht
- Oft durch Phlebothrombosen komplizierter Verlauf

Therapie
- Extrapleurale Pneumonektomie
- Palliative Strahlen- oder Chemotherapie
- Örtliche Palliativbestrahlung von Stichkanälen der Thoraxwand

Prognose
- Ungünstig; mittlere Überlebenszeit 12 Monate

Literaturauswahl
Patz EF Jr. Et al (1996): The proposed new international TNM staging system for malignant pleural mesothelioma: Application to imaging. AJR 166:323–327
Miller BH et al (1996): From the archives of the AFIP. Malignant pleural mesothelioma: Radiologic-pathologic correlation. Radiographics 16:613–644

Fibröser Pleuratumor

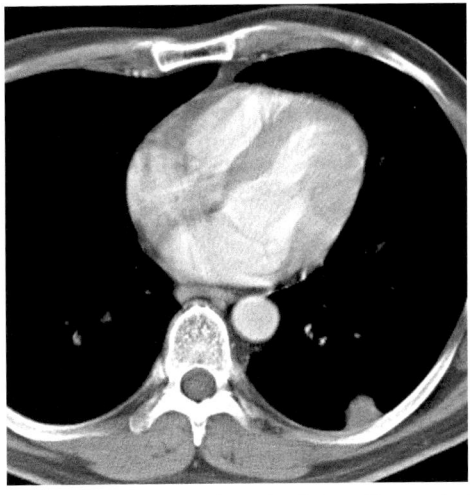

Umschriebener fibröser Pleuratumor. Kleiner breitbasiger Pleura- oder Lungentumor dorsal im linken Hemithorax. Zwar können fibröse Tumoren beweglich sein, doch sind die meisten ortsständig

Grundlagen
- Synonym: Benignes Pleuramesotheliom
- Kein Bezug zu Asbestexposition
- Großer gestielter peripher gelegener Tumor
- Klassische, aber seltene Symptome sind Hypoglykämie und Pierre-Marie-Bamberger-Syndrom
- Maligne Läsionen (20%) gehen mit Verkalkung oder Pleuraerguss einher

Bildgebung
Typische Zeichen
- Schlüsselzeichen: Periphere Raumforderung, die mit der Patientenposition ihre Lage ändert

Thoraxröntgenaufnahme
- Periphere gelappte scharf begrenzte Raumforderung
- Linsenförmig, dabei Längsachse parallel zur Thoraxwand
- Unterschiedlich groß, meist > 7 cm
- Maligne Läsionen (20%) sind mit Verkalkung oder Pleuraerguss vergesellschaftet
- Neigen zum Lokalrezidiv, erfordern Langzeitüberwachung

CT-Befunde
- Der charakteristische kleine Abgangswinkel von Pleuraläsionen fehlt hier
- Verkalkung bei 5% (häufiger bei malignen Läsionen)
- Kein Thoraxwandbefall
- Nimmt Kontrastmittel auf
- Große Tumoren sind wegen Kollagen und zystischer Degeneration inhomogen

MRT-Befunde
- Wegen des Fasergewebeanteils in T1w und T2w hypointens

Fibröser Pleuratumor

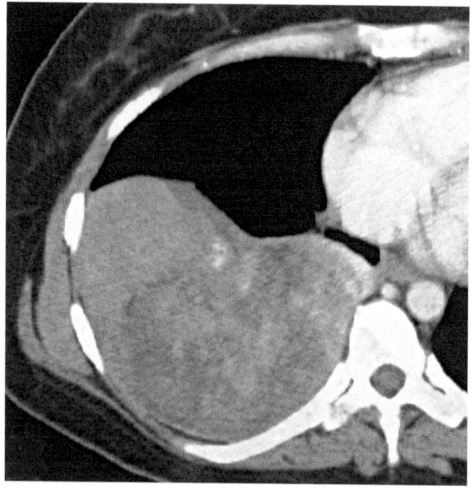

Eine große inhomogene Raumforderung nimmt nahezu die Hälfte des rechten Hemitho-rax ein. Große Läsionen sind eher beweglich oder mit Hypoglykämie und hypertrophi-scher Osteoarthropathie vergesellschaftet als kleinere

Empfehlungen
- CT trägt dazu bei, die Pleuraveränderungen zu charakterisieren

Differenzialdiagnose
Lipom der Pleura
- Dichte von Fett, kann auch gestielt sein und Position ändern
Zwerchfellhernien
- Darminhalt oder mesenteriales Fett; kann Lage ändern
Fibrinkugel
- Kleiner („erbsengroß"); liegt frei im Pleuraraum und kann Lage verändern

Pathologie
Allgemein
- Zwei Drittel Pleura visceralis, ein Drittel Pleura parietalis
- Von Pleura parietalis ausgehende Läsionen sind eher maligne
- Ätiologie/Pathogenese
  - Kein Bezug zu Asbest
- Epidemiologie
  - Kein Geschlecht bevorzugt
  - Alter: 45–60 Jahre

Makropathologische und intraoperative Befunde
- Heterogene Weichteilraumforderung der Pleura
- Zu 50% gestielt, bedeutet dann Gutartigkeit
- 20% sind maligne
  - Können Verkalkungen tragen

Mikroskopische Befunde
- Kein Muster
  - Fibroblasten und Bindegewebe in zufälliger Verteilung

- Hämangioperizytom
  - Unregelmäßig sich verzweigende Kapillaren und Gefäße

Klinik

Klinisches Bild
- 25% sind asymptomatisch
- Husten, Thoraxschmerz, Dyspnoe
- Große Tumoren > 10 cm vergesellschaftet mit
  - Hypertrophischer Osteoarthropathie (Pierre-Marie-Bamberger-Syndrom)
  - Hypoglykämie (5%)

Therapie
- Operative Entfernung
- Benigne Tumoren neigen noch Jahre später zum Rezidiv (15%)
  - Erfordern Langzeitüberwachung

Literaturauswahl

Lee KS et al (1992): CT findings in benign fibrous mesothelioma of the pleura: Pathologic correlation in nine patients. AJR 158:983–986

England DM et al (1989): Localized benign and malignent fibrous tumors of the pleura. A clinicopathologic review of 223 cases. Am J Surg Pathol 13:640–658

Benigne pleurale Raumforderung

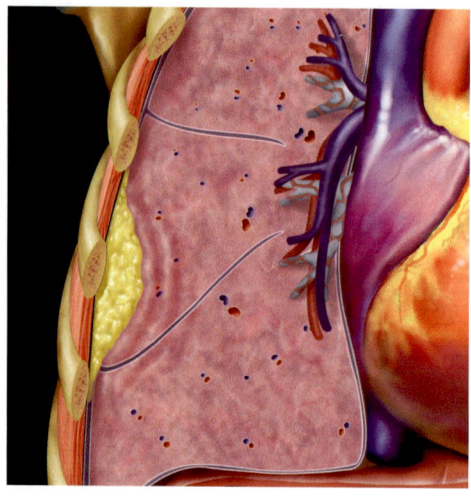

Pleurales oder extrapleurales Fett kann bei Atmung oder Lagewechsel des Patienten die Form ändern. Dichtewerte von Fett in der CT (–30 bis –100 HE) sind diagnostisch beweisend

Grundlagen

- Pleurale Läsionen: Das Röntgenbild ist in je zwei Projektionen ganz unterschiedlich
- Das Lipom ist der häufigste Tumor der Pleura
  - Jede Weichteilkomponente im Tumor (außer bandartig) sollte den Verdacht auf ein Liposarkom lenken
- Fibrinkugeln liegen locker im Pleuraraum (Folge exsudativer Ergüsse)
- Die Splenose ist Folge einer Milz- und Zwerchfellverletzung; zahlreiche linksseitige pleurale Raumforderungen

Bildgebung

Thoraxröntgenaufnahme

- Pleurale Raumforderung
  - Im Profil scharfer Rand
  - En face unscharfer Rand
  - Unterschiedliche Röntgencharakteristika in zueinander senkrechten Projektionen
  - Homogen
  - Zur Lunge hin konvex
  - Stumpfer Übergang zur Thoraxwand
  - Kontrolluntersuchungen können durch jeweils leicht geänderte schräge Projektion unterschiedliche Röntgendarstellung bewirken (anders tangential getroffen)
- Lipom
  - Oval oder linsenförmig
  - Kann langsam wachsen
  - Große Lipome können gestielt sein und sich lagerungsabhängig verändern
  - Kleinere Lipome können ihre Form mit der Atmung ändern (Lipome sind weich)

Benigne pleurale Raumforderung

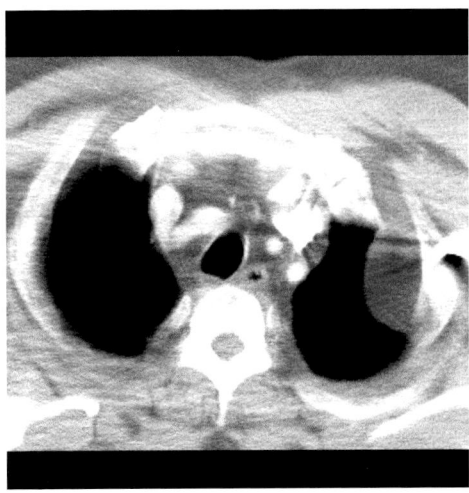

Pleuralipom in der linken Hemithoraxspitze. Das Lipom ist der häufigste benigne Tumor des Pleuraraums. Lipome können oft Weichteilstreifen enthalten; dagegen sind Inseln oder Knötchen aus Weichteilgewebe eher für das Liposarkom charakteristisch

- Fibrinkugel
  - Meist < 1 cm im Durchmesser
  - Dem Zwerchfell benachbart
  - In Folgeuntersuchungen sind Ortswechsel möglich (locker in der Pleura)
- Splenose
  - Linksseitig
  - Kombiniert mit Rippenfrakturen durch stumpfes Thoraxtrauma
  - Meist multipel
  - Meist < 3 cm Durchmesser
  - Scharfer Rand und weiche Kontur

CT-Befunde
- Lipome sind von homogener Fettdichte und frei von fibrösen Strängen
- Fehlende Milz bei Splenose; weitere traumatische Veränderungen

Nuklearmedizinische Befunde
- Tc-Schwefelkolloid wird in einer Splenose aufgenommen

Empfehlungen
- CT ist Untersuchung der Wahl, um die Pleuraläsion zu charakterisieren

Differenzialdiagnose

Liposarkom
- Fett ist nur der kleinere Anteil der Weichteilraumforderung
- Liposarkome können streifige Weichteilanteile besitzen

Fibröser Tumor der Pleura
- Kann mit Hypoglykämie oder hypertrophischer Osteoarthropathie kombiniert sein
- Große Tumoren sind inhomogen, zeigen oft Kontrastmittel-Enhancement

Bewegliche pleurale Raumforderungen
- Lipom

- Fibrinkugel
- Fremdkörper
- Fibröser Tumor der Pleura

Pathologie

Allgemein

- Maligne pleurale Raumforderungen sind häufiger als benigne Tumoren
- Ätiologie/Pathogenese
  - Die Splenose erfordert eine Milz- und Zwerchfellruptur nach Trauma; die Milzfragmente siedeln sich im Pleuraraum an; das Milzgewebe ist funktional aktiv; Splenose nach dieser Verletzung bei bis zu 15%
- Epidemiologie
  - Das Lipom ist der häufigste benigne Pleuratumor

Makropathologische und intraoperative Befunde

- Lipome sind weich und formbar; vorwiegend Fett
- Fibrinkugeln nach exsudativen Ergüssen; bei Autopsie häufig, in Thoraxaufnahme nur selten zu sehen
- Splenose: Normales Milzgewebe

Mikroskopische Befunde

- Keine besonderen Merkmale

Klinik

Klinisches Bild

- Asymptomatisch, Zufallsbefund in Thoraxröntgenaufnahme

Therapie

- Keine; muss aber von ungünstigeren Prozessen unterschieden werden

Literaturauswahl

Müller NL (1993): Imaging of the pleura. Radiology 186:297–309
Normand JP et al (1993): Thoracic splenosis after blunt trauma: Frequency and imaging findings. AJR 161:739–741

Askin-Tumor

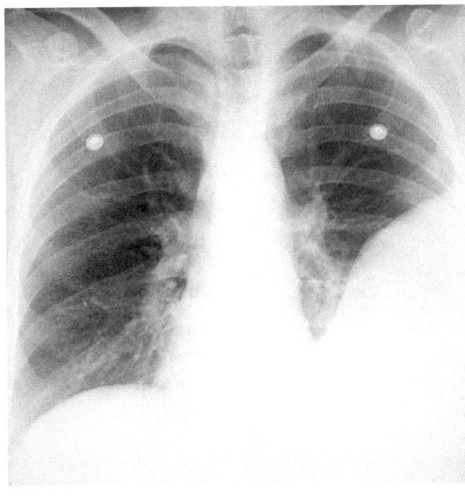

Askin-Tumor. Große periphere Raumforderung bei einem 21 Jahre alten Mann mit Thoraxschmerz. Die Ränder sind scharf und zur Thoraxwand hin stumpf

Grundlagen
- Primitiver neuroektodermaler Tumor (PNET)
- Häufigste pleurale Raumforderung bei jungen Erwachsenen (v. a. Frauen)
- Große einseitige pleurale Raumforderung
- Ausgedehnte Metastasen in Lungen, Skelett und Sympathikuskette
- Schlechte Prognose (mittlere Überlebenszeit 8 Monate)

Bildgebung

Thoraxröntgenaufnahme
- Große einseitige pleurale Raumforderung
- Rippen- und Knochenmetastasen
- Sehr schnelles Wachstum
- Pleuraerguss, der kleiner als der Tumor ist

CT-Befunde
- Inhomogene Raumforderung
- Pleuraerguss bei > 90%
- Lokale Ausdehnung in Thoraxwand, Mediastinum und Lunge ist häufig
- Metastasen in Lunge, Knochen und Mediastinallymphknoten
- Einzigartig sind die Metastasen in die Sympathikuskette

MRT-Befunde
- Heterogene Raumforderung, hyperintens in T1w und T2w
- Nimmt Gadolinium auf

Empfehlungen
- CT hilft, die pleuralen Raumforderungen zu charakterisieren und das Krankheitsausmaß zu beurteilen

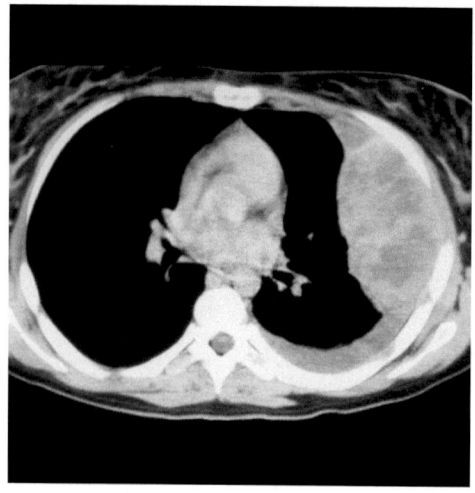

Askin-Tumor; CT. Die peripher gelegene Raumforderung ist inhomogen. Keine Knochen-zerstörung. Kleiner dorsal auslaufender Pleuraerguss

Differenzialdiagnose

Malignes Lymphom
- Das maligne Lymphom der Pleura ist meist ein Sekundärbefall bei schon bekanntem Lymphom
- Meist homogene Raumforderung ohne Rippendestruktion

Ewing-Sarkom
- Epizentrum im Knochen (Rippe), ansonsten ähnliche radiologische Merkmale

Rhabdomyosarkom
- Identische röntgenologische Charakteristika, Epizentrum in der Thoraxwand mit Ausdehnung in die Lunge

Neuroblastom
- Befällt Sympathikusganglien

Pathologie

Allgemein
- Primitiver neuroektodermaler Tumor (PNET)
- Genetik
  - Assoziiert mit einer Translokation auf Chromosom 22
- Ätiologie/Pathogenese
  - Kann nach Strahlentherapie eines M. Hodgkin entstehen

Makropathologische und intraoperative Befunde
- Bei Diagnosestellung meist große grobknotige Tumoren

Mikroskopische Befunde
- Kleine („blaue") Rundzellen, ähnlich denen anderer PNET-Neoplasien
- Histologie ähnlich dem Ewing-Sarkom

Klinik

Klinisches Bild
- Thoraxschmerz
- Am häufigsten pleurale Raumforderung bei jungen Erwachsenen
- Bei Frauen häufiger

Therapie
- Chirurgische Resektion
- Strahlentherapie
- Chemotherapie

Prognose
- Sehr schlecht; mittlere Überlebenszeit 8 Monate

Literaturauswahl

Winer-Muram HT et al (1993): Primitive neuroectodermal tumors of the chest wall (Askin tumors): CT and MR findings. AJR 161:265–268

Askin FB et al (1979): Malignant small cell tumor of the thoracopulmonary region in childhood: A distinctive clinicopathologic entity of uncertain histogenesis. Cancer 43:2438–2451

Pleurametastasen

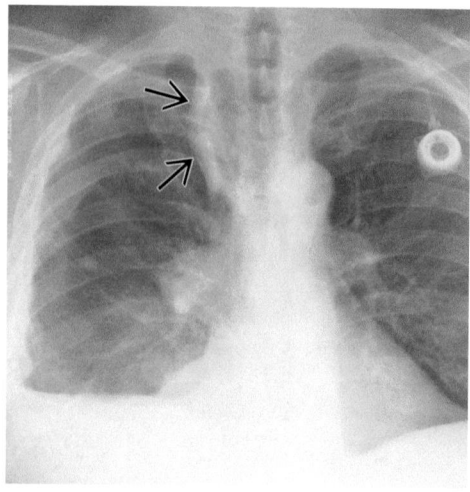

Adenokarzinommetastasen der Pleura. Lobulierte Pleuraverbreiterung im rechten Hemithorax, die bis in die Fissur eines Lobus venae azygos reichen (Pfeile). Kleiner Pleuraerguss. Die häufigste Manifestation von Pleurametastasen ist der Pleuraerguss

Grundlagen
- Die Pleura ist häufiger Metastasensitz, v. a. für Adenokarzinome
- Häufigster Befund ist hierbei der Pleuraerguss
- Sensitivität der Zytologie aus Pleuraflüssigkeit 60%
- Pleurale Raumforderung oder Verbreiterung in Thoraxaufnahmen selten fassbar
- 20% sind asymptomatisch
- Pleurodese bei symptomatischem Erguss

Bildgebung
Typische Zeichen
- Schlüsselzeichen: Ansonsten unerklärlicher Pleuraerguss bei einem Patienten mit malignem Tumor

Thoraxröntgenaufnahme
- Mäßig großer Pleuraerguss
  - Bei Erwachsenen zweithäufigste Ursache eines Pleuraergusses (Nr. 1 ist die chronische Linksherzinsuffizienz)
  - Volumen meist > 500 ml
- Zahlreiche Pleuraraumforderungen; selten
- Diffus verbreiterte Pleura

CT-Befunde
- CT kann beim invasiven Thymom eine Raumforderung im vorderen Mediastinum nachweisen
- Das invasive Thymom kann sich durch Zwerchfelllücken in das Abdomen oder das Retroperitoneum ausbreiten
- Metastasen können unterschiedlich starkes Enhancement zeigen
- CT kann den Befall der mediastinalen Pleura zeigen

Empfehlungen
- CT Verfahren der Wahl, um eine Pleurakrankheit abzuklären

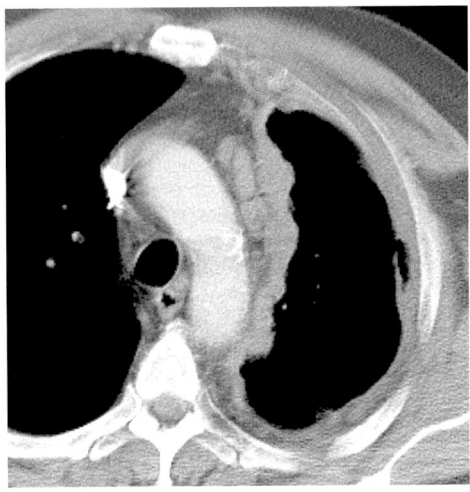

Metastasen eines Nierenzellkarzinoms. Gelappte Pleuraverbreiterung mit Restriktion des linken Hemithorax, nicht von einem Mesotheliom unterscheidbar; allerdings zeigt das maligne Mesotheliom nahezu immer einen Pleuraerguss

- CT hilfreich bei der Biopsieplanung
- Sonographie nützlich zur Planung und örtlichen Steuerung der Thorakozentese

Differenzialdiagnose

Pleuramesotheliom
- Adenokarzinom ist häufiger
- Pleuraerguss bei 95% (bei Metastasen nur 50%)
- 10% haben Pleuraplaques
- Nahezu immer symptomatisch (Metastasen können asymptomatisch sein)

Fibrothorax oder abgekammerter Pleuraerguss
- Spart die Pleura mediastinalis aus
- Pleura ist flächig oder knotig verbreitert
- Wächst in einem Hemithorax nicht zirkulär
- Kann verkalken

Epithelioides Hämangioendotheliom
- Selten; alte Menschen

Pathologie

Allgemein
- Sensitivität der Pleuraflüssigkeit für Metastasen 60%
- Ätiologie/Pathogenese
  - Hämatogene, lymphogene oder direkte Ausbreitung zur Pleura
  - Das Adenokarzinom ist der häufigste Tumor, der in die Pleura metastasiert
    - Bronchialkarzinom 40%
    - Mammakarzinom 20%
    - Malignes Lymphom 10%
    - Tumor unbekannten Ursprungsorgans 10%

Makropathologische und intraoperative Befunde
- Die Pleura besitzt ein großes und ausgedehntes Lymphgefäßsystem
- Metastasen sind oft flache, schmale Plaques und deshalb in Röntgenbildern nicht erkennbar
- Thymom
  - Es gibt keine pathologischen Merkmale, die das invasive Thymom vom benignen Thymom abgrenzen; das Kriterium Invasivität hängt von Bild- oder Operationsbefunden ab
- Malignes Lymphom
  - Meist Folgekrankheit – entweder Rezidiv oder im Verein mit Lymphknotenbefall
  - Verursacht in der Regel keinen Volumenverlust
  - Umwächst eher die Rippen, als dass es diese zerstört

Mikroskopische Befunde
- Die Abgrenzung des Mesothelioms von Adenokarzinommetastasen ist lichtmikroskopisch schwierig und erfordert Spezialfärbungen
- Das (vaskuläre) epithelioide Hämangioendotheliom zeigt Tumorzellnester in einem myxoiden Stroma

Klinik

Klinisches Bild
- Kann asymptomatisch sein (20%)
- Häufigstes Symptom ist die Dyspnoe
- Unspezifisch, schleichend, Thoraxschmerz, Anorexie, Gewichtsverlust, Schwäche

Therapie
- Zielt auf das Grundleiden
  - Pleurodese bei symptomatischem Erguss
    - Am häufigsten wird hierfür Tetrazyklin verwendet

Prognose
- Im Allgemeinen Ausdruck einer fortgeschrittenen unheilbaren Krankheit

Literaturauswahl

Muller NL (1993): Imaging of the pleura. Radiology 186:297–309

Leung AN et al 1990): CT in differential diagnosis of diffuse pleural disease. AJR 154:487–492

PocketRadiologist™
Thorax
Die 100 Top-Diagnosen

LUNGENÜBERBLÄHUNG UND ZYSTEN

Lungenemphysem

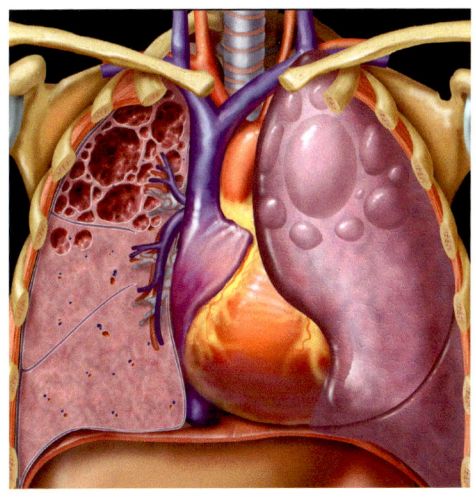

Beidseitiges bullöses Oberlappenemphysem. Apikale Blasen können einreißen und einen Spontanpneumothorax verursachen

Grundlagen
- Häufiges medizinisches Problem mit Bezug zum Rauchen
- Am häufigsten zentroazinäres Emphysem; ferner panlobuläres, paraseptales und unregelmäßiges Emphysem
- Thoraxaufnahme bei leichter Krankheit nicht sensitiv
- Das zentroazinäre Emphysem erfasst vorrangig die Lungenoberfelder
- Das panlobuläre Emphysem bevorzugt die Lungenunterfelder

Bildgebung
Thoraxröntgenaufnahme
- Überblähung
  - Flache Zwerchfellkontur
  - Verbreiterter Retrosternalraum
  - Höhenzunahme der Lunge
  - Kleines und schmales Herz
- Hypodense Parenchymbereiche
  - Inhomogen verteilt
    - Wenige Arterien, vergrößerter Aufzweigungswinkel der verbliebenen Gefäße
  - Bullae
  - „Increased markings"
    - Noch nicht klar verstandener Vorgang; Kombination aus Bronchuswandverdickung oder Überlagerung von emphysematösen Wänden
- Sekundärmanifestationen
  - Pulmonalarterielle Hypertonie
    - Verbreiterte zentrale Pulmonalarterien und periphere Kalibersprünge
- Bei früher Krankheit schlechte Sensitivität, selten falsch positives Ergebnis
  - Das Problem besteht darin, den Verlust normaler Lunge zu erkennen
  - Die normale Lunge im Röntgenbild besteht zu 90% aus Luft, was den Nachweis eines gering steigenden Luftanteils nahezu unmöglich macht

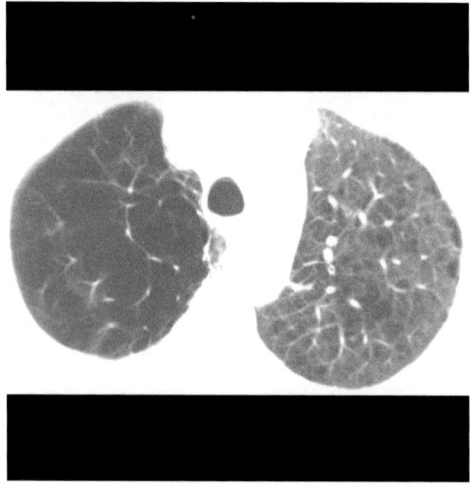

Schweres zentroazinäres Emphysem durch langjähriges Rauchen. Der rechte Oberlappen ist nahezu gänzlich zerstört. Zahlreiche Emphysembullae des linken Oberlappens. Solche Emphysem-„Löcher" haben typischerweise keine sichtbare Wandung. Das Emphysem ist zumeist in den Lungenoberfeldern am stärksten ausgeprägt

- Grobe Korrelation zwischen den Indizes Atemwegsobstruktion und Röntgenbefunde

HRCT-Befunde
- HRCT ist sensitiver als die Thoraxröntgenaufnahme
  - Im frühen Krankheitsverlauf auch falsch negatives Ergebnis möglich
- Die Emphysemblasen haben keine erkennbare Wandung
- Die zentrale Arterie kann umgeben von zerstörter Lunge sichtbar bleiben
- Objektives Messkriterium: Lunge mit einem Dichtewert < –960 HE ist emphysematös verändert

Differenzialdiagnose
Technische Aspekte
- Low-dose-Techniken können falsch negative Ergebnisse erbringen
- Breite Fensterung kann falsch negative Ergebnisse nach sich ziehen

Asthma bronchiale
- Keine Parenchymzerstörung, die Überblähung kann reversibel sein

Konstriktive Bronchiolitis obliterans
- Keine Parenchymzerstörung; Mosaikmuster

Überblähung beim Athleten
- Normale Lunge bei jungen Sportlern

Pathologie
Allgemein
- Abnorm vergrößerte Gasaustauschräume distal des Bronchiolus terminalis, begleitet von destruktiv veränderten Alveolarwänden ohne erkennbare Fibrose
- Ätiologie/Pathogenese
  - Ca. 30% der normalen Lunge müssen zerstört sein, bis sich die Lungenfunktion verschlechtert

- Lungenfunktionstests sind ein Summenwert für Atemwege und Lunge
- Das Emphysem ist meist inhomogen
- Die Lungenfunktion wird zumeist durch die strukturelle Intaktheit der Lungenunterfelder bestimmt
- Die Patienten können anatomisch ein Lungenemphysem haben, ohne dass die Lungenfunktion beeinträchtigt ist
- Das zentroazinäre Emphysem ist stark mit Zigarettenrauchen assoziiert
  - Dosis- und Zeitbeziehung
  - Nahezu alle langjährigen Raucher haben anatomisch ein Emphysem

Makropathologische und intraoperative Befunde
- Zentroazinäres Emphysem
  - Dilatation der Bronchioli respiratorii 2. Ordnung im sekundären Lobulus
  - Befällt vor allem die Lungenoberfelder
  - Vorläufer kann eine Entzündung der Bronchioli respiratorii sein
- Panlobuläres Emphysem
  - Erfasst den gesamten Lobulus
  - Erfasst primär die Lungenunterfelder
  - Sieht man bei senilem Emphysem und α_1-Antitrypsinmangel
- Paraseptales Emphysem
  - Peripherie des sekundären Lobulus
- Unregelmäßiges Emphysem: Bei Narben
- Bullae
  - Emphysem von > 1 cm Durchmesser mit Wandstärke < 1 mm

Klinik
Klinisches Bild
- Dyspnoe, Kurzatmigkeit
- Paraseptales Emphysem stellt Risiko für Spontanpneumothorax dar
- Lungenfunktion (ATS-Kriterien für funktionelles Emphysem)
  - Obstruktion
    - Erhöhtes Total- und Residualvolumen
    - Residualvolumen (RV) > 120% des Vorhersagewerts
    - Verminderte Flussvolumina
    - Tiffeneau-Test: Forciertes Exspirationsvolumen nach 1 sec (FEV_1) < 80% des Vorhersagewerts
  - Verringerte Diffusionskapazität, < 80% des Vorhersagewerts

Therapie
- Rauchen einstellen
  - Lungenfunktion wird weiter abnehmen
- Bronchodilatatoren
- Impfung gegen Pneumokokken
- Unterstützende Ernährungsmaßnahmen und Physiotherapie
- Operative Verkleinerung des Lungenvolumens
  - Wird derzeit noch durch randomisierte Studien untersucht
  - Kandidaten sind Patienten mit inhomogenem Emphysem
- Bullaresektion
  - Wenn die Bullae über 50% eines Hemithorax einnehmen
  - Ansonsten normale Lunge (durch CT nachgewiesen)
- Lungentransplantation für jüngere Patienten

Literaturauswahl
Thurlbeck WM et al (1994): Emphysema: Definition, imaging, and quantification. AJR 163:1017–1025
Stern EJ et al (1994): CT of the lung in patients with pulmonary emphysema: Diagnosis, quantification, and correlation with pathologic and physiologic findings. AJR 162:791–798

Alpha1-(α_1-)Antitrypsinmangel

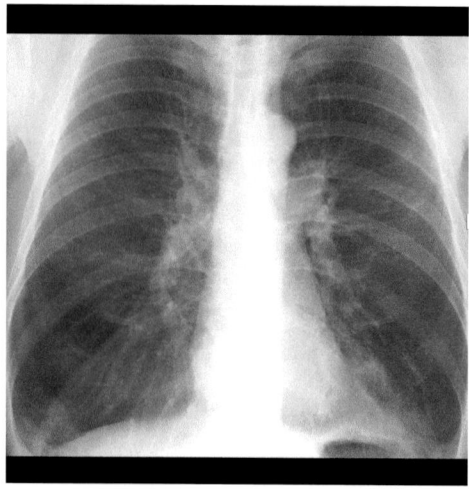

α_1-Antitrypsinmangel. Deutliche Lungenüberblähung. Am betontesten sind die Bereiche verminderter Arterienzeichnung und Hypertransparenz in den Lungenunterlappen; Blutumverteilung in die Lungenoberfelder

Grundlagen

- Panlobuläres Emphysem durch Mangel an α_1-Antitrypsin
- Phänotyp gewöhnlich Pi ZZ: 1 : 2 000
- Leberkrankheit im Säuglingsalter
- Das Emphysem entwickelt sich früh, v. a. bei Rauchern
- Vorwiegend Lungenunterfelder betroffen

Bildgebung

Thoraxröntgenaufnahme

- Indirekte Emphysemzeichen: Überblähung
  - Abgeflachtes Zwerchfell
  - Breiter (hypertransparenter) Retrosternalraum
  - Lungen vertikal vergrößert
  - Schmale Herzsilhouette
- Direkte Zeichen: Emphysem
  - Befällt vor allem die Lungenbasen
  - Geringe pulmonalarterielle Zeichnung und Hypertransparenz
  - Bullae
  - „Increased markings"
    - Bislang noch nicht recht verstandene Kombination aus Bronchuswandverbreiterung oder Überlagerung mit emphysematösen Bullawänden
- Sekundärmanifestationen
  - Pulmonalarterielle Hypertonie
    - Verbreiterte zentrale Pulmonalarterien
    - Periphere Kalibersprünge („pruning": beschnittener Baum)

CT-/HRCT-Befunde

- Nicht so leicht nachweisbar wie das zentroazinäre Emphysem
- CT sensitiver als die Thoraxröntgenaufnahme

Alpha1-(α_1-)Antitrypsinmangel

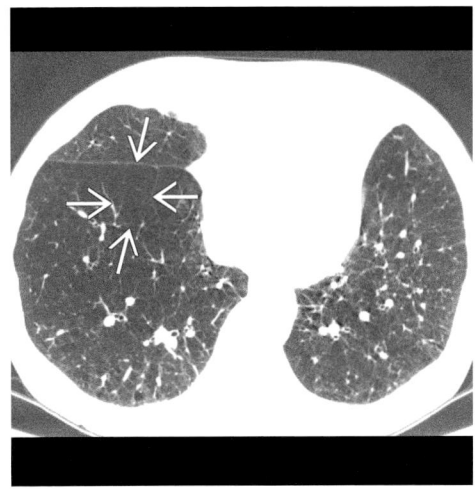

HRCT der Lungenbasis: Mosaikperfusion. Milchglasartige Verschattungen stellen normale Lunge dar. Überblähte Lobuli (Pfeile) sind nahezu strukturlos, darin sichtbar sind die wegen des panlobulären Emphysems nur winzigen Arterien. Das Emphysem ist inhomogen und zerstört die Lunge nicht einförmig.

- CT nicht sensitiv bei leichter Krankheit
- Ausgedehnte hypodense Lungenareale
- Kaliberschwache Pulmonalgefäße
- Abnorme Lungenanteile gehen unmerklich in normale über; so fehlt der direkte Kontrast mit gesunder Lunge
- Bullae sind häufig
- Verbreiterte Bronchialwände und Bronchiektasen (40%)

Empfehlungen
- HRCT ist sensitiver als die Thoraxröntgenaufnahme

Differenzialdiagnose

Lymphangioleiomyomatose
- Nur Frauen; dünnwandige Zysten
- Chylöser Pleuraerguss

Langerhans-Zellhistiozytose
- Vorwiegend Lungenoberfelder
- Mikronoduli in Kombination mit bizarr geformten Zysten

Neurofibromatose
- Bullae in den Oberlappen
- Basale interstitielle Lungenkrankheit
- Neurofibrome; Raumforderungen des hinteren Mediastinums

Pathologie

Allgemein
- Panlobuläres Emphysem
- Genetik
  - α_1-Antiprotease blockt proteolytische Enzyme
  - Kodiert durch einzelnes Gen auf Chromosom 14

- Einzel-Level wird durch Einzelallel, das von beiden Elternteilen abgeleitet ist, bestimmt
  - Normaler Phänotyp (Pi MM)
  - Pi MZ haben 60% des normalen Blutspiegels und keine Emphysemneigung
  - Pi ZZ haben 15% des normalen Spiegels, als Schutz vor Emphysem sind aber 35% nötig
  - Z-Variante: Einfacher Austausch von Lysin gegen Glutaminsäure im M-Protein
- Ätiologie/Pathogenese
  - Elastase-Antielastase-Hypothese
    - Natürliche Elastasen aus Neutrophilen und Makrophagen werden normalerweise durch Antiproteasen neutralisiert
    - Ein Ungleichgewicht verursacht Lungenemphysem
    - Tiermodell: Instillation von Papain („Fleischweichmacher") induziert ein Lungenemphysem
- Epidemiologie
  - Kaukasier
  - So häufig wie die zystische Fibrose, Pi ZZ 1 : 2 000

Makropathologische und intraoperative Befunde
- Das Lungenemphysem betrifft vorwiegend die Lungenunterfelder

Mikroskopische Befunde
- Panlobulär: Erfasst einförmig den gesamten sekundären Lobulus; kaum oder keine Fibrose

Klinik

Klinisches Bild
- Beschwerden und klinische Symptome stellen sich selten vor dem 55. Lebensjahr ein
- Raucher entwickeln im Alter von 40 Jahren eine Dyspnoe, Nichtraucher dagegen erst ab 55 Jahren
- Leberkrankheit
  - Im Säuglingsalter bei homozygoter Form
  - Hepatosplenomegalie, kann zu Leberzirrhose führen
  - Das Leberzellkarzinom ist die zweithäufigste Todesursache

Therapie
- Rauchen einstellen
- Supportiv mit i.v. α_1-Proteasehemmer
- In Zukunft Gentherapie

Prognose
- Die Lebenserwartung ist selbst bei Nichtrauchern verringert

Literaturauswahl

Spouge D et al (1993): Panacinar emphysema: CT and pathologic findings. J Comput Assist Tomogr 17:710–713

Guest PJ et al (1992): High resolution computed tomography (HRCT) in empyhsema associated with alpha-1-antitrypsin deficiency. Clin Radiol 45:260–266

Lymphangioleiomyomatose (LAM)

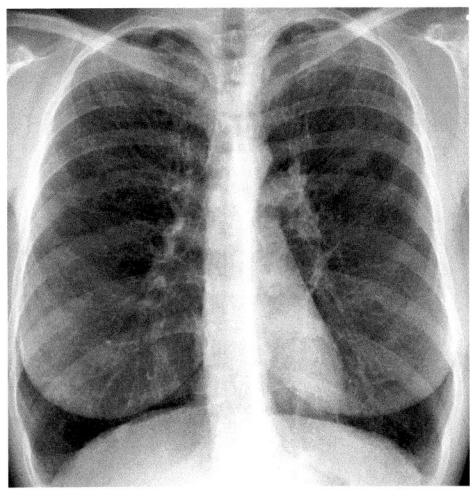

LAM. Die Lungen dieser jungen Frau sind deutlich überbläht. Darin eingestreute grobe interstitielle Zeichnungsvermehrung aller Lungenabschnitte. Die Kombination aus interstitieller Mehrzeichnung und Überblähung sollte an eine LAM denken lassen

Grundlagen
- Frauen im gebärfähigen Alter
- Thoraxaufnahme: Paradoxe retikuläre interstitielle Zeichnungsvermehrung bei *vergrößertem* Lungenvolumen
- CT: Zahlreiche dünnwandige Zysten, dazwischen normale Lunge
- Oft Erstvorstellung wegen Spontanpneumothorax
- Die meisten Patientinnen entwickeln mitunter einen chylösen Pleura- oder Perikarderguss
- Begleitbefunde: Mediastinale und retroperitoneale Lymphadenopathie
- Angioleiomyolipom der Nieren (15%)

Bildgebung

Typische Zeichen
- Schlüsselzeichen: Grob verdicktes Interstitium mit überblähten Lungen

Thoraxröntgenaufnahme
- Retikuläre interstitielle Zeichnungsvermehrung in überblähten Lungen
- Normales oder vermehrtes Lungenvolumen
  - Paradoxe Beobachtung, da eine interstitielle Lungenkrankheit restriktiv wirkt und das Lungenvolumen verringert
- Kleine bis mäßig große Pleuraergüsse
- Spontanpneumothorax (40%)

CT-/HRCT-Befunde
- Die retikuläre Zeichnungsvermehrung im Thoraxröntgenbild stellt die Überlagerung vieler Zysten dar
- Einheitlich große dünnwandige Zysten; nehmen im Krankheitsverlauf an Größe und Zahl zu
- Mitunter ersetzen die Zysten das Lungengewebe vollständig
- Diffus verteilt, keinerlei Vorliebe für eine Lungenregion

Lymphangioleiomyomatose (LAM)

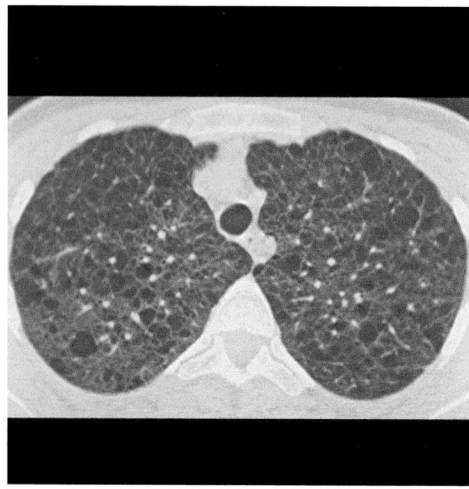

HRCT. Zahlreiche dünnwandige Zysten sind einförmig über die Lungen verstreut. Zwischen diesen Zysten ist die Lunge hingegen normal. Diagnose: LAM

- Zwischen den Zysten normales Lungengewebe
- CT kann die Zysten auch bei normaler Thoraxaufnahme und Lungenfunktion nachweisen
- Pleura- oder Perikarderguss (zu 60% chylös)
- Mediastinal oder retroperitoneal vergrößerte Lymphknoten
- Angioleiomyolipom der Niere (15%)
- Eingestreute Milchglasverschattungen, CT hierfür sensitiver als Thoraxröntgenaufnahme

Empfehlungen
- HRCT erbringt diagnostische Befunde; sensitiver als die Thoraxröntgenaufnahme

Differenzialdiagnose

Langerhans-Zellhistiozytose
- Junge Raucher, zentrolobuläre Mikronoduli, bizarr geformte Zysten
- Kein Pleuraerguss

Lungenemphysem
- Ältere Menschen; die Höhlen haben keine definierbare Wandung
- Kein Pleuraerguss

Neurofibromatose
- Hohlräume v. a. in den Oberfeldern; basale interstitielle Lungenkrankheit

Pathologie

Allgemeines
- Hamartomatöse Proliferation glatter, um Lymphgefäße, Atemwege und Blutgefäße herum angeordneter Muskelzellen
- Genetik
  - Identische pathologische Veränderungen findet man bei 1–2% der Patienten mit tuberöser Sklerose (nur Frauen)
  - Nicht-familiär (allerdings ist die tuberöse Sklerose autosomal-dominant)

- Ätiologie/Pathogenese
  - Die Prädilektion prämenopausaler Frauen lässt an eine Rolle der Östrogene in der Pathogenese denken
- Epidemiologie
  - Frauen im gebärfähigen Alter

Makropathologische und intraoperative Befunde

- Die Zysten sind einförmig über die gesamte Lunge verteilt
- Chylöser Erguss
- Vergrößerung von Ductus thoracicus und Lymphgefäßen mit hamartomatöser Proliferation glatter Muskulatur

Mikroskopische Befunde

- Normales Gewebe erscheint desorganisiert; keine besonderen Merkmale

Klinik

Klinisches Bild

- Symptome bei Vorstellung: Dyspnoe und Pneumothorax
- Hämoptysen bei 30%
- Lungenfunktionsprüfung
  - Obstruktion mit Überblähung
  - Verringerte Kohlenmonoxiddiffusion in der Lunge

Therapie

- Von Flugreisen abraten
  - Gesteigertes Risiko eines Pneumothorax
- Schwangerschaftsberatung
  - Eine Schwangerschaft kann die Krankheit verschlimmern
- Oophorektomie und Progesteronsubstitution
  - Unterschiedlicher Erfolg
- Lungentransplantation
  - Die Krankheit kann in einer Transplantatlunge erneut auftreten
- Pleurodese wegen Pleuraergüssen oder Pneumothorax kann Lungenfunktion verschlechtern

Prognose

- 50%-Überlebensrate 5 Jahre
  - Tod durch respiratorische Insuffizienz, manchmal Nierenversagen

Literaturauswahl
Sullivan EJ (1998): Lymphangioleiomyomatosis: A review. Chest 114:1689–1703
Muller NL et al (1990): Pulmonary lymphangiomyomatosis: Correlation with radiographic and functional findings. Radiology 175:335–339

Laryngotracheale Papillomatose

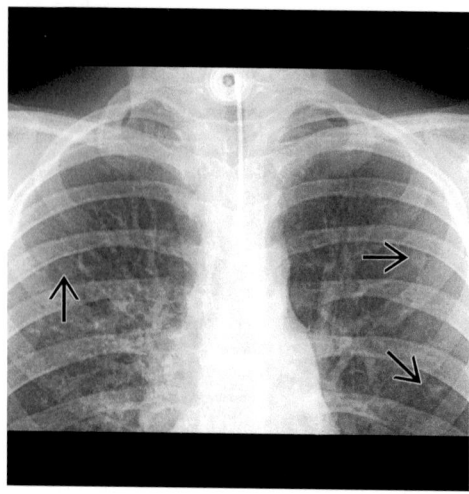

Kind mit laryngotrachealer Papillomatose. Zahlreiche unscharf begrenzte Lungenknöt-
chen (Pfeile). Tracheotomie wegen eines Plattenepithelkarzinoms des Kehlkopfs

Grundlagen

- Kehlkopfinfektion durch humanes Papillomavirus, meist selbstbegrenzende Infektion
- < 1% Aussaat in die Lungen
- Zahlreiche solide oder zystische Lungenknötchen
- Die Knötchen wachsen sehr langsam
- Vorwiegend dorsale Verteilung im CT (Schwerkraftaussaat)
- Risiko, dass sich ein Plattenepithelkarzinom entwickelt: 2%

Bildgebung

Thoraxröntgenaufnahme

- Zahlreiche solide oder einschmelzende Knötchen
  - Mit Knötchenwachstum steigt die Wahrscheinlichkeit der Einschmelzung
- Breit- oder schmalwandig
- Langsames Wachstum (Jahre)
- Luft-Flüssigkeits-Spiegel weisen auf Superinfektion hin
- Atelektasen sind erstaunlich selten
- Trachealwand verbreitert oder knotig verändert

CT-Befunde

- Dorsal verteilt; kann auf Schwerkraft abhängige Aussaat in die Lunge hindeuten
- CT hilft Trachea und Atemwege hinsichtlich Papillomen zu beurteilen
- CT hilft Veränderungen in Knötchen bei Bronchialkarzinom zu beurteilen
- Die Knötchen stehen mit den benachbarten Atemwegen in Verbindung

Differenzialdiagnose

Metastasen

- Unterschiedlich groß, scharf begrenzt
- Einschmelzungen sieht man zumeist bei Plattenepithelkarzinomen oder Sarkomen

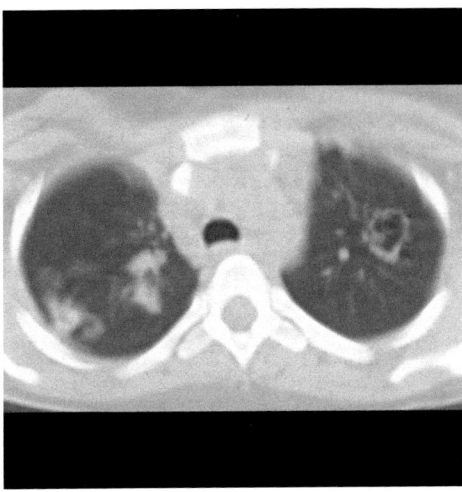

Laryngotracheale Papillomatose. Solide und auch einschmelzende Knötchen. Im typischen Fall sind die Knötchen in den dorsalen Lungenanteilen zahlreicher

Wegener-Granulomatose
- Subglottische Stenose
- Nasennebenhöhlen- oder Nierenbefall

Pneumatozelen
- Nur vorübergehend; folgen meist einer bekannten Schädigung (Trauma, Infektion, Kohlenwasserstoffingestion)
- Trachea ist normal

Lymphangioleiomyomatose
- Frauen: Zysten rein zufällig verteilt
- Chylöser Pleuraerguss
- Trachea normal

Langerhans-Zellhistiozytose
- Knötchen und/oder Zysten; vorwiegend in den Lungenoberfeldern
- Trachea ist normal

Lungenemphysem
- Die Hohlräume haben keine Wandung
- Ältere Menschen; Zigarettenraucher
- Trachea normal

Sjögren-Syndrom
- Anamnestisch Sikkasyndrom
- Ein Drittel hat dünnwandige Zysten
- Trachea normal

Pathologie

Allgemein
- Ätiologie/Pathogenese
  - Kehlkopfinfektion durch humanes Papillomavirus, meist selbstbegrenzend
  - < 1% streuen in die Lunge

- Ausbreitung über die Atemwege
  - Die operative Therapie von Larynxpapillomen steigert das Risiko der Aussaat
- Eine Aussaat in die Lungen sieht man meist bei Kindern oder jungen Erwachsenen

Makropathologische und intraoperative Befunde
- Sessile oder papilläre Läsionen mit einem Kern aus Gefäßen, der von Plattenepithel überzogen ist

Mikroskopische Befunde
- Lungen- und Kehlkopfläsionen setzen sich aus Plattenepithel zusammen; Einschmelzungen sind von Plattenepithel ausgekleidet

Klinik

Klinisches Bild
- Symptome: Dyspnoe, Hämoptysen und poststenotische Pneumonie hängen von Größe, Ort und Lage der Papillome ab

Klinischer Verlauf
- Die Lungenknötchen wachsen sehr langsam, meist in Dekaden zu bemessen
- 2% entarten zum Plattenepitelkarzinom
  - Jegliche Größenänderung eines Knötchens sollte man als Malignom abklären

Therapie
- Meist selbstbegrenzende Infektion
- Laserabtragung von Kehlkopf- oder Atemwegsläsionen

Prognose
- Disseminierte Krankheit: Tod durch respiratorische Insuffizienz
- Sekundäres Bronchialkarzinom

Literaturauswahl
Kawanami T et al (1985): Juvenile laryngeal papillomatosis with pulmonary parenchymal spread. Case report and review of the literature. Pediatr Radiol 15:102–104
Kramer SS et al (1985): Pulmonary manifestations of juvenile laryngotracheal papillomatosis. AJR 144: 687–694

PocketRadiologist™
Thorax
Die 100 Top-Diagnosen

HERZ UND PERIKARD

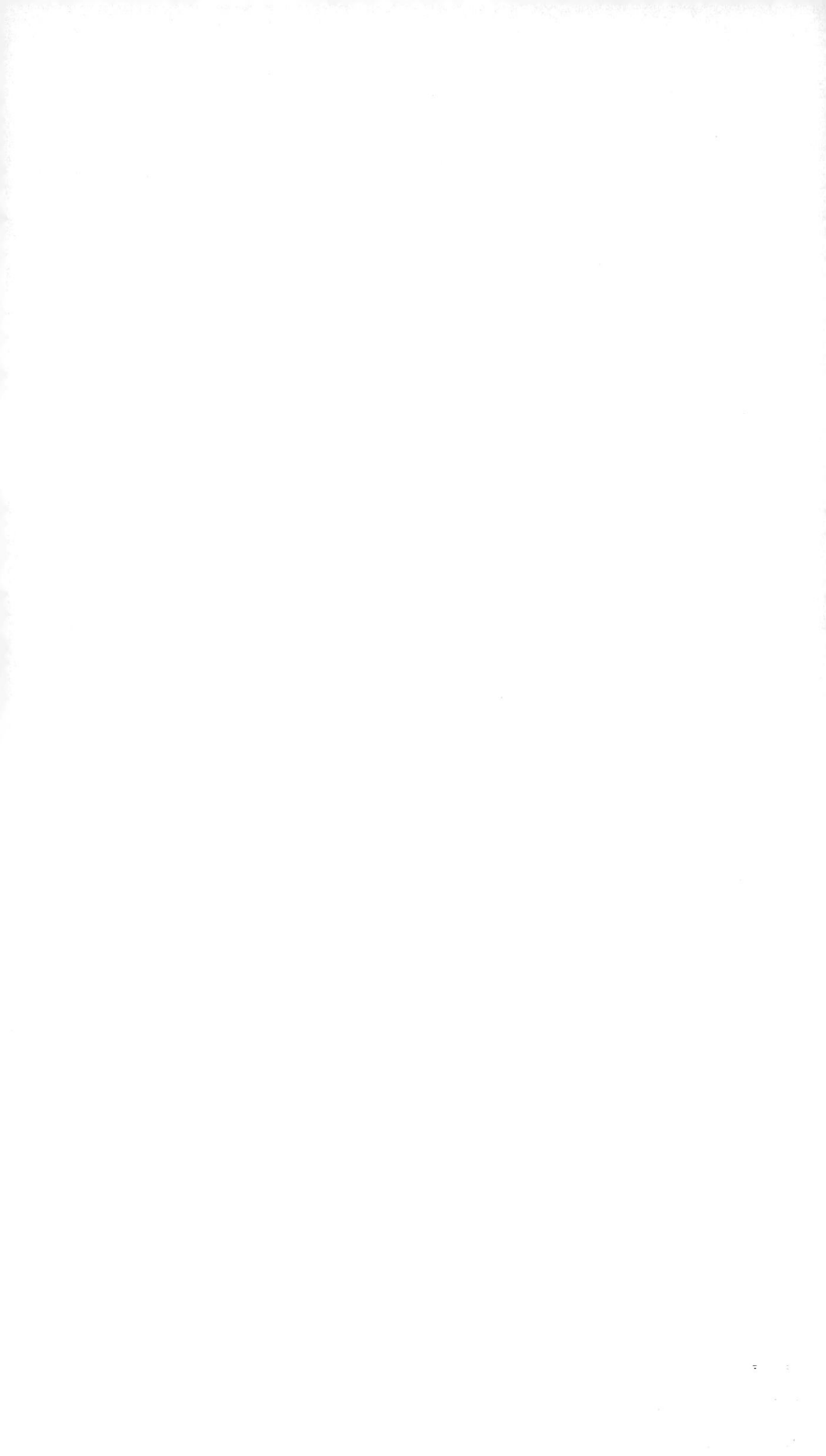

Herzgröße und Herzkontur

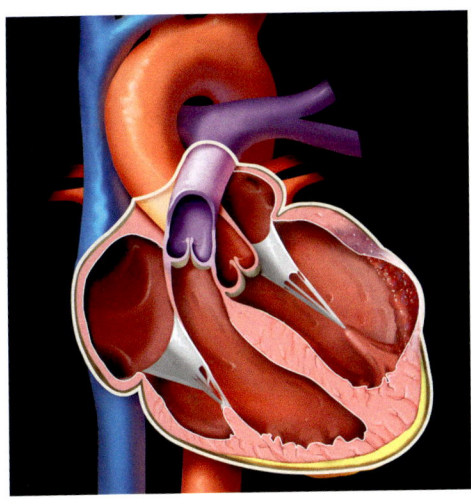

Linksventrikuläres Aneurysma. Die Ausdünnung der ventrolateralen Wand der linken Herzkammer ist meist das Ergebnis eines länger zurückliegenden Herzinfarkts. Die umschriebene Konvexität zeigt oft dystrophe Verkalkungen und Akinesie. Aneurysmen können sich klinisch als Stauungsinsuffizienz, Arrhythmien oder Embolien im großen Kreislauf manifestieren

Grundlagen
- Die subjektive Größenabschätzung ist genauer als objektive Indizes
- Ein normal großes Herz schließt eine Herzkrankheit nicht aus
- Selbst eine doppelte Myokardbreite muss die Herzkontur nicht vergrößern
- CT und MRT sind hervorragende Verfahren, die einzelnen Herzhöhlen, Wandstärken und Volumina zu beurteilen

Bildgebung
Thoraxröntgenaufnahme
- Die subjektiv bestimmte Herzgröße ist genauer als jede objektive Messung
  - Sensitivität 50% verglichen mit angiographisch bestimmtem Volumen der linken Herzkammer
  - Normaler Herz-Thorax-Quotient (Groedel-Quotient) < 0,45
- Herzgröße wird bestimmt durch
  - Kammervolumen
    - Durchmesserdifferenz zwischen Systole und Diastole im Röntgenbild
    - 50% < 0,3 cm
    - 95% < 1 cm
    - 5% 1–1,7 cm
  - Myokardstärke
    - Trägt wenig zur Gesamtgröße bei; verdoppelt sich die Wandstärke zwischen Systole und Diastole liegt dies immer noch im Rahmen des Normalen
    - 80% der röntgenologischen Herzgröße werden durch die Herzhöhlenvolumina bestimmt
  - Perikardvolumen
    - Normale Flüssigkeitsmenge 25–50 ml

Herzgröße und Herzkontur

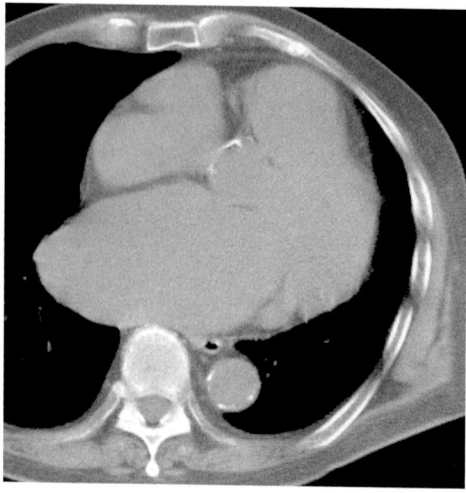

Bei Regurgitation vergrößerter linker Herzvorhof. Das linke Atrium ist verglichen mit den anderen Herzhöhlen deutlich vergrößert. Bei Regurgitation sind die Herzhöhlen größer als bei einer Stenose

- Kardiomegalie
  - Zustände mit Volumenüberlastung führen zu größeren Herzabmessungen als Zustände mit Drucküberlastung
  - Die Herzgröße wird durch Regurgitation stärker gesteigert als durch Stenose
- Vergrößerter linker Vorhof
  - Dichte rechtsseitig retrokardial gegenüber Norm verdoppelt
  - Vergrößertes linkes Herzohr (Zeichen des dritten Moguln)
  - Aufgespreitete Carina
  - Eine schräg verlaufende Linie zwischen dem Rand der verstärkten Dichte bis zur Mitte des linken Hauptbronchus sollte normalerweise kürzer als 7 cm sein
  - Seitliche Aufnahme: Der linke Oberlappenbronchus wird nach dorsal abgedrängt
- Vergrößerter linker Ventrikel: Herzspitze nach unten und außen verlagert
- Vergrößerter rechter Ventrikel: Herzspitze nach oben und lateral verlagert (Stiefelform)
  - Seitliche Aufnahme: Breiter Kontakt mit Sternumrückfläche; kleiner Retrosternalraum
- Vergrößerter rechter Vorhof
  - Rechter Herzrand sieht aus wie Eiskrem
- Kleines Herz
  - Vorgetäuscht: Bei überstarker Inspiration klein erscheinend durch weiten Thorax und elongiertes Perikard, das dem abgeflachten Zwerchfell anhaftet
- Echte Mikrokardie
  - M. Addison
  - Hungersnot (bekannt aus Konzentrationslagern) (das Myokard ist der letzte Muskel, der als Nährstoffquelle herangezogen wird)
  - Spannungspneumothorax

- Umschriebene Vorwölbung
  - Perikarddefekte
    - Auffallende luftgefüllte Grube zwischen Aorta und Truncus pulmonalis
    - Luft zwischen Herz und Zwerchfell
    - Das Herz ist nach links verlagert
  - Echtes Aneurysma: Typischer Sitz in ventrolateraler Wand oder Herzspitze
  - Falsches Aneurysma: Typischer Sitz dorsolateral oder in diaphragmaler Wand

CT-Befunde
- CT genauere und sensitivere Methode, um die Herzgröße zu charakterisieren und zu quantifizieren

MRT-Befunde
- MRT genaueste Methode, um Volumen, Auswurfvolumen, Ejektionsfraktion und Regurgitationsvolumina zu bestimmen

Differenzialdiagnose

Vorgetäuschte Kardiomegalie
- Vollständige Exspiration: Zwerchfellhochstand mindert Thoraxbreite (in Messhöhe)
- Rückenlage: Kurzer Film-Fokus-Abstand in a.-p. Aufnahme und schlechte Inspiration

Perikarderguss
- Verbreiterter epikardialer Streifen
- Bocksbeutelflaschenform des Herzens

Mediastinale Lipomatose
- Im CT diffus verteiltes Fett

Thymuslipom
- Thymustumor aus Fett und Weichteilgewebe, der sich dem Herz anlegt

Pathologie

Allgemein
- Normalwerte des linken Ventrikels
  - Normales enddiastolisches Volumen 70 ± 20 ml/m^2 Körperoberfläche (KOF)
  - Normales endsystolisches Volumen 25 ± 10 ml/m^2 KOF (Ejektionsfraktion 0,67)
  - Normale Wandstärke 11 ± 2 mm
  - Ventrikelinnendurchmesser
    - Systole 33,6 ± 3,8 mm
    - Diastole 46,4 ± 5,5 mm
- Maximalvolumen des rechten Vorhofs 77 ± 11 ml/m^2 KOF
- Maximalvolumen des linken Vorhofs 55 ± 5 ml/m^2 KOF
- Normalmaße des rechten Ventrikels
  - Normales enddiastolische Volumen 70 ± 15 ml/m^2 KOF
  - Normales endsystolisches Volumen 40 ± 10 ml/m^2 KOF
  - Normale Wandstärke < 3 mm

Klinik

Klinisches Bild

- Herzkrankheit mit normaler Herzgröße
  - Aortenstenose: Dilatation erst bei Linksherzinsuffizienz und kritischer Stenose
    - Dilatierte Aorta ascendens (poststenotische Dilatation)
  - Systemische arterielle Hypertonie
  - Mitralstenose
  - Akuter Myokardinfarkt
  - Hypertrophische Kardiomyopathie
  - Restriktive Kardiomyopathie
  - Pericarditis constrictiva

Literaturauswahl

Rose CP et al (1982): The limited utility of the chest film in the assessment of left ventricular structure and function. Invest Radiol 17:139–144

Edwards WD et al (1982): Standardized nomenclature and anatomic basis for regional tomographic analysis of the heart. Mayo Clin Proc 56:479–497

Herzverkalkung

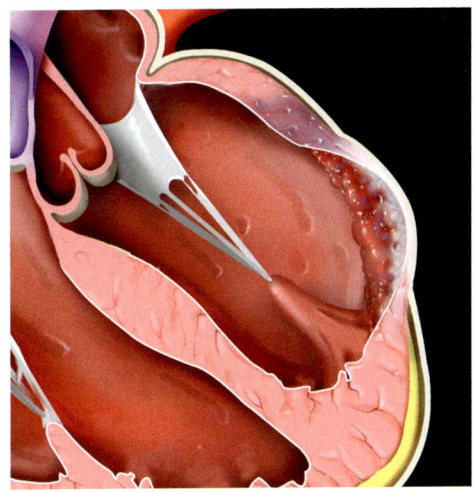

Verkalktes Aneurysma des linken Ventrikels. Infarziertes Myokard kann verkalken

Grundlagen
- Klappenverkalkungen gehen meist mit einer Stenose einher
- Direkte Beziehung zwischen Koronararterienverkalkung und Stenose
- CT kann helfen, nach Koronarkalk zu suchen
- Die Verkalkung des Anulus fibrosus der Mitralklappe ist ein benigner degenerativer Vorgang
- 10% der Vorhofmyxome verkalken

Bildgebung
Thoraxröntgenaufnahme
- Allgemeines
  - Myokardkalk ist meist geradlinig oder bogig
  - Klappenverkalkungen sind meist knotig oder plump
  - Die Schwere der Verkalkung geht dem Stenosegrad parallel
- Aorten- und Mitralklappe
  - p.-a. Aufnahme: Klappen überlagern sich paravertebral, schwer differenzierbar. Hilfen:
    - Aortenklappe: Im Profil horizontal angeordnet
    - Mitralklappe: En face vertikal angeordnet
  - Seitliche Aufnahme: Das Herz gleicht einem amerikanischen Fußball; „Schnürband" des Fußballs
    - Die Aortenklappe liegt ventral, die Mitralklappe dorsal des Schnürrings
  - Aortenklappenverkalkung
    - Vertikale Kegelform, da die Verbindungsstelle bei bikuspider Klappe zuerst verkalkt
- Anulus fibrosus der Mitralklappe
  - Große C- oder hufeisenförmige Verkalkung
  - Misst 10 cm im Umfang

Herzverkalkung

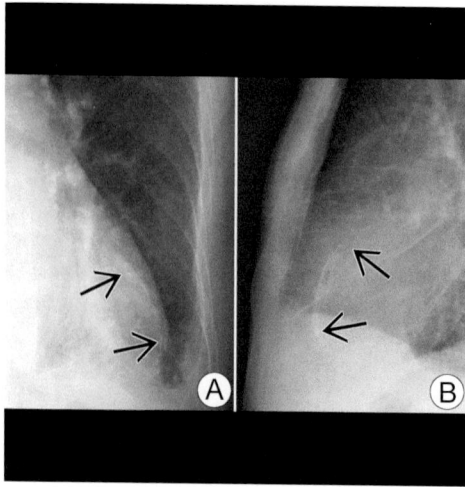

Aneurysma des linken Ventrikels (A, B). Schmale lineare Verkalkung in Projektion auf die Vorderseite der Herzspitze (Pfeile). Ein echtes Aneurysma stammt in der Regel von einem großem Infarkt. Der Infarkt ist alt, da die Verkalkungen erst innerhalb von Jahren entstehen

- Linker Vorhof
  - Diffus verkalkt bei schwerer rheumatischer Mitralstenose
  - Fokale Wandverkalkung liegt wegen des Jet-Effekts bei Mitralkappenregurgitation meist dorsal (McCallum-Fleck)
- Koronararterie
  - Herzdreieck: Vertikaler Rand – medialer Rand der Wirbelsäule; oberer diagonaler Rand – linker Herzrand; Unterrand – etwa ein Drittel der Distanz vom linken Hauptbronchus zum Zwerchfell in Höhe der „Schulter" des linken Ventrikels
    - Hier sichtbare Verkalkung hochwahrscheinlich mit signifikanter Stenose verbunden
- Vorhofmyxome
  - 10% verkalken; Maulbeertyp ähnlich den Fibroiden
  - Myxome können einen flachen Rand haben (durch ihre Herkunft aus dem Septum interatriale)

CT-Befunde
- CT beim Kalknachweis sensitiver als die Thoraxröntgenaufnahme
- Klappenkalk kann Zufallsbefund ohne hämodynamisch wirksame Enge sein
- Der Mitralklappenprolaps kann Folge einer abnormen Brustwandform mit Herz-Entrapment sein
  - Verringerter p.-a. Durchmesser, große Kontaktfläche des ventralen Myokards mit der Thoraxwand, achterförmiger Querschnitt des Thorax
- Koronararterienverkalkung
  - Häufiger Befund bei ansonsten gesunden Erwachsenen; bedeutet Atherosklerose
  - Je größer die Kalkmenge, desto höher die Wahrscheinlichkeit einer signifikanten Koronarstenose (nicht aber notwendigerweise am Ort des Kalks)

Herzverkalkung

- Fehlende Verkalkung schließt eine instabilen Plaque nicht aus
  - Vereinbar mit einem geringeren Risiko, in naher Zukunft einen kardiovaskulären Insult zu erleiden
- Wird bestimmt mit Elektronenstrahl-CT oder Multislice-Spiral-CT
  - Der Kalzium-Score wird abgeleitet von einer Computerberechnung des Areals und der Dichte einer jeden Koronararterienverkalkung (oberhalb einer bestimmten Schwelle, im typischen Fall 130 HE)
  - Der Kalzium-Score wird mit dem jeweiligen Geschlecht und der jeweiligen Altersgruppe in einer Population verglichen

Differenzialdiagnose
Unterscheidung Perikard-/Myokardverkalkung
- Perikardkalk meist rechts gelegen/Myokardkalk links
- Perikardkalk diffus; Myokardkalk fokal
- Perikardkalk verschont den linken Vorhof und die Herzspitze, Myokardkalk den Sulcus atrioventricularis
- Seitliche Aufnahme: Perikardkalk über dem Pulmonalisausflusstrakt; Myokardkalk unterhalb der Pulmonalklappe

Pathologie
Allgemein
- Verkalkung meist dystrophisch durch abnormes Gewebe oder abnorme Hämodynamik; kann degenerativ sein
- Ätiologie/Pathogenese
  - Die Verkalkung des Anulus fibrosus der Mitralklappe ist ein degenerativer Vorgang
  - Infarkte: Meist sichtbar bei großen Infarkten; braucht Jahre, um sich zu entwickeln (> 6)
  - Klappenkalk ist bei Mitralklappenprolaps oder bei krankhafter Veränderung von Trikuspidal- und Pulmonalklappe selten
- Epidemiologie
  - Verkalkter Anulus fibrosus der Mitralklappe bei älteren Frauen häufiger; Inzidenz erhöht bei Patienten mit idiopathischer hypertrophischer Subaortenstenose (IHSS)
  - 2% aller Menschen haben eine bikuspide Aortenklappe
  - Myxome stellen 50% aller Herztumoren (linker Vorhof 75%, rechter Vorhof 25%)

Makropathologische und intraoperative Befunde
- Bikuspide Aortenklappe zu 90% verkalkt
  - Echtes oder falsches (in Klammern gesetzt) linksventrikuläres Aneurysma
    - Weiter Hals (enger Hals)
    - LAD-Krankheit (RAD-Krankheit)
    - Typischer Sitz ventrolateral oder apikal (posterolateral oder in dem dem Zwerchfell anliegenden Wandanteil)

Mikroskopische Befunde
- Die Verkalkung ist Teil einer Intimaplaque bei Atherosklerose

Klinik

Klinisches Bild
- Ein verkalkter Infarkt stellt erhöhtes Risiko für einen plötzlichen Herztod dar
- Das Koronarkalk-Screening mittels CT kann für Patienten mit atypischem Thoraxschmerz oder zur Abklärung von Patienten mit starker familiärer Belastung durch koronare Herzkrankheit oder anderen Risikofaktoren für eine koronare Herzkrankheit von Nutzen sein
- Aus einem echten Aneurysma heraus entstehen selten Embolien durch Wandthrombose
- Das echte Aneurysma kann arrhythmogen sein oder zu chronischer Herzinsuffizienz führen
- Das falsche Aneurysma ist eine echte Perforation, kann rupturieren → plötzlicher Herztod

Therapie
- Operativer Ersatz abnormer Klappen, Bypass-Operation bei koronarer Herzkrankheit
- Lebensstil bei koronarer Herzkrankheit ändern
- Aneurysmaresektion bei chronischer Herzinsuffizienz, Embolien oder unbeherrschbarer Arrhythmie

Prognose
- Ein verkalkter linker Vorhof kann wegen des Risikos von Blutung und Embolisation einen Klappenersatz komplizieren

Literaturauswahl
Lee VS et al (1994): Atypical and unusual calcifications of the heart and great vessels: Imaging findings. AJR 163:1349–1355

Freundlich IM et al (1975): Calcification of the heart and great vessels. CRC Crit Rev Clin Radiol Nucl Med 6:171–216

Perikarderguss

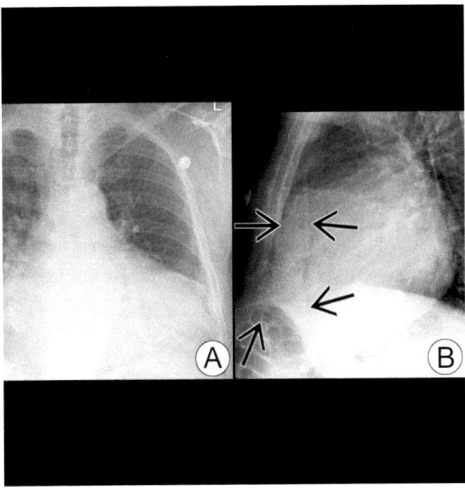

Perikarderguss. A. Schwere Kardiomegalie mit Bocksbeutelform des Herzens. B. In der seitlichen Aufnahme ist der Perikardstreifen verbreitert (Pfeile)

Grundlagen
- Zahlreiche Ursachen: Infektiös, immunologisch, neoplastisch oder traumatisch
- Normale Flüssigkeitsmenge 25–50 ml
- Thoraxaufnahme: Bocksbeutelflaschenform, verbreiterter epikardialer Streifen
- CT: Die Recessus sind mit vergrößerten Lymphknoten oder Aortendissektion verwechselbar

Bildgebung
Thoraxröntgenaufnahme
- Kardiomegalie
  - Bocksbeutelflaschenform
    - Schwerkraftabhängig kaudal gelegene Flüssigkeitsansammlung im Perikardsack
- In seitlicher Aufnahme verbreiterter epikardialer Fettstreifen
  - Normaler epikardialer Streifen
    - < 2 mm stark
    - Normalerweise in 70% der normalen Thoraxaufnahmen sichtbar
    - Das Perikard liegt sandwichartig zwischen Mediastinal- und Epikardfett
- Aufgeweiteter Bifurkationswinkel der Trachea
  - Normal 40–70°
- Linksseitiger Pleuraerguss
- Tamponade
- Vergrößerte Herzsilhouette
- Nur selten Lungenödem
- Durch gestaute obere Hohlvene verbreitertes oberes Mediastinum

CT-Befunde
- CT klärt den gesamten Perikardraum ab
- Die Recessus liegen den großen Gefäßen eng an
  - Den retroaortalen Recessus sieht man normalerweise bei 95%
  - Den oberen aortalen Recessus sieht man bei 90%
  - Den linken Pulmonalvenenrecessus sieht man bei 50%

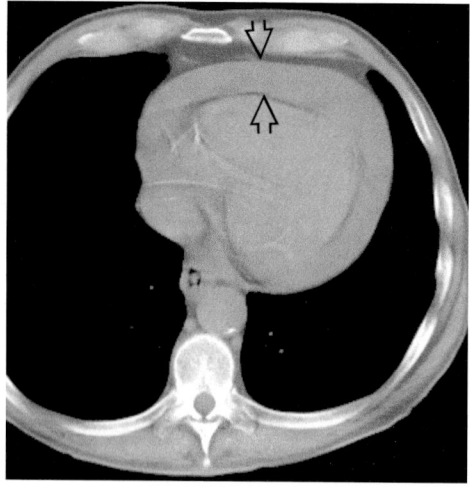

CT bei großem Perikarderguss. Das Herz neigt dazu, im Perikardsack nach hinten abzu-sinken, so dass sich die Ergussflüssigkeit überwiegend ventral ansammelt. Die Separie-rung des epikardialen Fetts vom vorderen Mediastinalfett (Pfeile) ist die Grundlage des Perikardstreifens in der seitlichen Aufnahme

- Befunde bei Tamponade
  - Perikarderguss
  - Vorhofdilatation
  - Dilatierte obere und untere Hohlvene
  - Pleuraergüsse
  - Aszites
  - Dilatierte Lebervenen
  - Elongierte Ventrikel

MRT-Befunde
- MRT für Flüssigkeit sensitiver als CT

Echokardiographie
- Kann nicht das gesamte Perikard beurteilen
- Erstes bildgebendes Verfahren für alle Herzkrankheiten

Differenzialdiagnose
Herzhöhlenvergrößerung
- Normaler epikardialer Streifen

Thymolipom
- Ein großer weicher Tumor passt sich der Herzfigur an; im CT leicht vom Herzen trennbar

Mediastinale Lymphadenopathie
- Im CT kann man die Perikardrecessus mit vergrößerten Lymphknoten oder einer Aortendissektion verwechseln
- Der retroaortale Recessus verschmilzt mit der Pars ascendens aortae, ein vergrößerter Lymphknoten ist vom Rand der Aorta abgrenzbar

Unterscheidung
- CT, MRT und Echokardiographie helfen, perikardiale von anderen Ursachen einer verbreiterten Herzsilhouette zu unterscheiden

Pathologie

Allgemein
- Ätiologie/Pathogenese des Perikardergusses
  - Der Herzbeutel nimmt vor einer Tamponade 150–250 ml Flüssigkeit auf
  - Langsam sich ansammelnde Flüssigkeit kann bis zur Tamponade 3 l überschreiten
  - Eine Perikardkrankheit ist oft von linksseitigem Pleuraerguss begleitet
  - Hydrostatisch
    - Pulmonale Hypertonie
    - Chronische Herzinsuffizienz
    - Urämie
    - Hypalbuminämie
  - Infektionen
    - Viral, bakteriell, mykotisch und tuberkulös
  - Immunologisch
    - Systemischer Lupus erythematodes
    - Rheumatoide Arthritis
    - Postperikardiotomiesyndrom (inklusive Dressler-Syndrom nach Myokardinfarkt)
    - Panarteriitis nodosa Kussmaul-Meyer
    - Rheumatisches Fieber
  - Medikamente
    - Procainamid
    - Hydralazin
    - Phenprocoumon
  - Metastasen
    - Bronchial-, Mammakarzinom, malignes Lymphom
  - Trauma: Iatrogene Blutung
    - Nach Herzkatheter oder -operation
  - Idiopathisch
    - Hypothyreose; hier meist massiver Perikarderguss
    - Strahlentherapie

Makropathologische und intraoperative Befunde
- Das normale Perikard umgibt das Herz und setzt an Aorta ascendens an
- Normale Perikardflüssigkeitsmenge 25–50 ml

Klinik

Klinisches Bild
- Tamponade
  - Dyspnoe, gestaute Halsvenen
- Postperikardiotomiesyndrom (inklusive Dressler-Syndrom nach Myokardinfarkt)
  - 2–4 Wochen nach dem Ereignis
  - Fieber, Thoraxschmerz
  - Autoimmun-Hypersensitivitätsreaktion
  - Meist selbstbegrenzend
  - Mit Steroiden therapierbar

Therapie
- Perikardiozentese zur Probengewinnung und zur akuten Ableitung einer Tamponade

Literaturauswahl
Breen JF (2001): Imaging of the pericardium. J Thorac Imaging 16:47–54
Kremens V (1955): Demonstration of the pericardial shadow on the routine chest roentgenogram: A new roentgen finding. Radiology 64:72–80

Verkalkung und Raumforderungen des Perikards

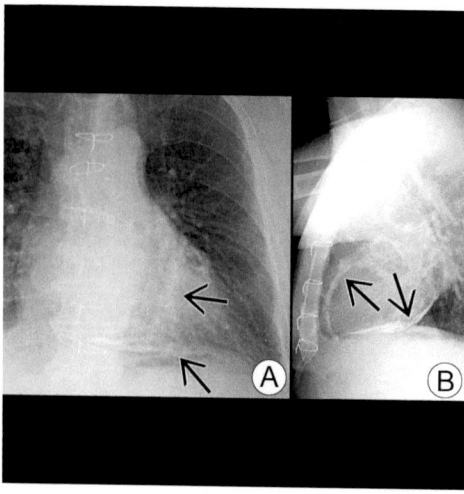

Perikardverkalkung. A. Grobe linienförmige Verkalkung (Pfeile), die man am besten in der seitlichen Aufnahme (B) sieht

Grundlagen

- Die meisten Patienten mit einer Perikardverkalkung haben eine Pericarditis constrictiva
- Perikardzysten sind eine häufige benigne Raumforderung
- Das Fettpolsterzeichen nach Mantelfeldbestrahlung bedeutet ein malignes Lymphom in inadäquat behandelten diaphragmalen Lymphknoten
- Fehlendes Perikard: Das Herz ist nach links verlagert und von Luft umgeben

Bildgebung

Thoraxröntgenaufnahme

- Verkalkung
  - Eierschalenverkalkung vorwiegend kaudal und rechtsseitig
  - Bei Pericarditis constrictiva
    - Verbreitertes oberes Mediastinum
    - Kein Lungenödem
    - Zwerchfellhochstand durch Aszites
- Perikardzysten
  - Zum Teil kugelig; scharfe Randkontur
  - Meist im rechten Herz-Zwerchfell-Winkel
  - Durchmesser 2–30 cm
- Fehlendes Perikard
  - Sieht aus wie der Hund „Snoopy" aus den Peanuts
    - Das Herz ist nach links verlagert (Snoopys Nase)
    - Es befindet sich Luft zwischen Aortenbogen und Truncus pulmonalis
    - Betontes linkes Vorhofohr (Snoopys Ohr)
    - Luft zwischen linkem Hemidiaphragma und unterem Herzrand
- Neoplasien
  - Metastasen verursachen meist Erguss, nicht aber Raumforderung
  - Primärtumoren sind selten
    - Sarkome, große klobige Tumoren

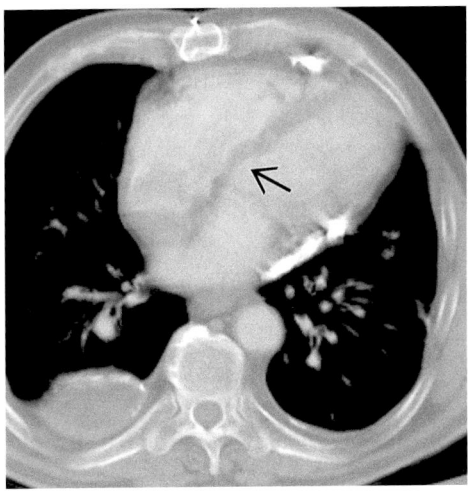

Perikardverkalkung. Die Ventrikel sind leicht in die Länge gezogen. Die Abwinkelung des Kammerseptums (Pfeil) legt die Entwicklung einer Pericarditis constrictiva nahe. Zustand nach Perikard-Stripping bei Pericarditis constrictiva. Jetzt erneut Symptome.

CT-Befunde
- Befunde bei Pericarditis constrictiva
  - Verkalkung
  - Perikarderguss
  - Dilatierte Vorhöfe
  - Gestaute obere und untere Hohlvene
  - Pleuraergüsse
  - Aszites
  - Gestaute Lebervenen (Vv. revehentes hepatis)
  - Ventrikel langgestreckt

MRT-Befunde
- Ähnlich dem CT-Befund
- Verkalkungen werden nur unzureichend nachgewiesen

Empfehlungen
- Erstes Verfahren zur Perikarduntersuchung ist die Echokardiographie
- CT und MRT helfen, das gesamte Perikard abzuklären
- CT und MRT helfen, eine Myokard- von einer Perikardkrankheit zu unterscheiden
- CT und MRT helfen, perikardiale Tumoren weiter zu charakterisieren

Differenzialdiagnose
Myokard-/Perikardverkalkung
- Perikardverkalkung
  - Meist rechtsseitig (weniger Herzbewegung)
  - Diffus und weit verteilt
  - Spart linken Vorhof und Herzspitze aus
  - Sulcus atrioventricularis
  - Seitliche Aufnahme: Lage über dem pulmonalarteriellen Ausflusstrakt
- Myokardial
  - Meist linksseitig

- Umschrieben
- Herzspitze hierfür typischer Ort
- Verschont den Sulcus atrioventricularis
- Seitliche Aufnahme: Projiziert sich unterhalb der Pulmonalklappe

Perikardiales/epikardiales Fettpolster
- Im CT Dichtewert von Fett

Morgagni-Hernie
- Darm- oder Mesenterialfett im ventral gelegenen Bruchsack

Vergrößerte perikardiale Lymphknoten
- „fat pad" sign (Fettpolsterzeichen)
- Bei Mantelfeldbestrahlung werden oft Bleischablonen (Herzblocker) verwendet, um eine frühzeitig sich entwickelnde Kononarsklerose zu verhindern
- Ungenügend behandelte Zwerchfell- und Perikardlymphknoten
- Ein Rezidiv kann sich als wachsendes „Fettpolster" zu erkennen geben

Thymuszyste oder Thymolipom
- Zysten haben in CT und MRT die Merkmale von Flüssigkeit; das Thymolipom enthält Fett; der Thymus ist meist vom Herzen getrennt

Abgekammerter Pleuraerguss
- Im CT Dichte von Flüssigkeit; lässt sich meist vom unbeteiligten Perikard abgrenzen

Raumforderung der Lunge
- Im CT vom Perikard getrennt; Bronchialkarzinom kann direkt in das Perikard einbrechen

Pathologie
Allgemein
- Ätiologie/Pathogenese
  - Zysten und Partialdefekte sind Entwicklungsanomalien
  - Pericarditis constrictiva
    - Viral bedingt
    - Tuberkulose
    - Rheumatisch
    - Idiopathisch

Makropathologische und intraoperative Befunde
- > 50% der Perikardverkalkungen werden von einer Pericarditis constrictiva begleitet
- < 90% der Patienten mit Pericarditis constrictiva haben Perikardverkalkungen

Klinik
Klinisches Bild
- Meist asymptomatisch; Zufallsbefund
- Pericarditis constrictiva
  - Dyspnoe, Kurzatmigkeit

Therapie
- Operative Perikard(teil)resektion: Stripping; es ist schwierig, das gesamte Perikard zu entfernen
- Rezidiv möglich

Literaturauswahl
Breen JF (2001): Imaging of the pericardium. J Thorac Imaging 16:47–54
Rozenshtein A et al (1999): Plain-film diagnosis of pericardial disease. Semin Roentgenol 34:195–204

Herzschrittmacher und Defibrillatorkabel

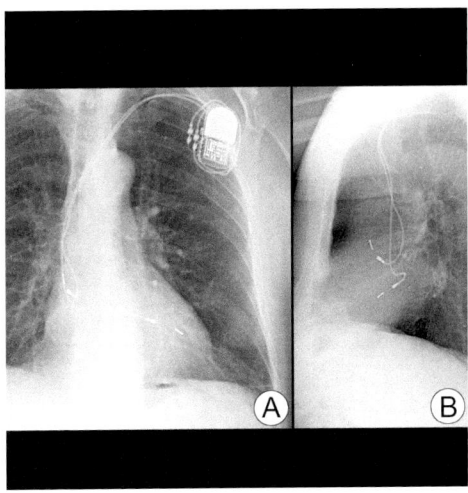

Die Schrittmachersondenspitze liegt im linken Ventrikel fehlplatziert. In der p.-a. Aufnahme (A) liegt die Sondenspitze hoch und reicht nicht bis in die Herzapex. Entscheidend ist die seitliche Aufnahme (B). Die Spitze projiziert sich nicht aus der hinteren Herzhälfte heraus

Grundlagen
- Transvenöse Herzschrittmacher sind häufig
- Komplikationen wie Fehllage, Kabelbruch und Perforation werden leicht übersehen
- An eine Kabellage im Koronarsinus denke man, wenn in der p.-a. Aufnahme die Kabelspitze in Richtung linke Schulter zeigt
- Definitiv gesichert wird die Lage in Koronarsinus oder Koronarvene anhand der dorsalen Position in der seitlichen Thoraxröntgenaufnahme

Bildgebung
Thoraxröntgenaufnahme (transvenöser Herzschrittmacher)
- Normale Position
  - Idealposition: Kabelspitze in der Spitze der rechten Herzkammer (Herzspitze in p.-a. Aufnahme)
  - Seitliche Aufnahme: Die Spitze sollte vorn liegen und zum Sternum zeigen
  - Zur Abklärung von Sick-Sinus-Syndrom oder Arrhythmie kann man sorgsam ein Kabel in den Sinus coronarius oder die mittlere Koronarvene vorbringen
- Abnorme Position
  - Koronarsinus
    - Kabelverlauf ähnelt Idealposition in p.-a. Aufnahme
    - Schlüssel: In der p.-a. Aufnahme zeigt die Spitze zur linken Schulter
    - Seitliche Aufnahme: Die Spitze liegt dorsal längs des Herzhinterrands
  - Kabelbruch
    - Häufige Orte: Ansatz am Generator, Kompression der ersten Rippe gegen Schlüsselbein („osseous pinch") oder Kabelspitze intraventrikulär
    - Einige Schrittmacher-Modelle haben transparente Segmente nahe am Generatorgehäuse an den Aufzweigungsstellen von Doppelkonnektoren

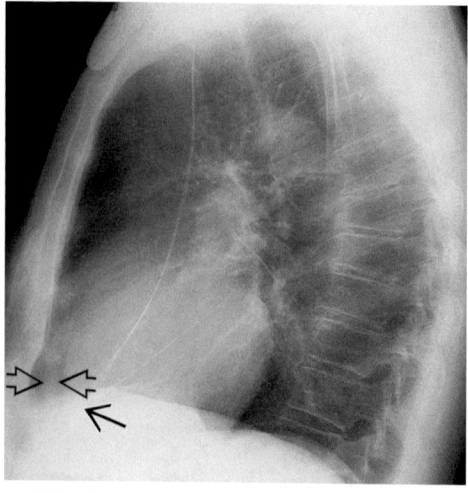

Perforation der Elektrodenspitze. Die Spitze reicht bis in das epikardiale Fett hinein (Pfeil). Ferner ist ein kleiner Perikarderguss vorhanden (offene Pfeile)

- Dislokation
  - In Kontrollaufnahmen stark wechselnde Lage der Sondenspitze
  - Normalerweise kann sich die Lage durch Wechsel Systole/Diastole etwas ändern
  - Der Patient kann mit dem Generatorgehäuse „spielen" und dabei die Schrittmacherkabel aufrollen (ähnlich dem Einholen des Fisches beim Angeln)
- Myokardperforation
  - Wenn sich die Spitze bis zu 3 mm tief im epikardialen Fett oder direkt am Herzrand projiziert, muss man an eine Myokardperforation denken
- Infektion
  - Häufigster Sitz ist die Schrittmachergeneratortasche
  - Kann dem Kabelverlauf in Richtung Herz folgen
  - Weichteilschwellung oder Flüssigkeitsansammlung am Generator

Thoraxröntgenaufnahme (Implantierbare Kardioverter-Defibrillatoren)
- Typisch sind 2 Elektroden, eine in der oberen Hohlvene (Defibrillator) und eine in der rechten Ventrikelspitze (Defibrillator und Sensor)
- Die Kabel sind größer und haben im Gegensatz zu Schrittmachern einen gewickelten Draht
- Komplikationen ähnlich denen von Herzschrittmachern
- Entlastungsschleife links infraklavikulär, die so konstruiert wurde, dass sie eine Kabelauswanderung verhindern hilft
- Normalerweise kann man direkt distal der proximalen Elektrode eine Aufhellung sehen, die man nicht mit einer Fraktur verwechseln sollte
- Implantierbare Defibrillatoren (mit vorderer und hinterer Gitterelektrode auf dem Herzen) sind inzwischen seltener
- Oft verwinden oder falten sich die Gitterelektroden mit der Zeit infolge Fibrose
- Diese Formänderung kann auch auf einer Infektion mit Flüssigkeitsansammlung unter den Elektrodenflächen beruhen

CT-Befunde
- CT kann man einsetzen, um implantierte Defibrillatorgitter nach Flüssigkeitsansammlungen abzusuchen

MRT-Befunde
- MRT bei Patienten mit Herzschrittmacher oder Defibrillator kontraindiziert
- Das Magnetfeld kann in Herzschrittmacherkabeln elektrische Ströme induzieren

Befunde anderer bildgebender Verfahren
- Die Durchleuchtung kann helfen, Kabel nach inkompletten Brüchen oder Fehllagen abzusuchen
- Wird von Radiologen nur selten durchgeführt

Empfehlungen
- Thoraxaufnahmen reichen meist für Diagnosestellung aus
- Die Durchleuchtung kann helfen, die dynamische Position von Kabeln abzuklären – wird nur selten durchgeführt

Differenzialdiagnose
- Keine

Pathologie

Allgemein
- Epidemiologie
  - Die Inzidenz von Anomalien im Röntgenbild kann bis zu 20% erreichen
    - Fehllage 5%
    - Kabelbruch 2%
    - Perforation 5%
    - Infektion 5%

Makropathologische und intraoperative Befunde
- Die Wand des rechten Ventrikels ist nur 3–5 mm stark und leicht perforierbar

Klinik

Klinisches Bild
- Transvenöse Schrittmacher werden häufig zur Therapie verschiedener Arrhythmien eingesetzt
- Implantierbare Kardioversionsdefibrillatoren werden zur Therapie ventrikulärer Arrhythmien eingesetzt
- Die Fehlfunktion kann mit Synkopen, die Perforation ein Zucken von Bauchmuskeln oder Schluckauf durch Zwerchfellstimulierung hervorrufen

Therapie
- Ersatz eines gebrochenen Kabels
- Perforation: Rückzug des Kabels und erneute Fixation im Myokard

Literaturauswahl
Daly BD et al (1993): Nonthoracotomy lead implantable cardioverter defibrillators: Normal radiographic appearance. AJR 161:749–752

Steiner RM et al (1986): The radiology of cardiac pacemakers. Radiographics 6:373–399

PocketRadiologist™
Thorax
Die 100 Top-Diagnosen

PULMONALARTERIEN

Lungenembolie

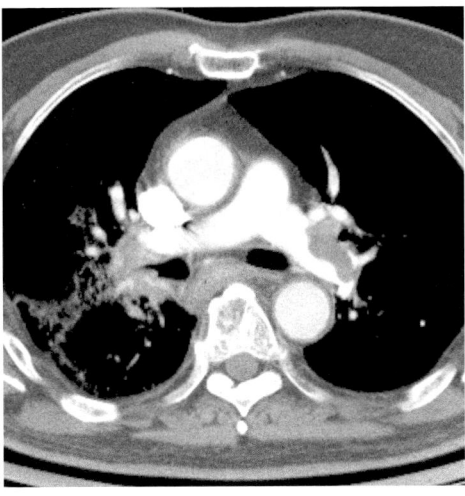

CT der Pulmonalarterien. Beidseitige Lungenembolie; links reitender Embolus. Die flekkige Verdichtung der rechten Lunge kann durch einen Infarkt bedingt sein. Ferner ist der rechte Hilus durch ein Bronchialkarzinom vergrößert

Grundlagen
- Häufige Krankheit; jeder stationäre Patient ist gefährdet
- Thoraxaufnahme unspezifisch; 10% Normalbefunde
- Lungeninfarkte sind selten; jede Form und Größe
- CT-Angiographie Methode der Wahl; hochsensitiv und hochspezifisch
- Ergebnis bei negativer Angio-CT gut (< 1% Embolierate)
- Pulmonalisangiographie und V/Q-Szintigraphie nur selten durchgeführt

Bildgebung
Thoraxröntgenaufnahme
- 10% Normalbefund
- Die meisten Anomalien sind unspezifisch
- Gefäßveränderungen
  - Umschrieben vergrößerte zentrale Pulmonalarterie (so genanntes knuckle sign)
    - Häufig rechte Pars intermedia der Pulmonalarterie
    - Durch den eingeklemmten Thrombus selbst
  - (Umschriebene) Oligämie der Lunge (Westermark-Zeichen)
    - Durch verlegte Gefäße
- Lungeninfarkt
  - Weniger als 10% der Embolieepisoden führen zum Lungeninfarkt
  - Infarkte häufiger bei Patienten mit Herz-Lungen-Krankheiten
  - Kann sofort oder verspätet binnen 2–3 Tagen nach Embolie entstehen
  - Jede Form und Größe
    - Meist peripher oder in Lungenunterfeldern
    - Oft mit kleinem Pleuraerguss kombiniert
  - Entwicklung
    - Anfangs schlecht abgrenzbar, später scharf begrenzt

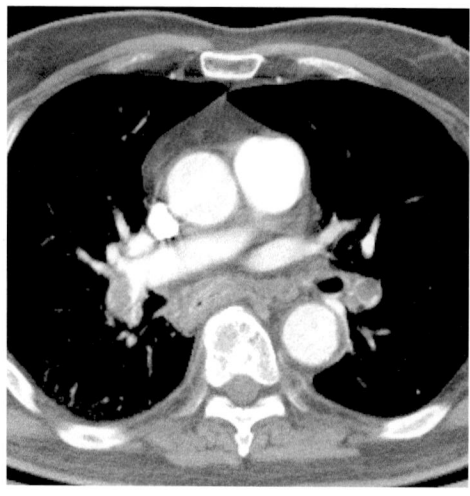

Angio-CT der Pulmonalarterien. Die Emboli reichen bis in die Lappenarterien hinein. Die CT ist für subsegmentale Embolien weniger sensitiv

- Auflösung
  - 50% klaren innerhalb von 3 Wochen vollständig auf
  - Andere hinterlassen geradlinige Narben (Fleischner-Linien)
- Hampton-Buckel (Hampton's hump)
  - Periphere keilförmige Verschattung mit abgerundeter, zum Hilus zeigender Spitze
- Infarkte „schmelzen" ab
  - Bewahren ihre anfängliche Form und schrumpfen im Zeitverlauf
  - Pneumonie und Ödem bewahren Ausdehnung und verdämmern

Perfusions-Ventilations-Szintigraphie
- Indirekter Indikator des Thrombus, stellt diesen nicht selbst dar
- Hoch sensitiv, aber wenig spezifisch
  - Eine normale Perfusionsszintigraphie schließt eine Lungenembolie aus
- Übereinstimmung verschiedener Befunder in der Kategorie unklares V/Q gering (30%)

CT-Befunde
- Spiral-CT und Elektronenstrahl-CT revolutionierten die Diagnose der Lungenembolie
- Direkte Darstellung des Gerinnsels in der A. pulmonalis
- Hohe Sensitivität und Spezifität (> 90%)
- Fallgruben
  - Schlechter Kontrastmittel-Bolus
  - Hiluslymphknoten
  - Atemartefakte
  - Subsegmentale Emboli können der Darstellung entgehen
  - Schräg verlaufende Arterien müssen evtl. zur adäquaten Sichtbarkeit in Schrägprojektionen rekonstruiert werden
- Hohe Übereinstimmung unterschiedlicher Befunder
- Kombination mit CT des Beckens und der Oberschenkel zur Thrombosesuche möglich

- Die Ergebnisse einer negativen Angio-CT sind gut
  - Tiefe (Bein-)Venenthrombose oder Lungenembolie 0,5%
  - Tödliche Embolie 0–0,7%

Befunde der Pulmonalisangiographie
- In der klinischen Praxis nur noch selten durchgeführt (DSA!)
- Gilt immer noch als Goldstandard
  - 25% falsch negative Ergebnisse bei kleinen subsegmentalen Emboli
- Die Übereinstimmung verschiedener Befunder ist bei subsegmentalen Emboli schlecht (> 30%)

Differenzialdiagnose
Pneumonie
- Häufig bei Schwerkranken; unspezifische Verschattungen müssen an Embolien denken lassen

Atelektase
- Häufig bei Schwerkranken; unspezifische Verschattungen müssen an Embolien denken lassen

Pathologie
Allgemein
- Die Lungenembolie ist das Endergebnis einer Thrombose peripherer Venen, zumeist der unteren Extremitäten
- Epidemiologie
  - Wird als dritthäufigste Todesursache angesehen
  - Jeder Krankenhauspatient ist durch Lungenembolie und andere Risikofaktoren gefährdet
    - Trauma
    - Operation
    - Adipositas
    - Schwangerschaft
    - Maligne Tumoren
    - Myokardinfarkt
    - Antithrombin-III-Mangel

Makropathologische und intraoperative Befunde
- Hämdoynamische Folgen
  - Eine Strombahnverlegung von > 50% des Gefäßbetts führt zu pulmonalarterieller Hypertonie und Rechtsherzversagen
- Bei tiefen venösen Gerinnseln im rechten Herzen sind durchschnittlich 8 Gefäße embolisiert

Klinik
Klinisches Bild
- Keine eindeutigen Beschwerden, Symptome oder Laborbefunde, die eine Lungenembolie mit hoher Sicherheit anzeigen

Therapie
- Antikoagulation und Fibrinolyse
  - Blutungskomplikationen bei 2–15%
- Filtereinbringung in untere Hohlvene (Kavaschirm), wenn medikamentöse Therapie kontraindiziert ist

Prognose
- Unter geeigneter Therapie gut; hohe Achtsamkeit aber angeraten, da die Letalität der unbehandelten Krankheit 20% beträgt
- Der Ergebnis unbehandelter Segmentembolien ist unbekannt
  - Das Ergebnis bei negativer Pulmonalisangiographie oder CT ist gut

Literaturauswahl

Elliott CG et al (2000): Chest radiographs in acute pulmonary embolism. Results from the International Cooperative Pulmonary Embolism Registry. Chest 118:33–38

Remy-Jardin M et al (1999): Spiral CT angiography of the pulmonary circulation. Radiology 212:615–636

Pulmonalarterielle Hypertonie (PAH)

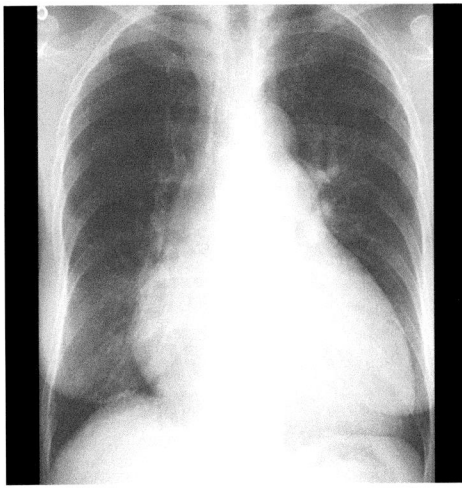

Primäre pulmonalarterielle Hypertonie. Massiv verbreitertes Herz. Der Truncus pulmonalis ist dilatiert.

Grundlagen

- Einteilung: Prä- und postkapillärer Typ
- Primäre PAH: Vorwiegend Frauen im 3. Lebensjahrzehnt
- Die COPD ist häufige sekundäre Ursache der PAH
- Dilatierte zentrale Pulmonalarterien mit abrupter Kaliberminderung, rechtsventrikuläre Hypertrophie
- Septen verbreitert, zentrolobuläre Knötchen, Pleura- und Perikarderguss sowie vergrößerte mediastinale Lymphknoten deuten auf postkapilläre Form hin

Bildgebung

Thoraxröntgenaufnahme

- Dilatierte zentrale Pulmonalarterien
- Abrupte Kalibersprünge zu den peripheren Lungenarterien
- Kardiomegalie mit rechtsventrikulärer Hypertrophie
- Begleitbefunde bei schwerer Krankheit
  - COPD: Lungenüberblähung, Emphysem, Bullae, Bronchiektasen
  - Interstitielle Lungenkrankheit: Honigwabenlunge im Endstadium
- Normaler Durchmesser der Pars intermedia der rechten A. pulmonalis
  - < 16 mm bei Männern
  - < 14 mm bei Frauen
  - Sensitivität bei leichter Hypertonie 50%
  - Sensitivität bei schwerer Hypertonie 75%
- Ödem, verbreiterte Septen und kleine Pleuraergüsse sind bei der postkapillären Form der PAH häufiger

CT-Befunde

- Normaler Durchmesser der Lungenhauptschlagader < 28,6 mm
- CT hilft beim Ausschluss chronischer Lungenembolien als Grund der Hypertonie
- CT zeigt die Hypertrophie des rechten Ventrikels besser

Pulmonalarterielle Hypertonie (PAH)

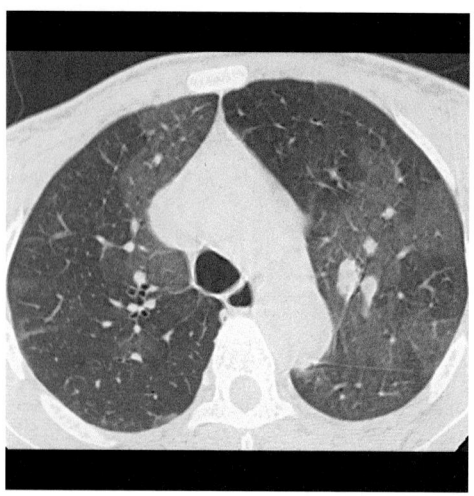

Pulmonalarterielle Hypertonie. Mosaikperfusion. Die hypodensen Bereiche haben kleine Arterien, die Arterien in den Milchglasregionen sind breiter. Unter Ausatmung kein air trapping (nicht gezeigt)

- Zentrale Milchglasverschattungen, verbreiterte Septen, Pleura- und Perikarderguss sowie vergrößerte mediastinale Lymphknoten sprechen für eine postkapilläre pulmonale Hypertonie
- Zentrolobuläre Knötchen können auch Cholesteringranulome darstellen, die bei 25% der Patienten mit PAH vorkommen
- Das mosaikförmge Muster der Lungendichte ist bei der PAH häufig vorhanden
  - Das geographisch verteilte Milchglasmuster stellt eine normal oder vermehrt perfundierte Lunge dar
  - Kein air trapping in der exspiratorischen CT
  - Die Gefäße in hypodensen Lungenanteilen haben ein entweder durch Obstruktion oder hypoxische Vasokonstriktion verringertes Kaliber
- Intimaverkalkung bei lang bestehender schwerer Hypertonie
- Periphere gelappte oder keilförmige Verschattungen bei den Patienten, die Lungeninfarkte entwickeln

MRT-Befunde
- Ähnlich den CT-Befunden

Befunde der Ventilations-Perfusions-Szintigraphie
- Meist Bilder von geringer Aussagekraft (low probability), außer bei Patienten mit chronischen Embolien, die dann ein Muster hoher Wahrscheinlichkeit aufweisen

Differenzialdiagnose

Vergrößerte Lymphknoten
- Vergrößerte Lymphknoten können dem Mediastinum und den Hili eine wellige Kontur geben und so eine PAH vortäuschen

Pathologie

Allgemein
- Hämodynamisch wirksame Änderungen durch erhöhten Druck aufgrund einer prä- oder postkapillären Obstruktion
- Ätiologie/Pathogenese
  - Präkapillär
    - Angeborene Links-rechts-Shunts, chronische Thrombembolien
    - Metastasen, v. a. Leberzell-, Nierenzell-, Magen- und Mammakarzinom sowie Sarkom des rechten Vorhofs
    - Schistosomiasis, AIDS
    - I.v. Drogenabhängige, Talkose, portalvenöse Hypertonie (2%)
    - Primäre pulmonalarterielle Hypertonie
    - Honigwabenlunge im Endstadium, COPD, Schlafapnoe
  - Postkapillär
    - Venookklusive Krankheit, Mediastinalfibrose
    - Mitralstenose, linksventrikuläre Dysfunktion
    - Obstruierende Raumforderung des linken Vorhofs (Myxom)
- Epidemiologie
  - Primäre pulmonalarterielle Hypertonie: Frauen im 3. Lebensjahrzehnt
  - 1% der akuten Lungenembolien gehen in chronische Krankheit über
  - Venenverschlusskrankheit der Lunge, ein Drittel Kinder
    - Idiopathisch oder in der Schwangerschaft, Knochenmarktransplantation, Medikamententoxität

Makropathologische und intraoperative Befunde
- Normaler mittlerer pulmonalarterieller Druck in Ruhe < 20 mmHg
- Intimahyperplasie
- Hypertrophie glatter Muskeln
- Chronische Emboli können Membranen und Bänder und rekanalisierte Gerinnsel zeigen
- Rechter Ventrikel hypertrophiert

Mikroskopische Befunde
- Nekrotisierende Arteriitis und kapilläre plexiforme Läsion bei der primären pulmonalarteriellen Hypertonie
- Kapilläre Hämangiomatose bei der pulmonalvenösen Verschlusskrankheit
- Zentrolobuläre Cholesteringranulome bei 25%

Klinik

Klinisches Bild
- Unspezifische Symptome: Dyspnoe, leichte Ermüdbarkeit, Thoraxschmerz
- Der pulmonalvenösen Verschlusskrankheit geht oft eine grippeartige Krankheit voran

Therapie
- Sauerstoffgabe
- Man bedenke Kavaschirmimplantation
  - Thrombendarteriektomie
- Prostaglandin I_2 (Epoprostenol) bei primärer Hypertonie
  - Vasodilatatoren als kontinuierliche i.v. Infusion
  - Nebenwirkungen: Wangenschmerz, Erythem, Diarrhö, Arthralgien
  - Können bei Patienten mit postkapillärer Hypertonie den Tod verursachen
- Lungen- oder Herz-Lungen-Transplantation

Prognose
• Schlecht

Literaturauswahl

Frazier AA et al (2000): From the archives of the AFIP: Pulmonary vasculature: Hypertension and infarction. Radiographics 20:491–524; quiz 530–532

Sherrick AD et al (1997): Mosaic pattern of lung attenuation on CT scans: Frequency among patients with pulmonary artery hypertension of different causes. AJR 169:79–82

PocketRadiologist™
Thorax
Die 100 Top-Diagnosen

AORTA

Aortenaneurysma

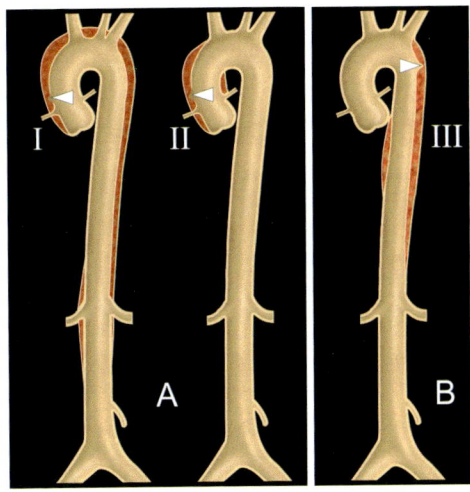

Die Aortendissektion vom Typ A (Typ I und II nach DeBakey) erfasst die Aorta ascendens und erfordert eine operative Versorgung. Der Typ B (Typ III nach DeBakey) betrifft die Aorta descendens und wird medikamentös behandelt

Grundlagen
- Bei der Differenzialdiagnose einer jeglichen mediastinalen Raumforderung muss man an ein Aneurysma denken
- Signifikantes Risiko der Ruptur bei sakkulärem Aneurysma > 6,5 cm
- Das Thoraxröntgenbild kann bei Dissektion unauffällig sein
- Dissezierende Aneurysmen der Pars ascendens aortae werden zumeist operiert

Bildgebung
Thoraxröntgenaufnahme
- Normale Pars ascendens aortae < 4 cm Durchmesser
- Normale Pars descendens aortae < 3 cm Durchmesser
- Normaler Alterungsvorgang: Elastizitätsverlust elongiert die Aorta; da sie fixiert ist, nimmt sie einen gewundenen Verlauf
- Jede mediastinale Raumforderung betrachte man zunächst auch als Aneurysma; Nadel oder Skalpell könnten zu bösen Überraschungen führen
- Strichförmig gebogene Verkalkung signalisiert ein Gefäß
- Sakkuläres Aneurysma > 6,5 cm mit signifikantem Rupturrisiko behaftet
- Dissektion
  - Breites Mediastinum oder breiter Aortenbogen
  - Von der Wand um > 10 mm nach innen abgedrängte Intimaverkalkung (5%)
  - Mediastinal raumfordernder Effekt, Trachea-Abdrängung, herabgedrängter linker Stammbronchus
  - Linksseitiger Pleuraerguss
  - Sensitivität 80% (Thoraxaufnahme kann normal sein); Spezifität 80%
- Verkalkung der Pars ascendens aortae
  - Typische atherosklerotische Plaques sind häufig
  - Syphilis oder Hyperlipidämie vom Typ II
- Aneurysma der Pars ascendens aortae
  - Dissektion

Aortenaneurysma

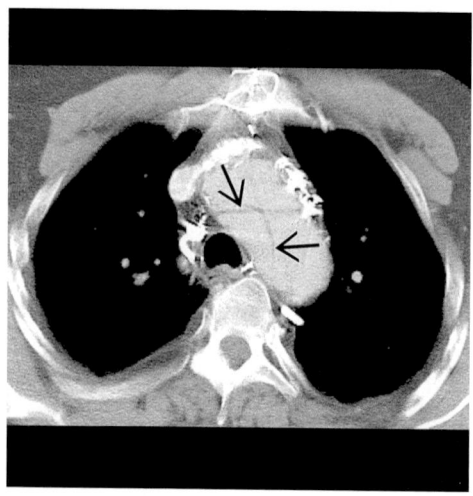

Marfan-Syndrom mit Aortendissektion. Die Intima (Pfeile) ist im Aortenbogen sichtbar abgehoben. Sowohl falsches als auch echtes Lumen sind durchgängig. Die Beteiligung der Aorta ascendens ist ein Schlüsselkriterium und immer abzuklären

- Ektatischer ringförmiger Aortenbogen (Marfan-Syndrom, M. Ehlers-Danlos)
  - Syphilis oder sonstige Aortitis
- Aortenbogenaneurysma
  - Traumatisches Pseudoaneurysma, Duktusaneurysma
  - Mykotisch, Coarctatio aortae, Dissektion
- Aneurysma der Pars descendens aortae
  - Dissektion, penetrierendes Ulkus, Atherosklerose

CT-Befunde
- CT Verfahren der Wahl, ein Aneurysma und die Gefäßanatomie aufzuzeigen
- Dissektion
  - CT von Nutzen, um Dissektion vom Typ A (Aorta ascendens; operationspflichtig) von der Dissektion vom Typ B (Pars descendens; konservative medikamentöse Therapie) zu unterscheiden
  - Ziel: Darstellung von Lumen verum und falsum, die durch die abgehobene Intima voneinander getrennt werden
  - Welches ist das echte und welches das falsche Lumen?
    - Man verbinde in aufeinander folgenden Bildern das Lumen verum mit dem nicht dissezierten Anteil
  - Lumen falsum
    - Schnabelzeichen: Spitzer Winkel zwischen der abgehobenen Intima und der Außenwand; der Winkel kann Thromben enthalten
    - Spinnenfäden: Schmale, das Lumen querende Streifen
    - Intraluminaler Thrombus; das gesamte Lumen kann thrombosiert sein
    - Das größte Lumen ist normalerweise das Lumen falsum
- Fallgruben bei der Dissektionsdiagnose
  - Falsch negativ: Schlechter Kontrastmittel-Bolus
  - Falsch positiv: Streifenartefakte
- Penetrierendes Ulkus
  - In der Mitte der Pars descendens, kann auch multipel sein
  - Wandhämatom in Akutphase von hoher Dichte, am besten nativ erkennbar

MRT-Befunde
- MRT erfordert kein i.v. Kontrastmittel, ist aber nicht so genau wie die CT
- MRT für die Beurteilung der Regurgitation an der Aortenklappe einsetzbar
- MRT zum Nachweis eines Hämatoms bei penetrierendem Ulkus sensitiver
- MRT nützlich für Verlaufskontrollserien bei Risikopatienten, z. B. mit Marfan-Syndrom

Transösophageale Echokardiographie (TEE)
- Kann am Krankenbett erfolgen
- Weniger genau: Die Pars ascendens wird durch luftgefüllte Trachea verdeckt

Differenzialdiagnose

Kinking (geschlängelter Verlauf)
- Keine nach innen verlagerte Intimaverkalkung, keine umschriebene Dilatation

Mediastinales Teratom
- Kann unter plötzlicher Größenänderung einbluten

Achalasie
- Luft-Flüssigkeits-Spiegel, keine Magengasblase

Pathologie

Allgemein
- Das echte Aneurysma setzt sich aus allen Aortenwandschichten zusammen, das Aneurysma falsum stellt eine Wandperforation dar
- Ätiologie/Pathogenese
  - Größter hydraulischer Stress an rechter Wand der Aorta acendens oder in Aorta descendens in der Nähe des Ligamentum arteriosum
  - Für ein Aneurysma prädisponierende Zustände: Atherosklerose, Trauma, Mykose, zystische Medianekrose (Erdheim-Gsell)
  - Aortitis: Syphilis (heute selten), Riesenzellenaortitis, M. Bechterew, rheumatoide Arthritis, rheumatisches Fieber, rezidivierende Polychondritis, M. Reiter, M. Behçet, Takayasu-Syndrom
  - Prädispositionsfaktoren der Dissektion: Zystische Medianekrose, Hypertonie, penetrierendes Ulkus, bikuspide Aortenklappe, rezidivierende Polychondritis
- Epidemiologie
  - Penetrierende Ulzera: Ältere Menschen mit arterieller Hypertonie

Makropathologische und intraoperative Befunde
- Die Intimaabhebung verläuft spiralig, wobei das Lumen falsum in der Pars ascendens ventral und rechts, in der Pars descendens dorsal und links liegt

Mikroskopische Befunde
- Keine

Klinik

Klinisches Bild
- Von symptomlos bis zum plötzlichen Tod
- Eine Aortendissektion kann schmerzlos sein (15%)

Therapie
- Pars ascendens (Stanford Typ A): Operativ
  - Das Graft dient dem Verschluss des Lumen falsum
  - Kann in das Perikard einbrechen (Tamponade)
  - Kompression einer Koronararterie
  - Aortenklappenregurgitation (50%) kann Klappenersatz erfordern

- Aorta descendens (Stanford Typ B): Medikamentös, Antihypertonika

Prognose
- Dissektion: 25% versterben in den ersten 24 Stunden

Literaturauswahl

LePage MA et al (2001): Aortic dissection: CT features that distinguish true lumen from false lumen. AJR 177:207–211

Posniak HV et al (1990): CT of thoracic aortic aneurysms. Radiographics 10:839–855

Aortenanomalien

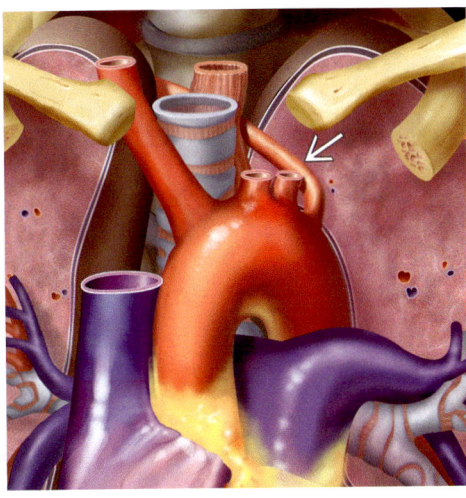

Linksseitiger Aortenbogen mit aberrierender rechter A. subclavia (Pfeil), die dorsal der Speiseröhre nach rechts quert

Grundlagen

- Bei allen Raumforderungen des Mediastinums denke man bis zum Beweis des Gegenteils auch an Gefäße
- Die aberrierende rechte A. subclavia ist die häufigste Aortenbogenanomalie
- Die aberrierende Arterie geht meist aus einem dilatierten Ostium ab (Kommerell-Divertikel) und kann selten auch eine Dysphagia lusoria verursachen
- Der rechtsseitige Aortenbogen mit seiner spiegelbildlichen Aufzweigung ist meist mit angeborenen Herzfehlern gekoppelt
- Coarctatio aortae: Klassisches Röntgenzeichen der „spiegelbildlichen 3"
- Die Pseudocoarctatio ist morphologisch ähnlich, doch gibt es hier keinen Druckgradienten über die Stenose hinweg, und es werden keine Rippenusuren durch Kollateralen verursacht

Bildgebung

Thoraxröntgenaufnahme

- Aberrierende rechte A. subclavia
  - Raumforderung dorsal der Trachea im Raider-Dreieck
    - Normalerweise heller Raum dorsal der Trachea, ventral der Wirbelkörper und kranial des Aortenbogens
  - Eine schräge dorsale Impression in der Ösophagographie zeigt zur rechten Schulter
- Rechtsseitiger Aortenbogen
  - Rechts paratracheale Raumforderung
  - Aberrierende linke A. subclavia
    - Ein Kommerell-Divertikel kann wie der normale linksseitige Aortenbogen aussehen
- Coarctatio (Pseudocoarctatio)
  - Zeichen der „spiegelbildlichen 3"
    - Einziehung in Stenosehöhe
    - Die untere Vorwölbung ist die poststenotisch dilatierte Pars descendens aortae

Aortenanomalien

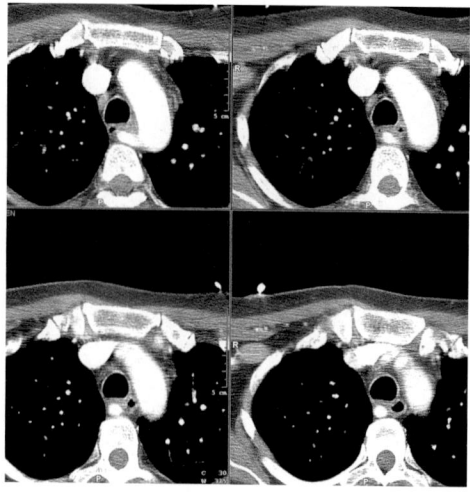

Die aberrierende rechte A. subclavia ist eine häufige Anomalie. Die A. subclavia ver-
läuft hier dorsal von Luft- und Speiseröhre. Mitunter ist ihr Abgang dilatiert (Kommerell-
Divertikel) und kann eine Dysphagia lusoria bedingen

- – Die proximale Vorwölbung ist die Pars ascendens aortae
- Rippenusuren am Unterrand
  - – Vergrößerte geschlängelt verlaufende Interkostalarterien, die als Kollateralen dienen
  - – Die Usuren sieht man erst nach dem 6. Lebensjahr
  - – Bei aberrierender A. subclavia nur einseitig
- Retrosternale wellige röhrenförmige Verschattung
  - – A. subclavia als Kollaterale zur A. mammaria interna
- Die Pseudocoarctatio gleicht der echten Coarctatio, doch hier kein Druckgradient über Stenose hinweg
  - – Keine Kollateralen, keine Rippenusuren

CT-Befunde
- Aberrierende rechte A. subclavia
  - Abgang distal der linken A. subclavia
  - Verläuft dorsal von Trachea und Ösophagus
- Rechtsseitiger Aortenbogen
  - Aberrierende linke A. subclavia
    - – Verläuft dorsal der Luftröhre oder des Ösophagus
  - Die spiegelbildliche Aufzweigung geht meist mit einem angeborenen Herzfehler einher
- Coarctatio aortae
  - Axiale Scans weniger geeignet, um den Isthmus abzubilden
  - Die CT-Abklärung erfordert die Spiral-CT mit Rekonstruktion in schräger, sagittaler oder koronarer Ebene

MRT-Befunde
- Vorteile
  - Keine Strahlenbelastung
  - Multiplanare (primäre) Darstellung
  - Klappenmorphologie und -funktion
  - Intrakardiale Morphologie

Differenzialdiagnose

Mediastinale Raumforderung in jeglichem Kompartiment
- Bei allen Raumforderungen des Mediastinums denke man bis zum Beweis des Gegenteils auch an Gefäße, insbesondere bei
  - Nachbarschaft zu bekannten Gefäßstrukturen
  - Wandverkalkung
  - Ovaler oder runder Form bei glatter Kontur
  - In zweiter senkrechter Projektion nur noch schlecht sichtbar

Pathologie

Allgemein
- Anomalien, häufige anatomische Varianten
- Genetik
  - Aberrierende rechte A. subclavia: Unvollständig rückgebildeter primitiver distaler rechter Aortenbogen
  - Rechtsseitiger Aortenbogen: Unterbrechung des in der Embryonalzeit gedoppelten Bogens zwischen linker A. carotis communis und linker A. subclavia

Makropathologische und intraoperative Befunde
- Coarctatio aortae: Obstruierende Membran in Höhe des Aortenisthmus

Klinik

Klinisches Bild
- Aberrierende rechte A. subclavia (A. lusoria)
  - Mit 1,5% häufigste Aortenbogenanomalie
  - Vergrößertes Kommerell-Divertikel kann Dysphagie bedingen (Dysphagia lusoria)
  - Ein Drittel der Patienten mit Down-Syndrom mit angeborenem Herzfehler haben eine aberrierende rechte A. subclavia
- Rechtsseitiger Aortenbogen
  - Spiegelsymmetrische Verzweigung
  - Kombiniert mit angeborenen Herzfehlern
    - Fallot-Tetralogie
    - Ventrikelseptumdefekt
    - Truncus arteriosus (communis)
  - Aberrierende linke A. subclavia
    - Nicht mit angeborenen Herzfehlern verbunden
- Coarctatio aortae
  - Hypertonie der oberen Extremitäten
  - Begleitende Läsionen
    - Bikuspide Aortenklappe (25%)
    - Aneurysmen an der Coarctatio oder des Circulus arteriosus Willisi
    - Persistierender Ductus arteriosus oder Ventrikelseptumdefekt
    - Turner-Syndrom

Therapie
- Bei asymptomatischen Patienten keine
- Operation oder Ballonangioplastie bei kurzen Segmentstenosen

Prognose
- Morbidität und Letalität der jeweiligen Operation

Literaturauswahl
Proto AV et al (1987): Aberrant right subclavian artery: Further observations. AJR 148:253–257
Salomonowitz E et al (1984): The three types of aortic diverticula. AJR 142:673–679

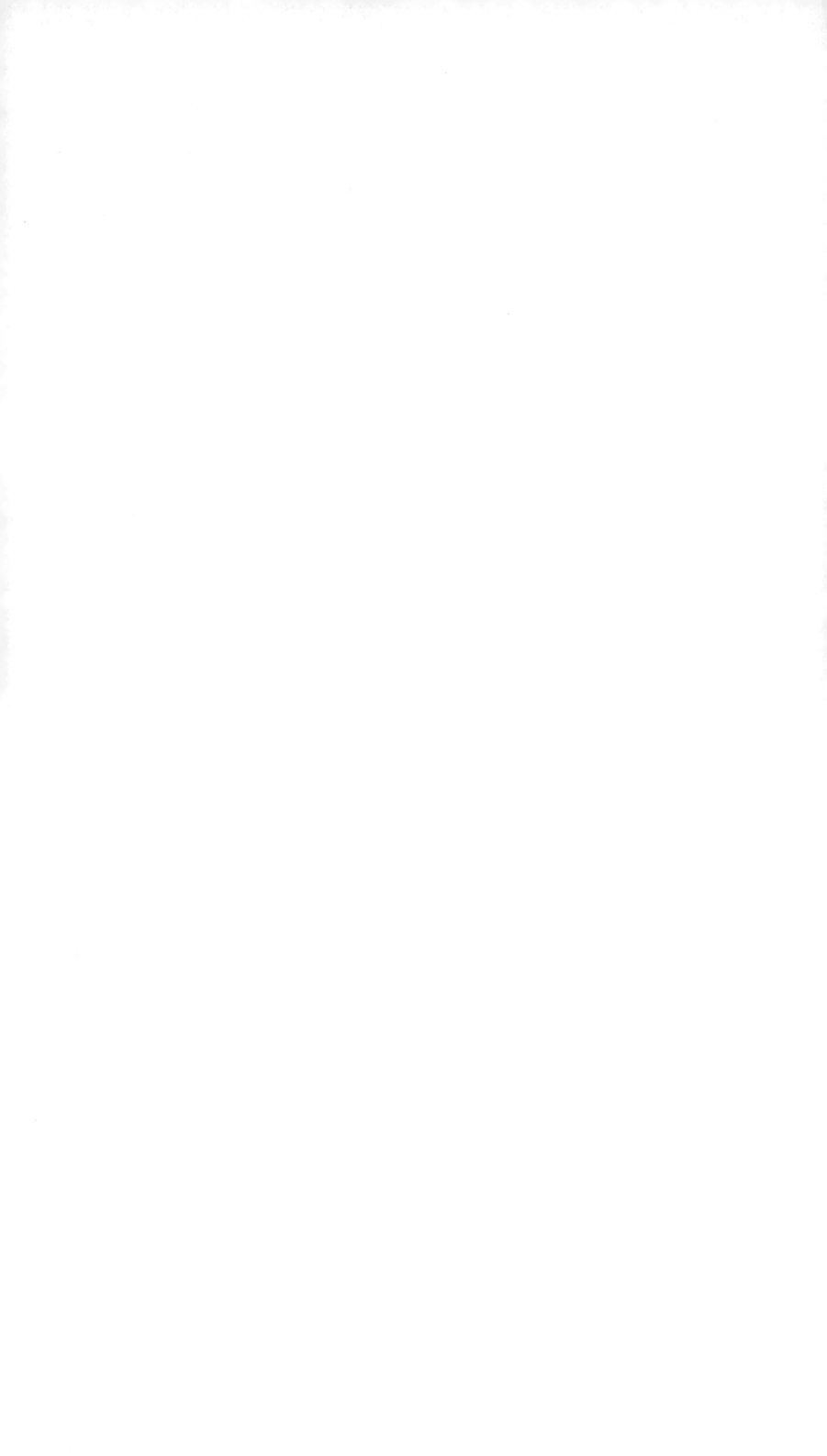

PocketRadiologist™
Thorax
Die 100 Top-Diagnosen

TRAUMA

Aortenruptur

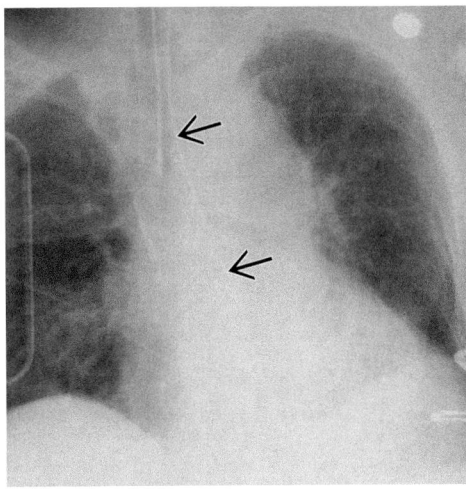

Stumpfes Thoraxtrauma. Das Mediastinum ist verbreitert, die Kontur des Aortenbogens ausgelöscht. Die Magensonde wird nach rechts (Pfeile), der linke Stammbronchus nach unten abgedrängt. Die Thoraxaufnahme ist sensitiv, aber nicht spezifisch – eine Angiographie oder CT ist nötig

Grundlagen
- 15% der Todesfälle durch Verkehrsunfälle; 95% in Höhe des Aortenisthmus
- Die Thoraxaufnahme ist sensitiv, aber unspezifisch
- Die Zeichen einer Aortenruptur können fehlen
- Die Angiographie wird inzwischen rasch durch die CT-Angiographie ersetzt
- Die CT-Angiographie stellt den Riss direkt dar
- Falsch positive Ergebnisse in konventioneller Angiographie und CT-Angiographie durch atherosklerotische Plaques und ein normales Duktusdivertikel

Bildgebung

Thoraxröntgenaufnahme
- Stellt nicht den Riss, sondern indirekte Zeichen seitens der Blutung dar
- Die Zeichen der Aorenruptur sind sensitiv, aber nicht spezifisch
  - Verbreitertes oberes Mediastinum
  - Abnorme Aortenbogenkontur, verschattetes aortopulmonales Fenster
  - Trachea nach rechts abgedrängt
  - Magensonde nach rechts abgedrängt
  - Verbreiterter paravertebraler Streifen
  - Nach kaudal abgedrängter linker Hauptbronchus
  - Linksseitiges Apical-cap-Zeichen
  - Fraktur der 1. Rippe (ist durch Klavikula und Skapula geschützt; es bedarf erheblicher Gewalt, diese zu brechen; somit Indikator eines schweren Traumas und damit der Wahrscheinlichkeit einer Aortenruptur)
- Jedes einzelne der o.g. Zeichen erfordert den Nachweis/Ausschluss einer Aortenruptur
- Die Zeichen sind auf den Aortenbogen zentriert, den häufigsten Ort der Aortenruptur

Aortenruptur

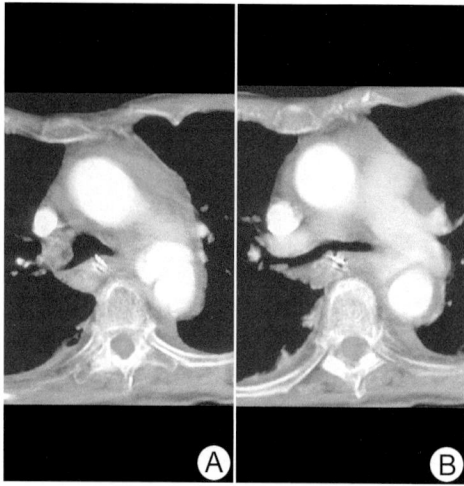

CT-Angiographie; aufeinander folgende Bilder. A. Die Pars descendens aortae zeigt kranial eine abnorme Kontur mit kleiner Pseudosakkulierung. B. Die Magensonde ist abgedrängt. Das mediastinale Fett erscheint vollständig durch Blut ausgelöscht

- Ein normales Thoraxbild galt früher als unwahrscheinlich für Aortenruptur
  - Die CT-Angiographie zeigte bei Patienten ohne Zeichen einer Aortenruptur im Röntgenbild Aortenverletzungen bei bis zu 15% (falsch negative Thoraxaufnahme)
- Chronisches Aneurysma (2% Überlebende)
  - Verkalkte Raumforderung im aortopulmonalen Fenster

CT-Befunde
- CT wurde anfangs eingesetzt, um falsch positive Thoraxaufnahmen zu reduzieren, indem sie andere Ursachen eines verbreiterten Mediastinums nachweisen sollte
- Die CT-Angiographie zeigt die Aortenruptur direkt und mindert dadurch die Zahl noch nötiger Angiographien erheblich
- Zeichen
  - Periaortales Hämatom
  - Pseudodivertikel oder unregelmäßige Aortenwand
  - Intimaabhebung
- Erfordert intravenöse Kontrastmittelgabe und Spiral-CT
- Genauigkeit: Sensitivität 100%, Spezifität 80%
- Falsch positiv: Bewegungs- oder Streifenartefakte, Plaque, Duktusdivertikel. Benachbarte Bronchialarterie

Aortographiebefunde
- Die Aortographie gilt als Goldstandard zur Beurteilung von Aorta und großen Gefäßen
- Falsch negative und falsch positive Ergebnisse (s. u.)
- Orientiert man sich an der Thoraxaufnahme, so führt man für einen positiven Befund 10 Angiographien mit negativem Ergebnis durch
- Geringes Risiko einer Ruptur durch Katheterismus
- Heute sehr rasch durch CT ersetzt

- Falsch positiver Befund
  - Duktusdivertikel (25%)
    - Glatt, sanft geschwungene Schultern
    - Risse haben unregelmäßige Ränder und steile Schultern
  - Ulzerierter Plaque
    - Bei älteren Patienten häufiger, weitere Plaques vorhanden
  - Aortenspindel (15%)
    - Angeborene Stenose am Ligamentum arteriosum
  - Infundibulum des Truncus bronchointercostalis
- Falsch negativ, früher als „Aortenruptur selten" betrachtet
  - CT-Angiographie zeigte eine Rate übersehener Aortenverletzungen von 5%

MRT-Befunde
- Einschränkungen bei Transport und Überwachung kritisch Verletzter

Transösophageale Echokardiographie
- Zeigt Intimarisse und transmurale Ruptur
- Bei schwerverletzten Patienten schwieriger durchzuführen
- Eingeschränkte Verfügbarkeit

Differenzialdiagnose

Verbreitertes Mediastinum
- Beim Trauma falsch positives Ergebnis durch Drehung des Patienten zur Seite (besonders nach rechts), durch Rückenlage und Ausatmung

Pathologie

Allgemein
- Ätiologie/Pathogenese
  - Dezelerationshypothese: Aorta am Ligamentum arteriosum fixiert
  - Knöcherne Einklemmung: Manubrium und erste Rippe rotieren, pressen die Aorta gegen die Wirbelsäule und verursachen so eine Scherverletzung
- Epidemiologie
  - Stellt 15% der Todesursachen bei Verkehrsunfällen

Makropathologische und intraoperative Befunde
- 95% am Aortenisthmus
  - Vom Abgang der linken A. subclavia bis zum Ligamentum arteriosum
- Weitere 5% Aorta ascendens oder Aorta descendens am Hiatus aorticus
- Aorta ascendens in 20% der Autopsieergebnisse, nur wenige Patienten gelangen überhaupt noch lebend ins Krankenhaus
- Quere zirkuläre Ruptur: Intima und Media zerreißen bei noch intakter Adventitia (60%)
- Nicht zirkuläre Risse sind häufiger dorsal

Klinik

Klinisches Bild
- Dringliche Diagnose: 50% versterben unbehandelt in den ersten 24 Stunden
- Die Mehrzahl hat keine Beschwerden und klinischen Zeichen; unspezifischer Thoraxschmerz, Dyspnoe
  - Akutes Koarktationssyndrom ist selten
    - Hypertonie der oberen Extremitäten
    - Abgeschwächte Femoralispulse

* Zahlreiche Begleitverletzungen
  - Zwerchfellruptur, Lungenkontusion, Rippenfrakturen, Schädel-Hirn-Trauma

Therapie
* Operative Versorgung (auch für chronisches Aneurysma empfohlen)
* β-adrenerge Sympathikusblocker, um die Wandbelastung zu senken
* Endovaskulärer Stent graft (vielversprechend)

Prognose
* 85% überleben; bei 10% Paraplegie (direkter Zusammenhang mit der Zeitdauer der Aortenausklemmung)

Literaturauswahl

Dyer DS et al (1999): Can chest CT be used to exclude aortic injury? Radiology 213:195–202

Patel NH et al (1998): Imaging of the acute thoracic aortic injury due to blunt trauma: A review. Radiology 209:335–348

Zwerchfellruptur

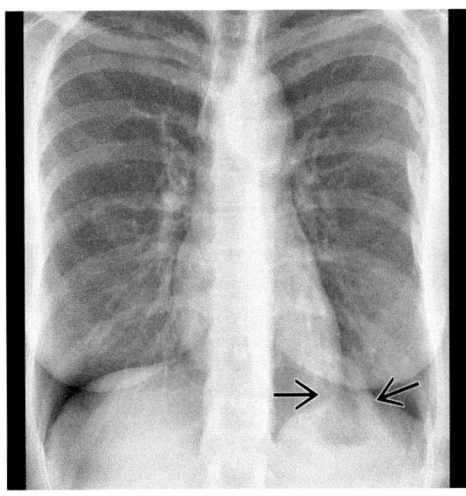

Lang zurück liegendes stumpfes Thoraxtrauma. Der das rupturierte Zwerchfell querende Magen hat dadurch eine Sanduhrform (Pfeile). Die Konturanomalie im aortopulmonalen Fenster erwies sich als chronisches Pseudoaneurysma der Aorta. Zahlreiche geheilte linksseitige Rippenfrakturen

Grundlagen

- Prävalenz: 5% bei Patienten mit stumpfem Thoraxtrauma
- Häufig erst verspätete Diagnose
- Die Thoraxaufnahme ist im Regelfall abnorm
- Spezifische Zeichen: Intrathorakal gasgefüllte Viszera
- Zusätzliche CT-Zeichen: Schwerkraftabhängige Eingeweide
- Ein neu aufgetretener Pleuraerguss bei einem Patienten mit Hernie zeigt eine beginnende Strangulation an

Bildgebung

Thoraxröntgenaufnahme

- Bei 90% pathologisch, aber nur in 50% diagnostisch
- Gasgefüllter Darm in einem Hemithorax
- Spitze einer Magensonde im Hemithorax
  - Der Riss verschont meist den Hiatus oesophageus
  - Normalerweise verläuft eine Magensonde in das Abdomen und kehrt erst dann in den Hemithorax um, wenn eine Magenhernie vorliegt
- Zwerchfellhochstand > 7 cm
- Zwerchfellkontur ändert bei Lagewechsel des Patienten ihre Form
- Abnorme Zwerchfellkontur
- Mediastinum zur Gegenseite abgedrängt
- Strangulation
  - Ein Pleuraerguss bei Patienten mit Hernie sollte an eine Strangulation denken lassen
  - Bei einer offenen Verbindung sollte sich der Erguss nicht intrathorakal ansammeln
  - Omentumfett kann Pleuraerguss nachahmen, einschließlich der Umlagerung in den Aufnahmen in Seitenlage

Zwerchfellruptur

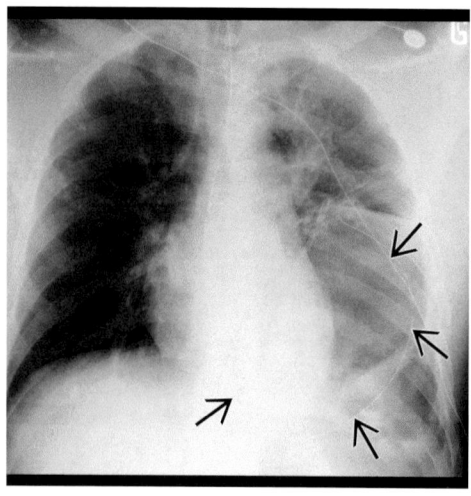

Stumpfes Thoraxtrauma. Durch einen Zwerchfellriss herniierter Magen. Die Magen-sonde verläuft durch den Hiatus oesophageus und dann in den intrathorakalen Magen hinein (Pfeile).

CT-Befunde
- Zeichen des schwerkraftabhängigen Viscus
  - Leber oder Darm in Kontakt mit dorsalen Rippenanteilen
- Eingeweidehernie mit umschrieben eingeengtem Darm oder eingeengter Leber (Kragenzeichen)
- Unterbrochener Zwerchfellschenkel
- Zwerchfellruptur links: Sensitivität 80%, Spezifität 100%
- Zwerchfellruptur rechts: Sensitivität 50%, Spezifität 100%
- Koronare und sagittale Rekonstruktion sind bei rechtsseitiger Verletzung wichtig

MRT-Befunde
- Ähnlich den CT-Befunden, MRT in der Akutsituation schwieriger durchführbar

Bariumuntersuchungen des GI-Trakts
- Lang etablierte Methode zum Herniennachweis
- Annäherung und Einschnürung von afferenter und efferenter Darmschlinge („pinched limbs") durch den Zwerchfelldefekt (Kragenzeichen oder Zeichen der sich küssenden Vögel)

Weitere Befunde
- Sonographie und Leber-Milz-Szintigraphie werden ebenfalls zur Diagnose einer Zwerchfellruptur eingesetzt

Differenzialdiagnose

Eventration des Zwerchfells
- Bei der Eventration liegen die Darmschlingen nicht so nah einander an

Zwerchfellparese
- Unter Durchleuchtung paradoxe Bewegung

Hepatomegalie
- Kein Kragenzeichen der Leber

Abgekammerter Pleuraerguss
- Kein Darm, Zwerchfellschenkel intakt

Paraösophageale Magenhernie
- Nur selten Ruptur am Hiatus oesophageus

Subphrenischer Abszess
- Zwerchfell intakt und klar vom Darm getrennt

Pathologie
Allgemein
- Spontanheilung selten; herniierter Bauchinhalt verhindert, dass die Rissränder sich annähern
- Epidemiologie
  - Prävalenz von 5% beim stumpfen Thoraxtrauma

Makropathologische und intraoperative Befunde
- Radialer Riss von der zentralen Pars tendinea nach dorsolateral
- Länger als 2 cm, die meisten länger als 10 cm
- Linksseitig 70%, rechts polsterartiger Schutz durch Leber
- Im CT 5% Zwerchfelldefekte
  - Normaler Alterungsvorgang
  - Bei Frauen häufiger

Klinik
Klinisches Bild
- Akute Zwerchfellruptur
  - Zahlreiche Begleitverletzungen
    - Rippenfrakturen 40%
    - Beckenfrakturen 50%
    - Leber- oder Milzruptur
    - Aortenruptur 5%
    - Kopfverletzung
  - Diagnose bei 25% verspätet gestellt
  - Überdruckbeatmung bei intubierten Patienten kann die Herniation verhindern
  - Die Herniation kann durch andere Verletzungen maskiert werden
- Latenzphase
  - Asymptomatisch oder leichte epigastrische Beschwerden
  - Spontanatmung (negativer intrapleuraler Druck)
    - Gradient für eine zunehmende Herniation von Bauchinhalt
    - Hohes Verdachtsmoment ist während des gesamten klinischen Verlaufs von Traumapatienten wichtig
- Obstruktion
  - Darmstrangulation (Strangulationsileus)
    - Bei 85% Strangulation binnen 3 Jahren; es gibt aber auch über Jahrzehnte unentdeckte Fälle
    - Morbidität und Letalität bei Strangulation 30%
  - Obstruktionszeichen, Fieber, Thoraxschmerz

Therapie
- Operative Versorgung

Prognose
- Hervorragend
- Morbidität und Letalität sind bei Strangulation höher

Literaturauswahl
Killeen KL et al (1999): Helical CT of diaphragmatic rupture caused by blunt trauma. AJR 173:1611–1616
Fataar S et al (1979): Diagnosis of diaphragmatic tears. Br J Radiol 52:375–381

Stumpfes Thoraxtrauma

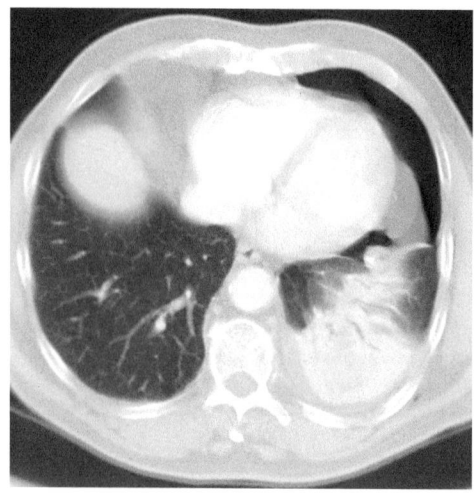

Stumpfes Thoraxtrauma, Lungenkontusion. Homogene Verdichtung des linken Lungen-unterlappens. Großer Pneumothorax. Die Kontusion erscheint bei Inspektion dunkelblau

Grundlagen
- Lungenkontusionen und -rupturen erscheinen früh nach dem Trauma
- Das Röntgenbild zeigt meist fleckige oder homogene alveoläre Verschattungen
- Pneumatozelen und Hämatome zeigen eine Lungenruptur an
- CT: Beste Nachweismethode für kleine Rupturen oder Hämatopneumothorax
- Können auch ohne Frakturen des Thoraxskeletts vorhanden sein

Bildgebung

Thoraxröntgenaufnahme
- Die Verschattungen treten kurz nach dem Trauma auf (< 6 Stunden)
- Neben Rippen oder Wirbelkörpern gelegen
- Sitz am Krafteinwirkungsort oder aber Contrecoup-Verletzung der Lunge
- Unregelmäßige fleckige Bereiche alveolärer Verdichtung (leichte Form)
- Perihilär vermehrte interstitielle Zeichnung
  - Blutung und Ödem im peribronchovaskulären Interstitium
- Diffuse ausgedehnte homogene Verdichtung der Lunge (schwere Form)
- Besserung innerhalb von 24–48 Stunden
- Komplette Auflösung binnen 10 Tagen
  - Außer wenn zusätzlich ein ARDS/eine respiratorischer Insuffizienz besteht
- Lungenzerreißung (echte Ruptur)
  - Kann erst Stunden oder Tage nach dem Trauma auftreten
  - Am Ort der stärksten Belastung oder Contrecoup-Läsion
  - Dünnwandige luftgefüllte Zysten (Pneumatozelen)
    - Mit oder ohne Flüssigkeitsspiegel
    - Können sich mit Blut füllen (Hämatom); Hämatome wachsen nur selten
    - Einzeln oder zahlreich vorhanden
    - Oval oder kugelförmig
    - Ungekammert, mehrfach gekammert
    - 2–14 cm Durchmesser
    - Persistieren bis zu 4 Monate

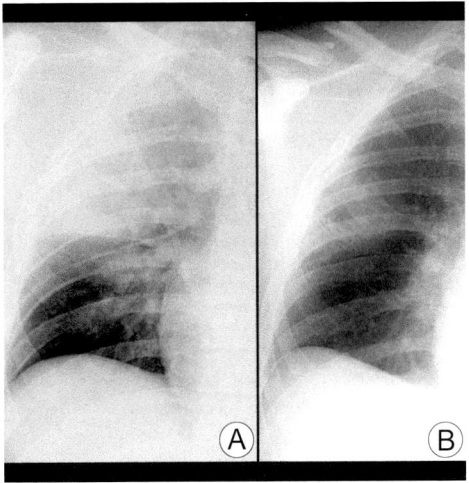

Eine großräumige Kontusion des rechten Oberlappens (A) normalisierte sich binnen 3 Tagen (B). Zahlreiche Rippenbrüche und Fraktur des rechten Schlüsselbeins

- Allmähliche Größenabnahme 1–2 cm pro Woche
- Lösen sich über Wochen bis Monate auf

CT-Befunde
- CT sensitiver als die Thoraxaufnahme
- Die äußersten 1–2 mm der Lunge werden verschont
- Echte Rupturen mit Flüssigkeitsspiegeln erkennbar
- Hämatom
  - Im Zentrum leicht vermehrte Dichte
  - Kontrastmittel aufnehmender Rand
  - Mit einem Lungenknötchen verwechselbar
- Hämatopneumothorax, besonders bei Verletzung vom Typ 3 (s. Pathologie)

Empfehlungen
- Thoraxaufnahmen reichen meist zur Verlaufskontrolle aus

Differenzialdiagnose

Aspiration
- Identische Röntgenbefunde
- Aspiration bei Schädel-Hirn-Trauma häufig

Pneumonie
- Identische Röntgenbefunde, aber im klinischen Verlauf erst später
- Verschlechtert sich eine Kontusion nach 48 Stunden, muss man an eine Superinfektion denken

Pathologie

Allgemein
- Kontusionen sind bei stumpfem Thoraxtrauma sehr häufig
- Ätiologie/Pathogenese
  - Plötzliche Bremsung zerreißt Kapillaren und kleine Blutgefäße
  - Direkte Krafteinwirkung oder Pfählungsverletzung (Rippenfraktur)

Makropathologische und intraoperative Befunde
• Atemaustauschräume mit Blut gefüllt

Schweregradeinteilung
• Typ 1: Durch stumpfes Trauma und plötzliche Kompression des nachgebenden Thorax
• Typ 2: Lunge wird komprimiert und zwischen Thoraxwand und Wirbelsäule zerrissen
• Typ 3: Punktionsverletzung der Lunge durch gebrochene Rippe
• Typ 4: Pleuraadhäsionen zerreißen die Lunge, wenn die Thoraxwand komprimiert wird

Klinik

Klinisches Bild
• Meist keine spezifischen Symptome durch Kontusionen, Pneumatozelen der Hämatome

Therapie
• Unterstützende Therapie, Überwachung wegen anderer Organverletzungen, hinsichtlich Komplikationen beobachten
• Komplikationen: Infektion, Hämatopneumothorax oder Hämoptysen

Prognose
• Unterschiedlich, meist abhängig von anderen Verletzungen, wie Aortenruptur

Literaturauswahl
Mirvis SE et al (1992): Imaging in acute thoracic trauma. Semin Roentgenol 27:184–210

Thoraxwandverletzung

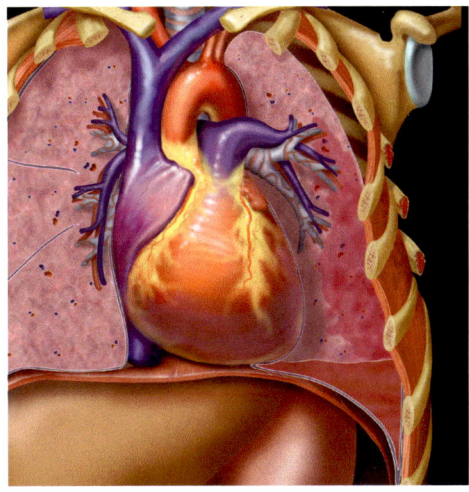

Zahlreiche linksseitige Rippenfrakturen, Dreschflegelthorax mit Lungenkontusion und Lungeneinblutung

Grundlagen
- Rippenfrakturen sind häufig; die Fraktur der 1. Rippe ist Indikator schwerer Gewalteinwirkung
- „Dreschflegelsegmente" stören die Atmung
- Brustwirbelsäulenfrakturen weisen ähnliche Zeichen wie Aortenruptur auf
- Die meisten Frakturen der Brustwirbelsäule führen zu neurologischen Ausfällen
- Häufigster Ort der BWS-Verletzung ist der thorakolumbale Übergang

Bildgebung
Thoraxröntgenaufnahme
- Brustwirbelsäule (BWS)
  - Eine Pedikelausdünnung mit leicht vergrößerter interpedikulärer Distanz in Höhe der Ausdünnung sieht man im thorakolumbalen Übergang bei 7%
  - Zwei-Millimeter-Regel: 2 mm sind der obere Normwert für Unterschiede von
    - Interspinöse oder interlaminare Distanz
    - Pedikelabstand (transversal und vertikal)
    - Ventro- oder Retrolisthesis bei Flexion und Extension
    - Breite des Facettengelenkspalts
    - Vorder- und Hinterkantenhöhe der Wirbelkörper
  - Intaktheit des Knochens
    - Vordere Höhe < hintere Höhe
    - Quotient vordere/hintere Höhe 0,80 bei Männern und 0,87 bei Frauen
    - Die mittlere Höhe des Dornfortsatzes projiziert sich leicht unterhalb des vorderen Abschlussplattenanteils des darunter gelegenen Wirbels
    - Zeichen des gedoppelten Dornfortsatzes ist Schlüssel zu Dornfortsatzfrakturen
  - Instabilität bei einem der folgenden Punkte
    - Wirbelverschiebung
    - Vergrößerte interlaminare oder interspinöse Distanz
    - Reitende oder luxierte kleine Wirbelgelenke

Thoraxwandverletzung

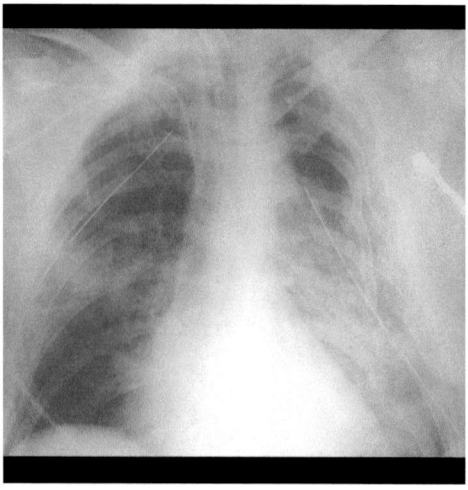

Stumpfes Thoraxtrauma, beidseitige Kontusionen und Pleuradrainagen. Auf der linken Seite Dreschflegelthorax. Das Rippenhaken-Zeichen (costal hook sign) der Rippen 3–8 zeigt ein großes instabiles Segment an

- – Vergrößerter interpedikulärer Abstand
- – Unterbrochene hintere Wirbelkörperlinie
- Posttraumatischer Kollaps (M. Kümmel-Verneuil)
  - – Auch nach geringerem Trauma
  - – Avaskuläre Wirbelkörpernekrose
  - – Kombiniert mit intravertebralem Gas oder Vakuumphänomen des Diskus
- Sternum
  - Direktes Trauma: Nach dorsal verschobenes kaudales Fragment
  - Indirektes Trauma: Nach dorsal verschobenes kraniales Fragment
- Rippen
  - 30% Sensitivität (eine Rippenfraktur zu übersehen ist normal)
  - Am häufigsten gebrochen sind die 4.–9. Rippe
  - Rippenbrüche sind meist multipel
  - Häufig nach stumpfem Thoraxtrauma
  - Fraktur der ersten Rippe
    - – Indikator schwerer Gewalteinwirkung
    - – Geschützt durch Schlüsselbein und Schulterblatt
    - – 2% der Patienten haben zusätzlich eine Bronchusruptur und 10% eine Aortenruptur
  - Dreschflegelthorax (bis zu 20% der Patienten mit schwerem Trauma)
    - – Zwei oder mehr benachbarte Rippen weisen Segmentfrakturen auf (mehr als 2 benachbarte Rippen mit Stückbrüchen oder mehr als 5 einfache Frakturen benachbarter Rippen)
    - – Rippenhaken-Zeichen: Rippen geformt wie Elefantenrumpf (Rotation der Sementfrakturen)

CT-Befunde
- CT wird vor allem zur Abklärung der Skelettintegrität eingesetzt

MRT-Befunde
- MRT wird vor allem eingesetzt, um Spinalkanal, Bandscheiben und Bänder abzuklären

- Optimaler Zeitplan für Rückenmarkverletzungen: 24–72 Stunden nach Verletzung
- Myeloneinblutung hat schlechte Prognose hinsichtlich neurologischer Erholung
- Myelonödem hat bessere Prognose hinsichtlich neurologischer Erholung

Differenzialdiagnose

Aortenruptur
- 50% der Patienten mit Myelondurchtrennung weisen Zeichen einer Aortenruptur auf
  - Mediastinalverbreiterung bei 50%
  - Apical-cap-Zeichen bei 50%
  - Verbreiterter rechter paratrachealer Streifen bei 60%

Pathologie

Allgemein
- Ätiologie/Pathogenese
  - Flexionsverletzung der BWS
    – Führt zu Kompressionsfrakturen (50% aller Frakturen)
  - Axiale Kompression
    – Führt zum Berstungsbruch (15% aller Frakturen)
  - Hyperflexion
    – Führt zu Flexionsdistraktionsfraktur (Sicherheitsgurtverletzung) (15% aller Frakturen)
  - Scherverletzungen führen zu Luxationsfrakturen (5% aller Frakturen)
  - Dreschflegelthorax
    – Pendelluftatmung, paradoxe Bewegung des Dreschflegelsegments bei der Atmung (einwärts bei Inspiration, nach außen bei Exspiration)
- Epidemiologie
  - BWS-Frakturen betreffen zu 15% mehrere Segmente gleichzeitig
  - < 5% der Patienten haben sowohl Aortenruptur als auch Rückenmarksverletzung

Makropathologische und intraoperative Befunde
- Der Spinalkanal ist im Bereich der BWS am kleinsten
  - Minimaler Freiraum für Fragmente, die dann Myelonverletzungen bedingen
- Facetten
  - Normale BWS-Facetten liegen in der Koronarebene
  - Die lumbalen Facetten verlaufen schräg sagittal
  - Die Übergangszone zwischen BWS- und LWS-Facettenorientierung (Th 9–11) ist bei Flexionsverletzungen der häufigste Frakursitz

Klinik

Klinisches Bild
- 90% der BWS-Verletzungen sind mit einer Myelonverletzung vergesellschaftet
  - Frakturen des thorakolumbalen Übergangs verletzen das Rückenmark häufiger als Frakturen der oberen BWS
- Rippenfrakturen haben meist nur wenig Folgen
  - Die äußere Schienung durch ein Rippenkorsett kann zu Hypoventilation und Pneumonie führen
- Dreschflegelthorax
  - Kann klinisch bei bis zu einem Drittel der Patienten stumm sein
  - Ein großes Segment kann zu gestörter Atmung führen

Therapie
- Operative Fixierung von BWS-Frakturen
- Überdruckbeatmung bei Dreschflegelthorax, bis die Brustwand wieder stabil ist

Literaturauswahl

el-Khoury GY et al (1993): Trauma to the upper thoracic spine: Anatomy, biomechanics, and unique imaging features. AJR 160:95–102

DeLuca SA et al (1982): Radiographic evaluation of rib fractures. AJR 138:91–92

Tracheobronchiale Ruptur

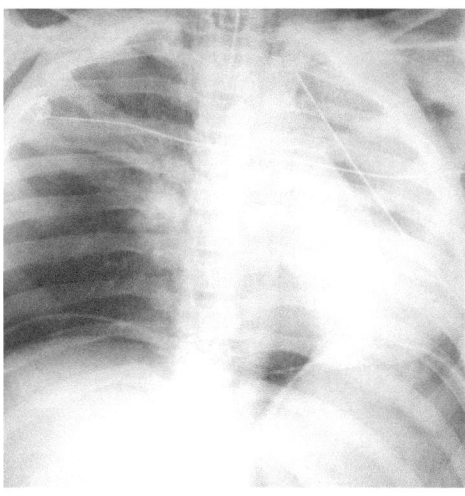

Verkehrsunfall. Subkutanes Emphysem des linken Hemithorax und Pneumomediastinum (Zeichen des durchgehenden Zwerchfells). Beidseits Pneumothorax sowie Pneumoperitoneum. Unterlappenatelektase links. In Kontrollaufnahmen verschlimmerten sich die Luftansammlungen zunehmend

Grundlagen

- Wird oft nicht erkannt und erst verspätet diagnostiziert
- Penetrierendes oder stumpfes Trauma der zervikalen Trachea oder des Thorax
- Schlüssel: Zunahme von Pneumothorax und subkutanem Emphysem trotz liegender Pleuradrainage
- Röntgenbild: Zeichen der „herabgefallenen Lunge"
- Operative Versorgung in nahezu allen Fällen indiziert
- Eine verspätete Diagnose führt zur Striktur

Bildgebung

Thoraxröntgenaufnahme

- Persistierendes oder fortschreitendes Luftleck trotz Pleurasaugdrainage
  - Subkutanes Weichteilemphysem
  - Emphysem der tiefen Halsweichteile
  - Pneumomediastinum
  - Pneumothorax (oft Spannungspneumothorax)
- Zeichen der „herabgefallenen Lunge"
  - Lunge fällt vom Hilus herunter
  - In Rückenlage nach dorsal
  - Im Stehen nach kaudal
- Frakturen von Rippen, Schlüsselbeinen, Schulterblättern, Brustbein sind unspezifisch
- Luft umgibt die Bronchien (Zeichen des Rings um die Bronchien)
- Endotrachealtubus
  - Die Spitze zeigt in Relation zur Luftröhre zu weit nach rechts
  - Der aufgeblasene Ballon liegt bei der Trachealruptur außerhalb des Lumens
  - Ballonwanderung zur Tubusspitze hin

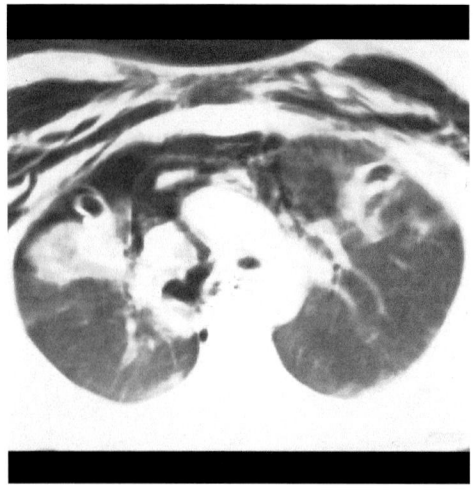

Trotz Pleuradrainge persistierte der rechtsseitige Pneumothorax. Ausgedehntes subkutanes und mediastinales Emphysem. Ruptur des rechten Hauptbronchus. Die rechte Lunge ist nach dorsal „herabgefallen"

- Spätbefunde nach unterlassener Diagnose
  - 10% haben keinen pathologischen Befund
  - Eine Bronchusstriktur verursacht Obstruktion und Atelektase

CT-Befunde
- 10% bieten keine direkten Zeichen (Luftröhrendefekt oder Knorpelfraktur)
- Ein herniierter Trachealtubusballon kann aussehen wie ein Mickey-Maus-Kopf oder eine Sanduhr (ein Ohr ist der Ballon, das andere die Luftröhre)
- Mediastinum zur Seite der Ruptur verlagert
- Trachea zur Gegenseite verlagert
- Zeichen der „herabgefallenen Lunge" (Kumpke-Zeichen)
- Chronisch: Striktur und Stenose

Differenzialdiagnose

Pneumomediastinum/Pneumothorax
- Kommt vor durch Kontusion, Überdruckbeatmung oder Ösophagusruptur (selten); eine Bronchusruptur ist ebenfalls relativ selten
- Man denke an eine Bronchusruptur, wenn die Luftmenge in Kontrollaufnahmen stetig zunimmt (trotz einliegender Pleurasaugdrainage)

Pathologie

Allgemein
- Epidemiologie
  - Selten; bei 3% der Patienten, die an einem Trauma versterben
  - Häufig erst verspätete Diagnose
    - 70% werden in den ersten 24 Stunden nicht entdeckt
    - 40% werden erst nach über einem Monat diagnostiziert

- Ätiologie/Pathogenese
  - Direkte Kompression zwischen Sternum und Wirbelsäule
  - Plötzliche Bremsung der Lunge bei fixierter Luftröhre
  - Forcierte Ausatmung gegen geschlossenen Kehldeckel

Makropathologische und intraoperative Befunde
- Durch stumpfes Trauma gegen die zervikale Luftröhre
  - Vertikalriss der Pars membranacea der Luftröhre
  - Durch stumpfe Gewalt gegen den Thorax
  - Am häufigsten Ruptur eines Hauptbronchus (80%)
    - Riss < 2,5 cm unterhalb der Carina
    - Häufiger rechtsseitig
  - Intrathorakale Luftröhre
    - Horizontale Ruptur < 2 cm oberhalb der Carina

Klinik

Klinisches Bild
- Atemnot
- Ausgedehntes subkutanes Emphysem der Halsweichteile (Pneumokollum)
- Diagnose durch Bronchoskopie

Klinischer Verlauf
- Wegen Fehlens spezifischer Symptome wird die Diagnose verspätet gestellt
- Man vermute eine Verletzung der zentralen Atemwege bei zunehmendem oder anhaltendem Pneumothorax oder Pneumomediastinum
- Eine verspätete Diagnose führt zu
  - Bronchusstenose und Zerstörung des distal gelegenen Parenchyms
  - Es kann eine Pneumonektomie erforderlich werden

Therapie
- In den meisten Fällen sofortige operative Versorgung nötig

Prognose
- Letalität 20%

Literaturauswahl

Mirvis SE et al (1992): Imaging in acute thoracic trauma. Semin Roentgenol 27:184–210

Unger JM et al (1989): Tears of the trachea and main bronchi caused by blunt trauma: Radiologic findings. AJR 153:1175–1180

PocketRadiologist™
Thorax
Die 100 Top-Diagnosen

THORAXAUFNAHME IN DER INTENSIVMEDIZIN

Mediane Sternotomie

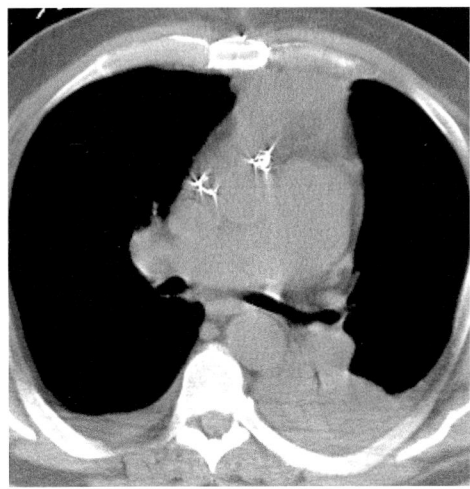

Retrosternales Hämatom nach medianer Sternotomie. Postoperative Hämatome sind häufig. Ein zunehmend breiter werdendes Mediastinum ist Indikation zur Rethorakotomie. Kleiner Pluraerguss beidseits

Grundlagen
- Der aortokoronare Venenbypass ist die am häufigsten ausgeführte Thoraxoperation
- Letalität 1%; Hauptkomplikationen sind Nachblutung und Mediastinitis
- Das CT weist die Komplikationen Osteomyelitis, Sternumdehiszenz, Abszess und Mediastinitis am besten nach
- Die Letalität der Komplikationen liegt bei 50%

Bildgebung
Thoraxröntgenaufnahme
- Zu erwartende Befunde direkt postoperativ
  - Lage von Tuben und Kathetern
    - Mediastinaldrainagen, Pleuradrainagen, Swan-Ganz-Katheter, Endotrachealtubus, epikardiale Schrittmacherdrähte, intraaortale Gegenpulsationsballonpumpe (falls erforderlich)
  - Basale Atelektasen (90%), links > rechts wegen
    - Kühlung des Nervus phrenicus
    - Gewicht des Herzens
    - Schwierigere endobronchiale Absaugung des linken Unterlappens
  - Leichtes Lungenödem
    - Herz-Lungen-Maschine („Maschinenlunge")
    - Volumenexpansion unter der Narkose
    - Intrinsische Dysfunktion des linken Ventrikels
- Mediastinale Einblutung
  - Die Breite des Mediastinums direkt postoperativ ist der Ausgangswert
  - Das Mediastinum kann in den ersten 24 Stunden etwas breiter werden
- Sternumdehiszenz
  - Kann normal sein
  - Vertikaler Sternotomiespalt breiter als 3 mm

Mediane Sternotomie

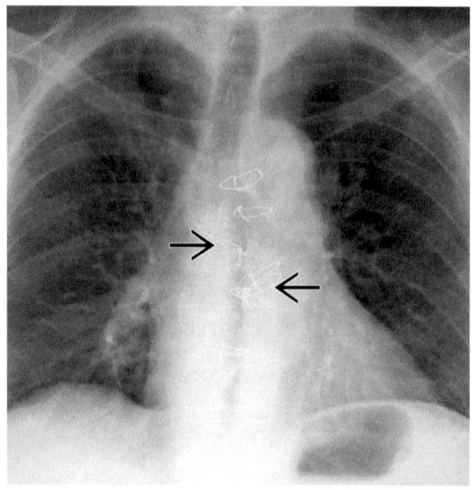

Sternumdehiszenz. Eine vertikal verlaufende Aufhellung in Sternummitte ist breiter als 3 mm; die Drahtcerclagen sind nach beiden Richtungen ausgerissen (Pfeile)

- Wandernde Drahtcerclagen
- Gebrochene Cerclagendrähte sind ein Zufallsbefund, aber kein Zeichen der Dehiszenz
  - Ausgerissene Drähte wandern nach beiden Seiten von der Medianlinie weg

CT-Befunde
- CT bestes Verfahren, um Unregelmäßigkeiten des Sternums, periostal gebildeten neuen Knochen, Sklerose, parasternale Flüssigkeitsansammlungen/Abszess, Mediastinitis, retrosternales Hämatom und Ödem nachzuweisen
- CT unterscheidet die Aortendissektion von der Nachblutung
- Die CT-Fistulographie mit Kontrastmittel kann das Ausmaß der Fistelbildung in das Mediastinum hinein aufzeigen

Nuklearmedizinische Befunde
- Bei Patienten mit medianer Sternotomie und intraoperativer Retraktion kann die Skelettszintigraphie eine Fraktur der ersten Rippe nachweisen

Differenzialdiagnose

Aortendissektion
- Kann ebenfalls eine Mediastinalverbeiterung verursachen
- In das Lumen hinein verlagerte Intimaverkalkung

Pathologie

Allgemein
- Epidemiologie
  - Der aortokoronare Venenbypass ist die am häufigsten durchgeführte Thoraxoperation, der Klappenersatz die zweithäufigste
  - Niedrige Inzidenz von Komplikationen (< 5%)
  - Zu den wichtigen Komplikationen zählen Sternumdehiszenz, Mediastinitis und Osteomyelitis mit einer Letalität von ca. 50%

Klinik

Klinisches Bild
- Nachblutung
  - Rethorakotomie (2%)
  - Allgemeine Indikationen
    - \> 1 500 ml Blutverlust
    - Exzessiv hohes Volumen über Mediastinaldrainage(n)
  - Normale Drainagewerte
    - < 300 ml in der ersten Stunde
    - < 250 ml in der zweiten Stunde
    - < 150 ml in der dritten Stunde
  - Zeichen einer akuten Herzbeuteltamponade
  - Bei Nachblutung wird diese zu 20% im Röntgenbild entdeckt
- Dehiszenz der Sternalränder
  - Kann asymptomatisch sein, aber auch unspezifischer Thoraxschmerz, Husten, Fieber

Klinischer Verlauf
- Eine Nachbutung ereignet sich im Allgemeinen in den ersten 24 Stunden
- Dehiszenz oder Mediastinitis 10–14 Tage postoperativ

Therapie
- Nachblutung erfordert operative Revision
- Drainage von Flüssigkeitsansammlungen bei Mediastinitis
- Chirurgisches Debridement bei Dehiszenz, plastische Operation

Literaturauswahl

Templeton PA et al (1992): CT evaluation of poststernotomy complications. AKR 159:45–50
Carter AR et al (1983): Thoracic alterations after cardiac surgery. AJR 140:475–481

Thorakotomie und ihre Komplikationen

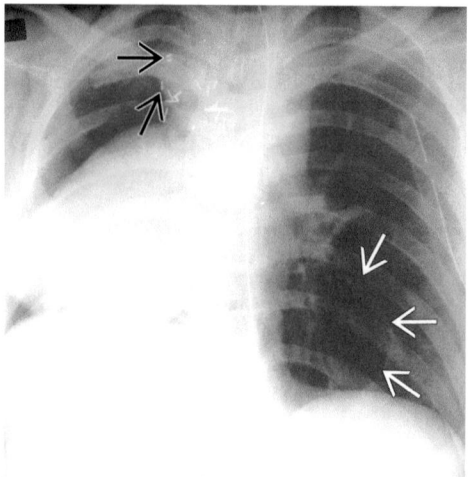

Herniation und Volvulus des Herzens nach rechtsseitiger Pneumonektomie. Das Herz ist durch eine Perikardinzision prolabiert, die Herzspitze dabei nach rechts rotiert. Der normale Perikardsack ist mit Luft gefüllt (weiße Pfeile). Das obere Mediastinum ist durch die Obstruktion der V. cava superior verbreitert (schwarze Pfeile)

Grundlagen

- Zu den Komplikationen nach Thorakotomie zählen Atelektase, Pleuraerguss, Blutung, Luftleckage und Infektion
- Potenziell tödliche Komplikationen sind Lungenembolie, Herniation des Herzens, Lappentorsion, Pneumonie, ARDS und respiratorische Insuffizienz
- Normalerweise ist das Mediastinum nach Pneumonektomie zur gleichen Seite verzogen
  - Bei Verschiebung zur Gegenseite oder Neutralposition denke man an bronchopleurale Fistel, Blutung, Empyem und Tumorrezidiv (Spätkomplikation) auf der Seite der Pneumonektomie

Bildgebung

Normalbefund nach Lobektomie

- Nach Ziehen der Pleuradrainagen nur geringe Flüssigkeitsmenge
- Die Ergüsse werden unter der Rekonvaleszenz resorbiert
  - Verstreute Lungenverschattungen auf der operierten Seite

Normalbefund nach Pneumonektomie

- Innerhalb einer Woche sind ein bis zwei Drittel des Hemithorax mit Flüssigkeit gefüllt
- Komplette Füllung durch Flüssigkeit in 2–4 Monaten

Normale Position des Mediastinums

- Mediastinum zur operierten Seite verzogen
  - Mediastinum kehrt, während sich die verbliebenen Lappen der operierten Seite stärker als vorher ausdehnen, gänzlich oder nahezu zur Mittelposition zurück
- Mediastinum zur Seite der Pneumonektomie verzogen
  - Dauerhafte Verlagerung

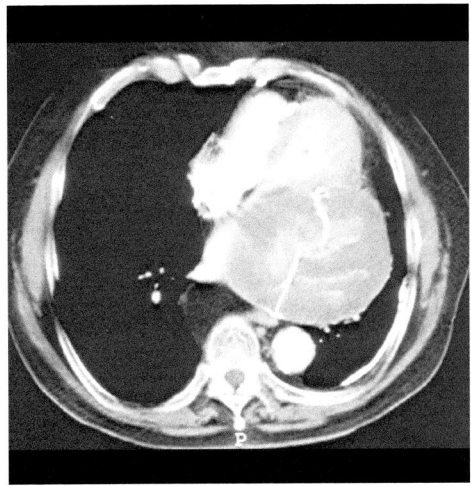

Zurückgelassener Tupfer (Gossypibom). Die strahlendichte Tupfermarkierung liegt zentral in der Raumforderung. Vergessene Tupfer haben oft ein bizarres Aussehen und können einen Abszess oder ein Tumorrezidiv vortäuschen

Komplikationen von Lobektomie und Pneumonektomie
- Persistierender Pneumothorax bei 10–20%
  - In Rückenlage sammelt sich die Luft ventral in der unteren Thoraxhälfte (Zeichen des tiefen Sulcus, deep sulcus sign)
  - Wenn Aufnahmen im Stehen oder in Seitenlage dies bestätigen, so denke man an
    - Ungünstige Lage der Pleurasaugdrainage
    - Bronchopleurale oder bronchopleurokutane Fistel (2%)
    - Leckage aus Naht oder Bronchusstumpf: Sofort postoperativ durch Ischämie oder Infektion (später dann bei Tumorrezidiv)
    - Ösophagopleurale Fistel: Meist innerhalb von 6 Wochen nach Operation; kann durch Lymphadenitis, Empyem oder Tumorrezidiv entstehen
- Bronchusstumpfdehiszenz
  - Persistierender Pneumothorax
  - Hemithorax füllt sich nicht mit Flüssigkeit
  - Luft-Flüssigkeits-Spiegel fällt um > 2 cm
- Fluidothorax – exzessiv große Flüssigkeitsmenge
  - Schlecht platzierte Pleuradrainage
  - Fehlerhaft platzierter ZVK mit Injektion von Flüssigkeit in die Pleura
  - Verletzung des Ductus thoracicus und Chylothorax
- Hämatothorax
  - Durch Ruptur von systemischer Arterie, Interkostalarterie oder Mediastinalgefäß
  - Muss mit Thoraxdrainage versorgt oder operativ ligiert werden
  - Verspätete Therapie kann Fibrothorax bewirken und Dekortikation erfordern
- Empyem (< 5%)
  - Operative Kontamination oder aus einer bronchopleuralen Fistel entstanden
  - Muss mittels Pleurasaugdrainage abgeleitet werden
  - Verspätete Therapie kann Fibrothorax bewirken und Dekortikation erfordern

- Lungenverschattungen durch Atelektase und Ödem sind in der direkt postoperativen Phase unspezifisch
  - Pneumonie
    - Nosokomial, Bronchopneumonie
    - Folge der mechanischen Beatmung, von Narkotika, mechanischer Ruhigstellung, schlechtem Hustenreflex, Aspiration
  - Hämatom
    - Postoperative Veränderungen
    - Eine Lungeneinblutung wird sehr schnell resorbiert
    - Hämatome in der Lunge können wochenlang bestehen bleiben
  - Abnormes Mediastinum: Bei fehlender oder kontralateraler Mediastinalverziehung (also von der Seite der Pneumonektomie weg)
    - denke man an bronchopleurale Fistel, Blutung, Empyem, Chylothorax, Tumorrezidiv (Spätkomplikation)
  - Zwerchfellhochstand
    - Man denke an Verletzung des N. phrenicus, Atelektase, Lungenembolie oder subphrenischen Abszess
- Herniation des Herzens bei Perikarddefekt
  - Nach intraperikardialer Pneumonektomie, meist rechtsseitig
  - Kreislaufzusammenbruch
  - Rechtsseitig: Rotation des Herzens nach rechts: Die Herzspitze liegt der rechten Thoraxwand an
    - „Schneekegel"-Aspekt
  - Linksseitig: Rotation des Herzens nach links
- Postpneumonektomiesyndrom (Spätkomplikation)
  - Nach rechtsseitiger Pneumonektomie
    - Untere Trachea und linker Hauptbronchus werden zwischen Aorta und Pulmonalarterie komprimiert
  - Nach linksseitiger Pneumonektomie
    - Einengung von rechtem Oberlappenbronchus, Bronchus intermedius und/oder Mittellappenbronchus
    - Kompression zwischen rechter Pulmonalarterie und Wirbelsäule
- Torsion eines Lungenlappens
  - Nach Lobektomie
  - Der verbliebene Lappen rotiert um seinen bronchovaskulären Stiel
  - Eine Drehung um 180° bewirkt Ischämie, Infarzierung und Gangrän
  - Oberlappenresektion rechts mit Torsion des Mittellappens (am häufigsten)
  - Bei abnormer Position und Ausrichtung von Lungengefäßen und Bronchien an Torsion denken
- Lungenherniation durch operativen Thoraxwanddefekt
  - Durch Ausatmung akzentuiert
  - Betroffene Rippen in Röntgenbild oder CT zunehmend auseinander gedrängt

Differenzialdiagnose
- Entfällt

Pathologie
- Entfällt

Klinik

Klinisches Bild
- Lobektomie
  - Letalität 2%, Morbidität bis zu 40%

- Pneumonektomie
  - Letalität 6%, Morbidität bis zu 60%

Literaturauswahl

Kim EA et al (2002): Radiographic and CT findings in complications following pulmonary resection. Radiographics 22(1):67–86

Bhalla M (1996): Noncardiac thoracic surgical procedures. Definitions, indications, and postoperative radiology. Radiol Clin North Am 34(1):137–155

Gurney JW et al: Impending cardiac herniation (1986): The snow cone sign. Radiology 161:652–655

Normale Tuben, Drainagen und Katheter

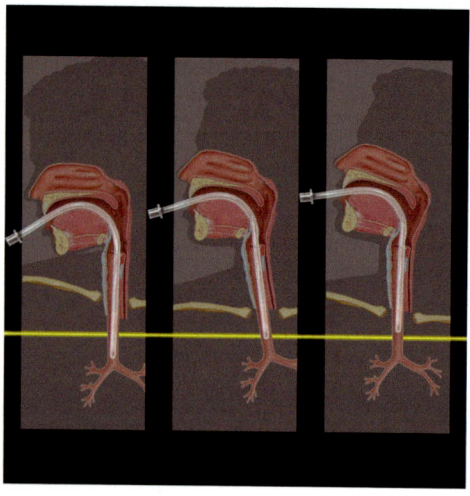

Intubierter Patient. Bei inkliniertem Hals tritt die Spitze des Trachealtubus tiefer; bei Extension steigt sie höher

Grundlagen
- Nach Anlage eines Tubus oder Katheters fertige man immer ein Röntgenbild an, um die korrekte Lager zu prüfen und Komplikationen nachzuweisen
- Iatrogene Probleme durch fehlplatzierte Katheter sind häufig und potenziell lebensgefährdend

Bildgebung
Endotrachealtubus (ET)
- Die korrekte Spitze des ET sollte 3–5 cm oberhalb der Carina liegen
- Neutralposition von Kopf und Hals
  - Tubusspitze 5–7 cm oberhalb Carina
- Inklination des Halses
  - Die Kinnspitze überlagert die Schlüsselbeine
  - Der Endotrachealtubus kann 2 cm tiefer treten
  - Seine Spitze liegt nun 3–5 cm oberhalb der Carina
- Extension des Halses
  - Die Kinnspitze wird nicht mehr abgebildet
  - Tubusspitze steigt 2 cm nach kranial
  - Die Tubusspitze liegt 7–9 cm oberhalb der Carina
- Tubusdurchmesser
  - Im Idealfall mindestens zwei Drittel des Tracheadurchmessers
- Tubusballon (Cuff)
  - Sollte weder die Trachealwand vorwölben noch das Tubuslumen einengen

Transnasale Magensonde
- Absaugen von Flüssigkeit in Rückenlage: Korrekte Lage im Fundus
- Absaugen von Luft in Rückenlage: Korrekte Lage im Antrum

Tracheotomietubus
- Bei Patienten, die einer Langzeitbeatmung bedürfen
- Spitze mehrere Zentimeter oberhalb der Carina
- Tubusdurchmesser sollte zwei Drittel des Tracheadurchmessers betragen

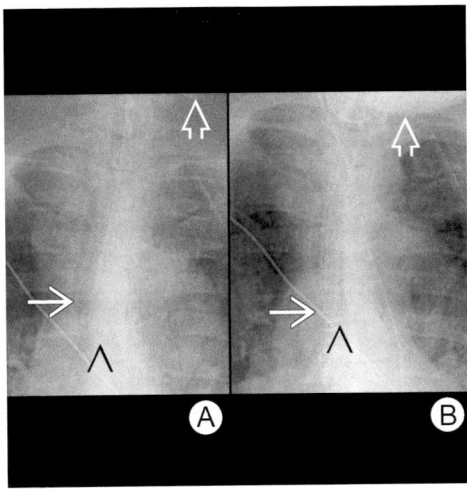

Normale Tubusexkursion (weiße Pfeile). A. Der Hals ist gestreckt. Man beachte die Mandibulaposition (offene Pfeile). B. Hals inkliniert. Unter Flexion liegt die Tubusspitze jetzt an der Carina (Pfeilspitzen)

Pleurasaugdrainagen
- Bei Pneumothorax eines bettlägerigen Patienten
  - Pleuradrainage ventroapikal platzieren
- Bei Pleuraerguss eines bettlägerigen Patienten
  - Pleuradrainage dorsobasal platzieren
- Empyem, Hämatothorax
  - Muss früh drainiert werden
  - CT kann helfen, die Drainagenanlage zu planen
  - Eine unzureichende Drainage führt zum Fibrothorax und kann Dekortikation erfordern

Zentralvenöse Katheter
- Um optimales Blutvolumen zu erhalten oder für langfristige Medikamentzufuhr
- Zugang über V. subclavia, V. jugularis interna, über Ellenbeuge oder V. femoralis
- Idealposition: Unterer Anteil der oberen Hohlvene

Swan-Ganz-Katheter (pulmonalarterieller Katheter)
- Zur Messung des pulmonalarteriellen Verschlussdrucks (wedge); spiegelt linksatriales und linksventrikuläres enddiastolisches Volumen wider
- Zugang über V. subclavia, V. jugularis interna, Ellenbeuge oder V. femoralis
- Idealposition: Rechte oder linke A. pulmonalis principalis

Intraaortale Gegenpulsationsballonpumpe (IABP)
- Zur Verbesserung der Koronararterienperfusion und Herzfunktion (reduzierter Afterload)
- Zugang über A. femoralis communis
- Ein langer Ballon (28 cm) wird unter Diastole entfaltet und während der Systole entleert
- Idealposition der Spitze: Unterhalb des Abgangs der linken A. subclavia

Operativ implantierte Katheter
- Für langzeitigen venösen Zugang, meist für Antibiotika- oder Chemotherapie

- Reservoir in Weichteilen der vorderen Thoraxwand (Port)
- Katheterspitze im unteren Teil der oberen Hohlvene

Differenzialdiagnose
- Keine

Pathologie
Allgemein
- Polyurethankatheter sind beim perkutanen Einbringen steif, werden aber bei Körpertemperatur weicher; dadurch kann ein korrekt platzierter Katheter, der weich wird, weiter vorwandern

Klinik
Klinisches Bild
- Interventionelle Radiologen legen Katheter mit Hilfe von Durchleuchtung und Sonographie sicherer, schnellerer und besser als Ärzte, die sich auf anatomische Leitstrukturen verlassen.

Literaturauswahl

Tseng M et al (2001): Radiologic placement of central venous catheters: rates of success and immediate complications in 3412 cases. Can Assoc Radiol J 52(6):379–384

Gayer G et al (2000): CT diagnosis of malpositioned chest tubes. Br J Radiol 73(871):786–790. Review

Abnorm platzierte Tuben, Drainagen und Katheter

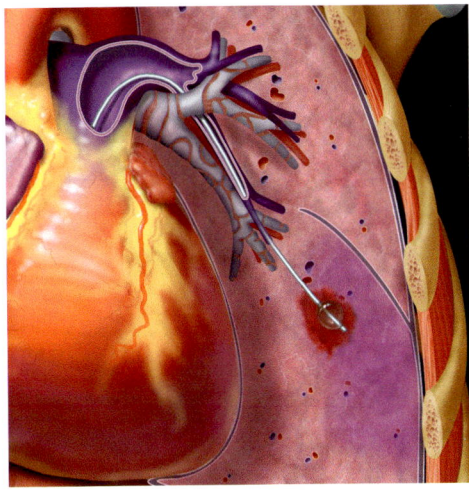

Die Spitze eines Swan-Ganz-Katheters liegt zu tief in einem subsegmentalen Ast der Pulmonalarterie. Mit dem Entfalten des Ballons wird die Gefäßwand verletzt; dadurch entstehen Pseudoaneurysma und Lungenblutung

Grundlagen
- Nach Einlegen einer Drainage oder eines Katheters sollte man immer ein Röntgenbild anfertigen, um die korrekte Lage zu sichern und Komplikationen festzustellen
- CT kann helfen, wenn der Verdacht auf Komplikationen besteht

Bildgebung: Komplikationen
Endotrachealtuben
- Fehllage
  - Intubation des rechten Hauptbronchus – Atelektase der linken Lunge
  - Intubation des Bronchus intermedius – Atelektase der linken Lunge und des rechten Oberlappens
  - Bei 100% Sauerstoff inspiratorisch sofortige Atelektase bei Bronchusverschluss
- Ösophageale Intubation
  - Dilatierter Magen
  - Niedriges Lungenvolumen
- Stimmlippenverletzung, wenn die Tubusspitze in Kehlkopfhöhe liegt
- Sinusitis bei nasotrachealer Intubation
- Barotrauma
  - Die Alveolen sind überbläht und reißen durch den hohen Spitzendruck bei mechanischer Beatmung
  - Interstitielles Lungenemphysem
  - Die Luft breitet sich längs des peribronchovaskulären Bindegewebes zum Mediastinum hin aus
  - Pneumomediastinum oder Pneumothorax

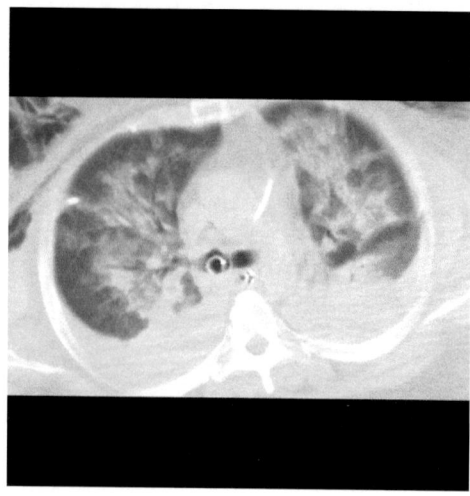

Der Endotrachealtubus liegt mit der Spitze im rechten Stammbronchus. Weitere Befunde sind diffuse Verdichtung der Lunge, kleiner bis mäßig großer Pleuraerguss und subkutanes Emphysem der rechten Thoraxwand

- Aspirationspneumonie
  - 5–10 ml Flüssigkeit können sich oberhalb des Tubusballons ansammeln, Cuff-Entblockung und Aspiration können zu einer Pneumonie führen
  - Man denke daran, wenn die normalerweise sichtbare Luft oberhalb des Ballons durch weichteildichtes Material ersetzt wird

Trachealstenose (Spätkomplikation)
- Am Stoma, an der Tubusspitze oder an mehreren Stellen
- An der Tubusspitze, meist 1,5 cm unterhalb des Stomas
- Zirkulär, 1–4 cm lang

Tracheomalazie (Spätkomplikation)
- Extrathorakal; Atemwegsenge bei Inspiration
- Intrathorakal; Atemwegsenge bei Exspiration

Tracheotomietubus
- Cuff im Subkutangewebe kann zur Gewebsnekrose führen
- Cuff-Überblähung bzw. Achsabweichung der Tubusspitze führt zu einer tracheoösophagealen Fistel bzw. Fistel zu Arterie oder Vene mit nachfolgender Blutung

Transnasale Magensonde
- Fehllage in Bronchus, Lunge oder Pleura
- Zeichen: Verdichtung der Lunge bei Flüssigkeitsgabe, Atelektase bei Bronchusobstruktion, Pneumothorax bei Lungenperforation

Pleuradrainagen
- Schlechte Lage und unzureichende Förderung
  - Drainage liegt oft in großer oder kleiner Lappenspalte
- In der Thoraxwand
  - Die äußere Wandoberfläche der Drainage ist nicht erkennbar
- In der Lunge mit nachfolgender bronchopleuraler Fistel

- Ein seitliches Loch in der Thoraxwand kann zu massivem Thoraxwandemphysem führen
- Die Kompression einer Arterie (z. B. A. subclavia) oder der Speiseröhre kann zur Erosion führen

Zentralvenöse Katheter (ZVK)
- Fehllage
  - In A. subclavia, Aorta oder A. femoralis
  - Durch Venenwand hindurch in Pleura oder Mediastinum
  - In Myokard oder Perikard
  - In den Lebervenen (Vv. revehentes hepatis)
  - Retrograd in die Jugularvene
- Pneumothorax nach Anlage des ZVK
- Mediastinalhämatom nach Anlage des ZVK
- Katheterbruch und Katheterembolisation
- Luftembolie; selten, aber bei einem Drittel der Patienten tödlich endend
- Infektion
  - Früh- oder Spätinfektion
- Verschluss durch Fibrinapposition
- Phlebothrombose
  - Direkte Beziehung zur Verweilzeit
  - Potenzielle Quelle von Lungenembolien

Swan-Ganz-Katheter
- Lungeninfarkt durch eingekeilten Katheter mit oder ohne Gerinnsel, mit oder ohne entfalteten Spitzenballon
- Arrythmien, v. a. wenn Katheterspitze im rechten Ventrikel liegt
- Ausbildung eines pulmonalarteriellen Pseudoaneurysmas oder dessen Ruptur durch Cuff-Überdehnung in einer kleinen Arterie
  - Pseudoaneurysma: Elliptisches Lungenknötchen mit Längsachse parallel zu den Pulmonalarterien, ca. 2 cm vom Hilus, meist in rechter Lunge
- Lungeneinblutung bei Aneurysmaruptur

Intraaortale Gegenpulsationsballonpumpe (IABP)
- Bei zu hoher Lage möglicher Verschluss supraaortaler Gefäße
- Bei zu tiefer Lage möglicher Verschluss des Truncus coeliacus, der Nierenarterien oder der A. mesenterica superior
- Aortendissektion – der Ballon kann die Intima zerreißen
- Ischämie der unteren Extremität auf der kanülierten Seite
- Heliumgasembolie bei Ballonruptur

Operativ implantierte Katheter
- Infektion, septische Emboli
- Thrombose, aseptische Emboli
- Katheterbruch zwischen Klavikula und erster Rippe („osseous pinch")
- Verdrehung des Schrittmachergehäuses in die Weichteile durch den Patienten mit nachfolgendem Kabelbruch oder Elektrodenverkürzung („Twiddling"-Zeichen)

Differenzialdiagnose
- Keine

Pathologie
- Entfällt

Klinik

Therapie

- Katheterinfektion kann unter antibiotischer Therapie ohne Entfernen des Katheters abklingen
- Fibrinapposition – Infusion von gewebeeigenem Plasminogen aktivierendem Faktor; falls erfolglos, Katheter entfernen
- Interventionelle Schlingenextraktion bei embolisierten Katheterfragmenten
- Infektion ist die häufigste Komplikation bei zentralen Venenkathetern, meist durch Staphylokokken
- Fibrinscheidenzeichen: Man kann den Katheter anspülen, aber kein Blut damit aspirieren

Literaturauswahl

Tseng M et al (2001): Radiologic placement of central venous catheters: Rate of success and immediate complications in 3412 cases. Can Assoc Radiol J 52(6):379–384

Gayer G et al (2000): CT diagnosis of malpositioned chest tubues. Br J Radiol 73:786–790

PocketRadiologist™
Thorax
Die 100 Top-Diagnosen

THORAXWAND UND ZWERCHFELL

Zwerchfellhochstand

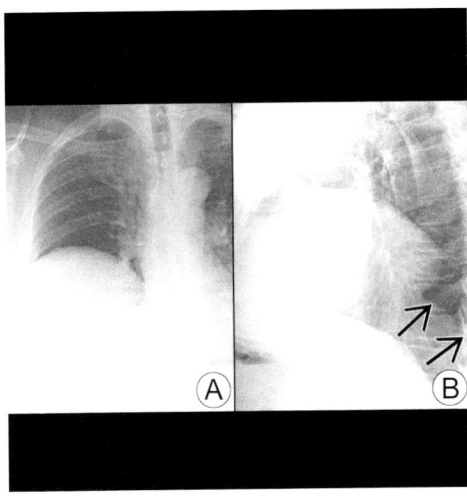

Ausgeprägter Zwerchfellhochstand in der p.-a. Aufnahme (A). Die seitliche Aufnahme (B) zeigt eine dorsal eher normale Zwerchfellposition (Pfeile). Eventration und Hochstand

Grundlagen
- Ein Hochstand kann auf Anomalien von Zwerchfellmuskel, N. phrenicus, benachbarter Lunge und Pleura oder Abdomen beruhen
- Man kann die Durchleuchtung einsetzen, um die Zwerchfellbewegung zu prüfen
- Häufigste Ursache ist die Eventration des ventromedialen Zwerchfellbereichs
- Häufigste Ursache einer einseitigen Parese ist das Bronchialkarzinom mit Infiltration des Zwerchfellnervs
- Ein subpulmonaler Erguss täuscht oft einen Zwerchfellhochstand vor

Bildgebung

Typische Zeichen
- Schlüsselzeichen: Durchleuchtung, um die Beweglichkeit zu prüfen

Thoraxröntgenaufnahme
- Hochstehende und akzentuierte Zwerchfellkuppel ohne Meniskuszeichen
- Lateraler und dorsaler Randsinus sind vertieft, schmaler und spitzer als normal
- Voraufnahmen heranziehen, um die Dauer zu bestimmen
- Aufnahme in Seitenlage zur Prüfung auf einen subpulmonalen Erguss

Durchleuchtungs- oder sonographischer Schneuztest
zur Prüfung von Paralyse/Parese
- Verringerte, fehlende oder paradoxe Bewegung – positiver Test
- Das Mediastinum schwingt unter der Exspiration zur gelähmten Seite

Bariumuntersuchung
- Kann intrathorakalen Darm als Hinweis auf Hernie oder traumatische Ruptur anzeigen

CT von Hals und Thorax
- Bei massiver Infiltration des N. phrenicus oder peridiaphragmalen Pathologika
- Bei traumatischer Ruptur ist der Zwerchfellmuskel verbreitert

Zwerchfellhochstand

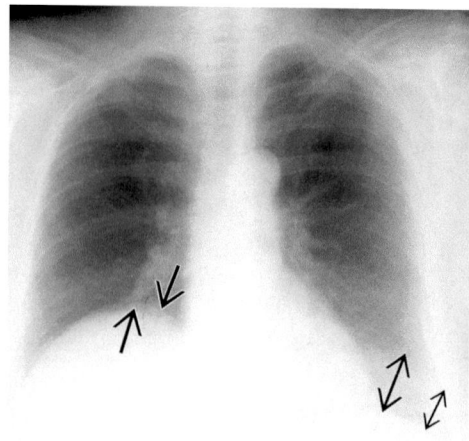

Zwerchfellparese rechts. Das doppelt belichtete Röntgenbild in vollständiger In- und Exspiration zeigt eine normale Zwerchfellexkursion links (Pfeile mit 2 Spitzen) und eine nur minimale Exkursion des rechten Hemidiaphragmas (Pfeile)

MRT-Befunde
- MRT zeigt in Sagittal- und Koronarschnitten die Zwerchfellanatomie am besten

Empfehlungen
- Durchleuchtung hilft, die Beweglichkeit zu prüfen

Differenzialdiagnose

Hernien
- Bochdalek-Hernie (> 75% linksseitig)
- Morgagni-Hernie (meist rechts, parakardial)
- Traumatische Ruptur (90% linksseitig)
  - Enthält Darm

Atelektase
- Hilusverlagerug
- Juxtaphrenischer Ausziehung (Oberlappen)
- Mediastinalverziehung

Infarkt durch Lungenembolie
- Schonatmung läßt Zwerchfell ansteigen
- Buckelförmige Verdichtung der Lunge (Hampton's hump)

Skoliose
- Hochstand auf der Konkavseite der Skoliose
- Knochenveränderungen der Wirbelsäule

Subpulmonaler Erguss
- Täuscht einen Zwerchfellhochstand vor, Kuppel nach lateral verschoben
- Flüssigkeit kann in Lappenspalten vordringen

Pathologie

Allgemein
- Ätiologie/Pathogenese
  - Beidseitiger Zwerchfellhochstand
    - Neurologisch: Schädigung von Halsmark oder Hirnstamm, multiple Sklerose, Myasthenia gravis
    - Muskulär: Myopathie bei SLE oder Muskeldystrophie
    - Subphrenisch durch Aszites, abdominale Raumforderung, massive Adipositas oder Schwangerschaft
  - Das Bronchialkarzinom ist die häufigste Ursache einer malignen Nervenläsion
  - Die virale Neuropathie betrifft meist den rechten N. phrenicus

Klinik

Klinisches Bild
- Meist keine Symptome
- Beidseitige Parese: Dyspnoe, Orthopnoe, respiratorische Insuffizienz, Hyperkapnie

Therapie
- Meist keine
- Zwerchfellschrittmacher bei Tetraplegie
- Die Langzeitergebnisse der Schrittmacherbehandlung sind schlecht

Literaturauswahl

Shanmuganaathan K et al (2000): Imaging of diaphragmatic injuries. J Thorac Imag 15(2):104–111
Tarver RD et al (1989): Imaging the diaphragm and its disorders. J Thorac Imag 4(1):1–18

Empyema necessitatis

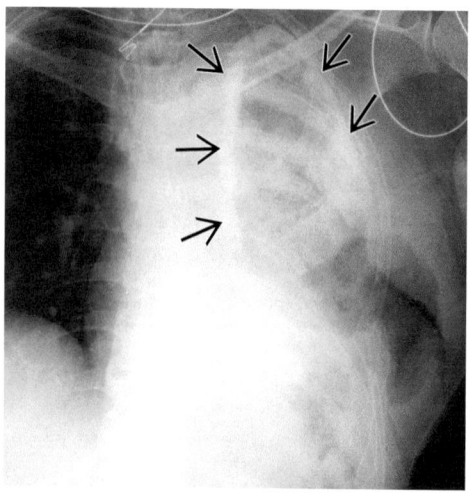

Komplett verschatteter linker Hemithorax. Die Pleura ist von einer breit verkalkten Schwiele ausgekleidet (Pfeile). Eine unregelmäßig geformte Luftansammlung nach Pleurapunktion erstreckt sich bis außerhalb des linken Hemithorax

Grundlagen
- Ausdehnung einer pleuralen Infektion in die Thoraxwand mit oder ohne Rippenzerstörung
- Am häufigsten verursacht durch Tuberkulose, Aktinomykose, invasive Aspergillose und Mukormykose
- Diagnose erfolgt mittels Aspirationsbiopsie und Erregernachweis
- Muss mit Antibiotika und zumeist Drainage behandelt werden

Bildgebung

Typische Zeichen
- Schlüsselzeichen: Abgekammerte Pleuraflüssigkeit oder Raumforderung mit Rippenzerstörung

Thoraxröntgenaufnahme
- Abgekammerte Pleuraflüssigkeit
- Weichteilraumforderung der Thoraxwand
- Rippenzerstörung und Osteomyelitis
- Abgekammerter Pneumothorax

CT-Befunde
- Abgekammerter Pleuraerguss, oft mit Luftanteilen
- Ausdehnung auf Thoraxwand oder Rippen

MRT-Befunde
- MRT zeigt ebenfalls das Übergreifen auf die Brustkorbwand

Sonographiebefunde
- Sonographie einsetzbar als Führungshilfe zu Biopsie oder Drainage

Empfehlungen
- CT ist Verfahren der Wahl, um den Befall von Thoraxwand und Rippen nachzuweisen

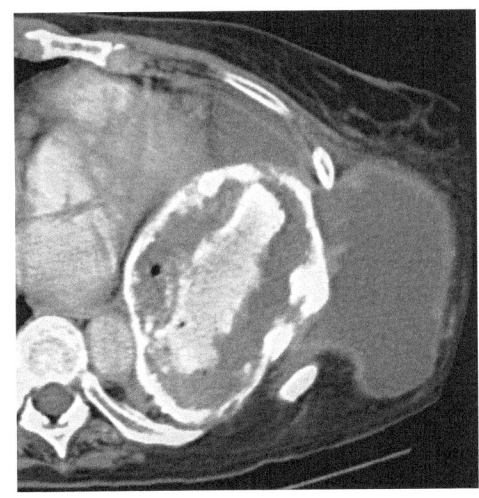

Komplexe Raumforderung mit breit verkalktem Rand. Pleuraerguss. Von einem „schlafenden" tuberkulösem Empyem ausgehendes Empyema necessitatis

Differenzialdiagnose

Tumoren, die die Faszienschichten queren
- Malignes Lymphom
- Bronchialkarzinom
- Malignes Mesotheliom
- Pleuropulmonales Blastom
- Primitiver neuroektodermaler Tumor (Askin-Tumor)

Pathologie

Allgemein
- Ätiologie/Pathogenese
- Infektionen
  - Mycobacterium tuberculosis
    - Säurefestes Bakterium
    - Ein chronisches Empyem kann in die Thoraxwand eindringen und dabei einen subkutanen Abszess verursachen
    - Eine Flüssigkeitsansammlung kann von einer breiten verkalkten Rinde umhüllt sein
    - Die Rippen sind oft durch die Periostitis vergrößert
  - Aktinomykose
    - Stabförmiges Bakterium, Anaerobier, Schwefelgranula
    - Bewohnt die Mundhöhle von Patienten mit Karies und schlechter Mundhygiene
    - Aspiration, pleuropulmonale Infektion
    - Häufig Befall von Thoraxwand und Rippen
  - Nocardiose
    - Schwach säurefestes Bakterium
    - Infektion ist bei immunsupprimierten Personen wahrscheinlicher
    - Überschreitet selten Gewebsschichten
    - Muss wegen der Gefahr des ZNS-Befalls behandelt werden

- Invasive Aspergillose
  - Dimorpher Pilz
  - Seine Myzelform kann in Gefäße (angioinvasiv) und Nachbargewebe eindringen
  - Immunsupprimierte Patienten, z. B. mit Leukämie, Organtransplantaten, AIDS
  - Inhalationsinfektion
  - Oft trotz antibiotischer Therapie tödlich
- Mukormykose
  - Pilz
  - Die Myzelform kann in Gefäße (angioinvasiv) und Nachbargewebe eindringen
  - Radiologisch mit Aspergillose identisch
  - Oft trotz antibiotischer Therapie tödlich
- Blastomykose
  - Pilz; im Gewebe Hefeform
  - Nur selten schreitet die pleuropulmonale Krankheit mit Befall von Thoraxwand und Rippen fort
- Unspezifisch bakteriell
  - Postoperative Komplikation von Thorakotomie, Pneumonektomie oder koronarer Bypass-Chirurgie

Makroskopische oder intraoperative Befunde
- Die Pleura ist zwar dünn, aber für Infektionen wie auch Tumoren schwer zu überschreiten

Mikroskopische Befunde
- Keine speziellen

Klinik

Klinisches Bild
- Fieber, Unwohlsein, Gewichtsverlust, Thoraxschmerz
- Thoraxwanddrainage
- Diagnose durch Nadelaspirationsbiopsie
- Proben für Ausstrich und Kultur von aeroben sowie anaeroben Bakterien, von Pilzen sowie Probe für Pathologie

Therapie
- Antibiotische Therapie
- Tuberkulose und einige bakterielle Infektionen erfordern eine Thoraxdrainage

Literaturauswahl

Winer-Muram HT et al (1990): Thoracic complications of tuberculosis. J Thorac Imaging 5(2):46–63
Bhatt GM e al (1985): CT demonstration of empyema necessitatis. J Comput Assist Tomogr 9(6):1108–1109

Sichelzellenkrankheit

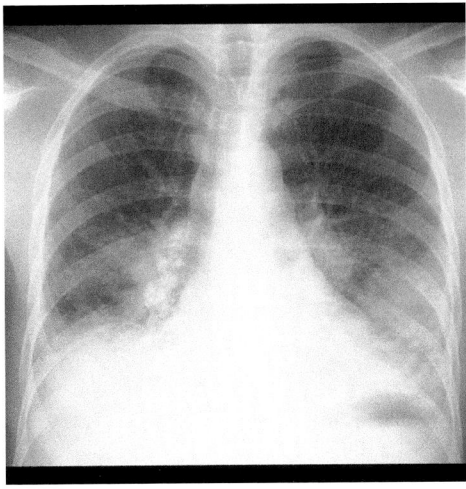

Multifokale Verdichtungen beider Lungenunterlappen. Kleiner rechtsseitiger Pleuraerguss. Verbreiterte Hili. Unspezifische Befunde bei einem Patienten mit Sichelzellenkrise. Man beachte die fehlende Milzimpression der Magengasblase

Grundlagen
- Die Sichelzellenkrankheit beruht auf einem abnormen Hämoglobin, das im deoxygenierten Zustand die Erythrozyten verformt
- Ein akutes thorakales Syndrom durch Pneumonie oder Infarkte ist häufig und rezidiviert
- Häufig Kardiomegalie
- Knocheninfarkte verursachen die klassische H-Form der Wirbelkörper
- Autosplenektomie

Bildbefunde

Typische Zeichen
- Schlüsselzeichen: Aufgetriebene Rippen und H-förmige Wirbel; fehlende Milz

Thoraxröntgenaufnahme
- Lunge
  - Lappen-, Segment- oder Subsegmentverdichtung durch
    - Pneumonie oder
    - Infarkt
  - Vermehrte interstitielle Zeichnung
    - Basal und peripher in den Lungenunterfeldern
    - Folgen zahlreicher Episoden eines akuten thorakalen Syndroms
  - Herz
    - Kardiomegalie
    - Pulmonalvenöse Hypertonie
    - Lungenödem
    - Cor pulmonale
- Pleura
  - Ergüsse durch
    - Linksherzinsuffizienz
    - Pneumonie oder Infarkte

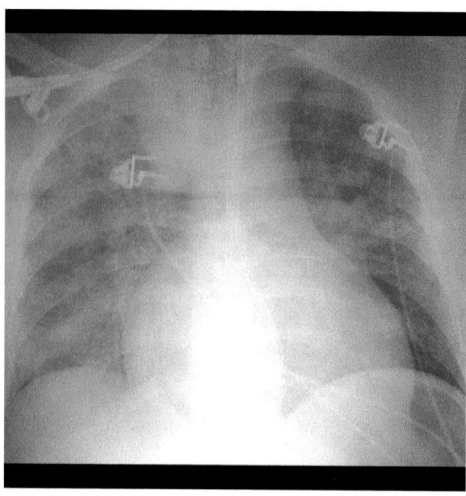

Fettembolie bei Sichelzellenkrankheit. Mäßig vergrößertes Herz. Diffus vermehrte interstitielle Zeichnung. Herdförmige Verschattung im rechten Oberlappen. Differenzialdiagnosen: High-output-Lungenödem oder diffuse Infektion

- Skelett
  - Vergrößerte Rippen (Knochenmarkexpansion)
  - Knochensklerose (Knocheninfarkte)
  - H-förmige Wirbelkörper (10%)
    - Stufenartige Deformierung der Wirbelabschlussplatten (Reynold-Zeichen)
    - Beruhen auf Mikroinfarkten
- Mediastinum
  - Dorsale Raumforderung durch
    - Extramedulläre Hämatopoese
  - Subdiaphragmatisch
    - In späten Stadien kleine Milz, die auch verkalkt sein kann (Autosplenektomie)

CT-Befunde
- Mosaikperfusion durch
  - Verschluss kleiner Gefäße
- Folgen des akuten thorakalen Syndroms
  - Parenchymbänder
  - Septenverdickung
  - Periphere keilförmige Verschattungen
  - Verzogene Lungenarchitektur
  - Traktionsbronchiektasen
- Kontrastmittel hoher Osmolarität sind kontraindiziert, da sie vermehrte Sichelzellenbildung bewirken können

Differenzialdiagnose
H-förmige Wirbelkörper
- M. Gaucher
  - Die Milz ist nicht verkleinert (kann auch vergrößert sein)

- Paroxysmale nächtliche Hämoglobinurie
  - Die Milz ist normal groß, keine Lungenveränderungen
- Alkoholismus: Keine erweiterten Markräume, normale Milz

Pathologie
Allgemein
- Bei Deoxygenierung nehmen die Erythrozyten Sichelform an
- Genetik
  - In Hämoglobin S ist Valin gegen Glutaminsäure ausgetauscht
    - Normales Hämoglobin (HbA)
    - Hämoglobin S (HbS) hat eine gewisse Schutzfunktion gegen Malaria
  - Homozygot (HbSS)
  - Sichelzellenanlage (HbSA)
- Ätiologie/Pathogenese
  - Akutes (paroxysmales) thorakales Syndrom
    - Multifaktoriell; die genaue Ursache ist nur selten eruierbar
    - Infarkte durch Thrombose oder Fettembolie
    - Pneumonie
    - Oberlappenverdichtung ist wahrscheinlicher durch Pneumonie verursacht, da die Sauerstoffsättigung wegen des hohen V/Q-Quotienten im Oberfeld am höchsten ist
- Epidemiologie
  - 0,15% der Amerikaner afrikanischer Abstammung; 8% haben Sichelzellenanlage

Makroskopische oder intraoperative Befunde
- Verlegung kleiner Gefäße durch Sichelzellen führt zu Ischämie und Infarzierung

Klinik
Klinisches Bild
- Akutes (paroxysmales) thorakales Syndrom
  - 50% der Patienten; häufiger Anlass der Krankenhausaufnahme
  - Neue Verschattung im Thoraxbild mit Fieber, Thoraxschmerz, Hypoxämie und Leukozytose
  - Oft Rezidive
  - Kann die Folge sein von
    - Lungeninfarkt(en): Durch eine Thrombose in situ oder Fettembolie durch Knocheninfarkt
    - Pneumonie: Erhöhte Empfänglichkeit durch den Verlust der Milzfunktion; klassischerweise Kapsel tragende Bakterien (Streptokokken); auch vermehrt Virus- und Mykoplasmenpneumonie
  - Hinterlassen in der Lunge Narben, deren Zahl im Laufe der Zeit zunimmt
- Linksventrikuläre Funktionsstörung
  - Insuffizienz durch hohes Minutenvolumen wegen Anämie
  - Niereninsuffizienz (Mikroinfarkte der Nieren)
- Pulmonalarterielle Hypertonie
  - Chronische Gefäßverlegungen
  - Chronische Hypoxie
  - Erst spät im Verlauf der Sichelzellenkrankheit

Therapie
- Sauerstoff und adäquate Flüssigkeitszufuhr
- Impfung gegen Pneumokokken
- Bluttransfusionen
- Antibiotika bei Pneumonieverdacht

Literaturauswahl

Leong CS et al (1998): Thoracic manifestations of sickle cell disease. J Thorac Imaging 13:128–134

Aquino SL et al (1994): Chronic pulmonary disorders in sickle cell disease: Findings at thin-section CT. Radiology 193:807–811

Trichterbrust und Kyphoskoliose

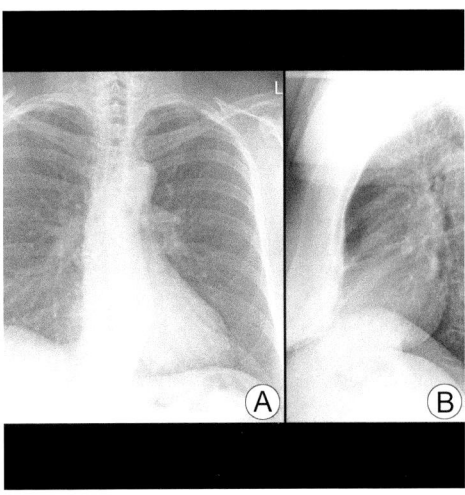

Trichterbrustdeformität. A. Der rechte Herzrand ist ausgelöscht und das Herz nach links abgedrängt. B. Das Sternum ist nach dorsal eingezogen

Grundlagen
- Die Trichterbust (Pectus excavatum) kann eine Kardiomegalie vortäuschen
- Die Trichterbrust macht den rechten Herzrand unscharf
- Eine Kyphoskoliose kann durch eine Vielzahl von Krankheitsentitäten entstehen
- Eine schwere Deformität führt spät zur Entwicklung einer pulmonalarteriellen Hypertonie und respiratorischen Insuffizienz

Bildbefunde

Typische Zeichen
- Pectus excavatum (Trichterbust)
  - Häufig ist der rechte Herzrand ausgelöscht, da die nach innen eingezogene Thoraxwand am rechten Herzrand die belüftete Lunge verdrängt
  - Das Herz wird nach links abgedrängt und verdreht (mitrale Herzform), so dass eine Kardiomegalie vorgetäuscht werden kann
  - Die seitliche Thoraxaufnahme zeigt am besten das Ausmaß der Sternumeinziehung
  - Bei Frauen spitzer Winkel am oberen inneren Mammarand
  - Die Schwere der Fehlform lässt sich mit CT oder MRT quantifizieren
  - „Pektusindex" = Querdurchmesser/Sagittaldurchmesser
  - Ein Pektusindex > 3,25 erfordert eine chirurgische Korrektur
- Kyphoskoliose
  - Meist nach rechts konvex
  - Die Thoraxaufnahme ist bei schweren Fällen wegen der Rotation von Thorax und Herz nur schwer beurteilbar
  - Lipman-Cobb-Winkel
    – Winkel zwischen den Parallelen zur Deckplatte des obersten und zur Grundplatte des untersten Wirbelkörpers der Krümmung (so genannte Neutralwirbel) im a.-p. Bild der Wirbelsäule (gemessen wird er zwischen zwei Senkrechten zu den erstgenannten Linien)

Trichterbrust und Kyphoskoliose

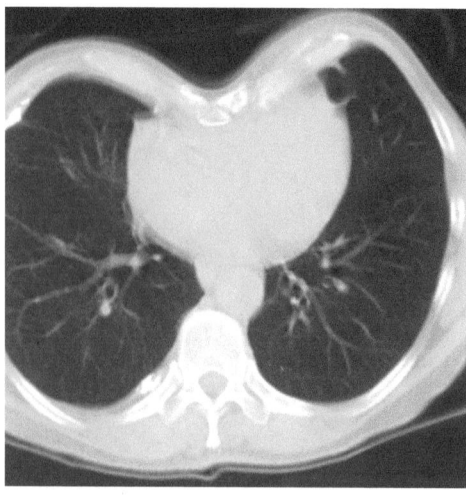

Eine stark ausgeprägte Trichterbrust verformt das Herz. Man beachte auch die verkalkten Asbestplaques im rechten Hemithorax

- Neurofibromatose Typ I
  - 60% Kyphoskoliose mit kurzstreckiger angulärer Skoliose der unteren BWS
  - Befällt in der Primärkrümmung 5 Wirbel oder weniger
  - Ausgehöhlte Wirbelkörperseitenflächen (dorsal, lateral oder ventral)
  - Hypoplastische oder druckverformte Bogenwurzeln
  - Foramen intervertebrale aufgeweitet
  - Hypoplastische Querfortsätze
- Laterale thorakale Meningozele
  - Kyphoskoliose mit Meningozele an der konvexen Seite
  - Rundliche scharf begrenzte Raumforderung des hinteren Mediastinums
  - Rippenerosionen und aufgeweitetes benachbartes Foramen intervertebrale
  - Mit Neurofibromatose vergesellschaftet
  - Herniation der Meningen durch das Foramen intervertebrale
  - Rechts > links
  - Bei 10% multiple Meningozelen
- M. Bechterew
  - Kyphose
  - Rechteckige Wirbelkörper
  - Ossifikation der Kostotransversalgelenke
  - Syndesmophyten der Wirbelsäule, meist an Th 9–12
  - Verknöcherung zwischen Dornfortsätzen
  - Erosion oder Fusion des Angulus Ludovici
- Pulmonalarterielle Hypertonie bei lange bestehender schwerer Kyphoskoliose

Differenzialdiagnose

Mittellappenatelektase
- Keilförmige Verschattung, die den rechten Herzrand auslöscht und von sich einander angenäherter großer und kleiner Lappenspalte begrenzt wird
- Normales Sternum

Großes rechtsseitiges epikardiales Fettpolster
- Normales Sternum

Pathologie

Allgemein
- Pectus excavatum: Das Sternum ist so eingesunken, dass die ventralen Rippenabschnitte weiter vorne liegen als das Brustbein
- Angeboren
  - Ein Halbwirbel kann zu einer Skoliose führen
- Genetik
  - Mit Skoliose assoziiert: Friedreich-Ataxie, Morquio-Syndrom, Ehlers-Danlos-, Marfan-Syndrom, Muskeldystrophie, Neurofibromatose vom Typ I
- Epidemiologie
  - Pectus excavatum: Häufig gekoppelt mit Marfan-Syndrom, Poland-Syndrom, Skoliose und Pierre-Robin-Syndrom
  - Die Skoliose ist bei 80% der schweren Fälle idiopathisch; Frauen : Männer = 4 : 1

Makropathologische oder intraoperative Befunde
- Senile osteoporotische Kyphose: Kompressionsfrakturen zahlreicher Wirbel und ausgedünnte Knochenrinde
- M. Pott: Spitzwinklige Kyphose (Gibbusdeformität) im thorakolumbalen Übergang; Bandscheibenräume meist erhalten
- Infektiöse Spondylitis: Kyphose, paravertebrale Raumforderung, Knochenzerstörung und zerstörte Bandscheibe

Klinik

Klinisches Bild
- Die zum Pectus excavatum gegensätzliche Anomalie, das Pectus carinatum, heißt umgangssprachlich „Hühnerbrust" (amerikanisch pigeon breast)
- Die meisten Patienten haben keine Beschwerden
- Mitunter haben die Patienten kardiale Symptome (Pulmonalklappengeräusch, Mitralklappenprolaps, Synkopen, Wolff-Parkinson-White-Syndrom) und respiratorische Symptome (schwere Restriktion)

Kyphoskoliose
- Eine restriktive Lungenkrankheit ist das Ergebnis verminderter Compliance sowohl der Lunge als auch der Thoraxwand
- Die Restriktion führt zu Hypoventilation, hypoxischer Vasokonstriktion, pulmonalarterieller Hypertonie, Cor pulmonale, Hyperkapnie und respiratorischer Insuffizienz

Therapie
- In schweren Fällen operative Korrektur

Literaturauswahl
Grissom LE et al (1998): Thoracic deformities and the growing lung. Semin Roentgenol 33(2):199–208

Rippen

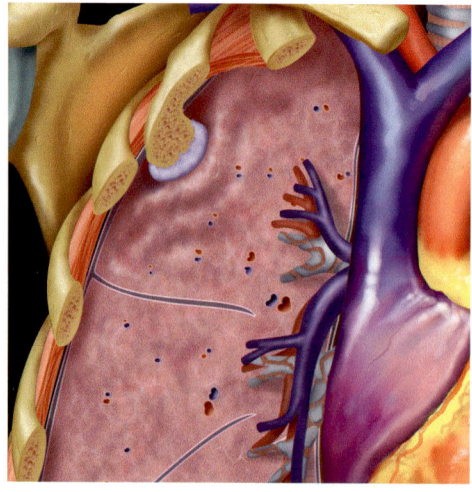

*Ein Osteochondrom der zweiten Rippe kann einen Lungen- oder Pleuratumor vortäu-
schen. Das Osteochondrom ist das häufigste benigne Rippenneoplasma. In der Knorpel-
kappe kann ein Chondrosarkom entstehen*

Grundlagen
- Breite Variation von Rippenanomalien; können Schlüssel zum Grundleiden sein
- Sensitivität der Thoraxröntgenaufnahme für Rippenfrakturen ist schlecht
- Häufigster benigner Rippentumor ist das Osteochondrom
- Häufigster maligner Tumor: Rippenmetastasen von Bronchial-/
  Mammakarzinom

Bildbefunde
Typische Zeichen
- Schlüsselzeichen: Rippenanomalien werden oft übersehen
Thoraxröntgenaufnahme
- Verkalkte Rippenknorpel
  - Als erster verkalkt der Knorpel der ersten Rippe
  - Männer: Verkalkungen der Ränder
  - Frauen: Verkalkungen im Zentrum
- Angeborene Anomalien
  - Knochenfusion und Gabelrippe oder ventral plumpe bzw. einwärts gebogene
    Rippen (am häufigsten)
  - Bandartige Rippen
    - Osteogenesis imperfecta und Neurofibromatose
  - Überzählige Rippen – selten
    - Halsrippe – bei 1,5% der Normalbevölkerung
    - Meist beidseitig asymmetrisch
    - Können ein thoracic outlet syndrome (Kompressionssyndrom) verursachen
  - Intrathorakale Rippe
    - Geht vom Thoraxskelett aus
    - Meist rechtsseitig
    - Von vorderem Rippenbereich oder zugehörigem Wirbelkörper
    - Verläuft nach kaudal lateral zum Zwerchfell

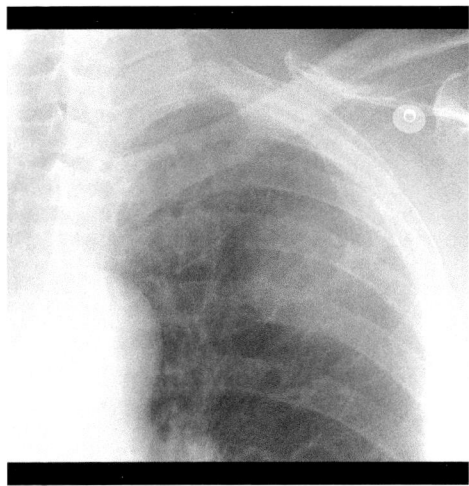

Über der zweiten linken Rippe ventral zentrierte Raumforderung. Die Ränder sind unscharf, da der Tumor vom Röntgenstrahl nicht im Profil getroffen wird

- Os omovertebrale
  - Mit dem Schulterblatt artikulierende Rippe
  - Immer kombiniert mit Sprengel-Deformität – fixierter Skapulahochstand

Erworbene Anomalien
- Frakturen
  - Sensitivität bei akuter Rippenfraktur schlecht: 20%
  - Frakturen der 1.–3. Rippe mit Zeichen oberer Mediastinalverbreiterung sind wahrscheinlich kombiniert mit Verletzung von Aorta oder supraaortalen Ästen
  - Bei Brüchen der 10.–12. Rippe an Leber,- Milz- und Nierenverletzung denken!
  - Dreschflegelthorax wird wahrscheinlich bei Frakturen von 4 oder mehr aufeinander folgenden Rippen
  - Misshandelte Kinder und Alkoholiker haben oft beidseitige Rippenbrüche in unterschiedlichen Heilungsstadien
  - Hustenfrakturen der unteren Rippen dorsolateral
  - Kallus mit Lungenherden verwechselbar
- (Druck-)Usuren der Rippen
  - Am Rippenunterrand
    - Aortenisthmusstenose (am häufigsten): 3.–9. Rippe von kostovertebralem Übergang bis nach lateral; durch pulsierende dilatierte Interkostalarterien
    - Fallot-Tetralogie: Einseitig, meist links
    - Blalock-Taussig-Shunt (einseitig rechts)
    - Neurofibromatose
  - Am Rippenoberrand
    - Tetraplegie, Poliomyelitis, rheumatoide Arthritis, Sklerodermie: Usuren am Oberrand der 3.–9. Rippe dorsolateral
- Osteomyelitis
  - Primäre
    - Hämatogene Streuung: Staphylococcus aureus oder Pilze
  - Sekundäre Streuung aus pleuropulmonaler Infektion (s. Kap. Empyema necessitatis): Tuberkulose, Aktinomykose, Nokardiose

Rippen

- Nichtneoplastische Läsionen
  - Fibröse Dysplasie
    - Aufgetriebene Rippe, Zentrum hell oder milchglasartig
  - Tuberöse Sklerose: Aufgetriebene dichte Rippe(n)
  - M. Paget
    - Knochen vergrößert, vergröberte Trabekel, Osteolyse und/oder -sklerose
    - Beginnt immer an einem Knochenende; flammenförmiger Rand
  - Langerhans-Zellhistiozytose
    - 2% der Patienten mit Lungenbefall haben Rippenherde
    - Lytische Läsionen ohne Sklerosesaum mit angeschrägten Rändern
  - Braune Tumoren bei Hyperparathyreoidismus
    - Expansiv wachsende Läsion mit zentraler Osteolyse
  - Einseitige Rippenvergrößerung
    - Reaktion auf chronische Pleurakrankheit, meist Tuberkulose
- Rippentumoren
  - Primäre benigne Tumoren
    - Ostechochondrom (häufigste Läsion)
    - Enchondrom
    - Osteoblastom
    - Neurofibrom, Schwannom: Rippenerosion, Grübchen, Sklerose
  - Primäre maligne Tumoren
    - Chrondrosarkom (am häufigsten bei Erwachsenen)
    - Ewing-Sarkom (am häufigsten bei Kindern)
    - Fibrosarkom
    - Primitiver neuroektodermaler Tumor (Askin-Tumor)
  - Sekundäre maligne Tumoren
    - Metastasen (am häufigsten) von Bronchial-, Mamma-, Prostata-, Nierenzell- und Schilddrüsenkarzinom
    - Multiples Myelom

CT-Befunde
- CT Verfahren der Wahl bei Krankheiten der Pleura und der Thoraxwand

Nuklearmedizinische Befunde
- Nuklearmedizin kann Knochenmetastasen früher als die Röntgenuntersuchung nachweisen (außer beim multiplem Myelom)
- Charakteristische hohe Nuklidaufnahme beim M. Paget

Differenzialdiagnose
- Keine

Pathologie
Makroskopische oder intraoperative Befunde
- Pathologische Veränderungen werden leicht übersehen, da
  - Rippen normalerweise wenig mineralisiert sind (weniger Gewicht erleichtert Atmung)
  - Hartstrahltechnik (hohe kV-Zahl) die Absorption mindert (Rippen transparenter)
  - Keine wirklich zueinander senkrechten Projektionen verfügbar sind

Klinik
Therapie
- Rippenfrakturen werden analgetisch behandelt, nicht aber durch mechanische Ruhigstellung, die zu Pneumonie und Empyem führt

Literaturauswahl
Kurihara Y et al (1999): The ribs: Anatomic and radiologic considerations. Radiographics 19(1):105–119
Kuhlman JE et al (1994): CT and MR imaging evaluation of chest wall disorders. Radiographics 14(3):571–595

Index

Index